Bernhard Watzl · Claus Leitzmann
Bioaktive Substanzen in Lebensmitteln

Bioaktive Substanzen in Lebensmitteln

Bernhard Watzl
Claus Leitzmann

47 Abbildungen, 65 Tabellen

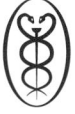 Hippokrates Verlag Stuttgart

Die Deutsche Bibliothek – CIP-Einheitsaufnahme

Watzl, Bernhard:
Bioaktive Substanzen in Lebensmitteln
Bernhard Watzl; Claus Leitzmann. – Stuttgart:
Hippokrates-Verl., 1995
ISBN 3-7773-1115-4
NE: Leitzmann, Claus:

Anschrift der Verfasser:

Dr. oec. troph. Bernhard Watzl
Bundesforschungsanstalt für Ernährung
Institut für Ernährungsphysiologie
Engesserstraße 20
76131 Karlsruhe

Prof. Dr. rer. nat. Claus Leitzmann
Institut für Ernährungswissenschaft
der Justus-Liebig-Universität
Wilhelmstraße 20
35392 Gießen

Wichtiger Hinweis: Wie jede Wissenschaft ist die Medizin ständigen Entwicklungen unterworfen. Forschung und klinische Erfahrung erweitern unsere Erkenntnisse, insbesondere was Behandlung und medikamentöse Therapie anbelangt. Soweit in diesem Werk eine Dosierung oder eine Applikation erwähnt wird, darf der Leser zwar darauf vertrauen, daß Autoren, Herausgeber und Verlag große Sorgfalt darauf verwandt haben, daß diese Angaben dem Wissensstand bei Fertigstellung des Werkes entspricht.
Für Angaben über Dosierungsanweisungen und Applikationsformen kann vom Verlag jedoch keine Gewähr übernommen werden.
Jeder Benutzer ist angehalten, durch sorgfältige Prüfung der Beipackzettel der verwendeten Präparate und gegebenenfalls nach Konsultation eines Spezialisten festzustellen, ob die dort gegebene Empfehlung für Dosierung oder die Beachtung von Kontraindikationen gegenüber der Angabe in diesem Buch abweicht. Eine solche Prüfung ist besonders wichtig bei selten verwendeten Präparaten oder solchen, die neu auf den Markt gebracht worden sind. Jede Dosierung oder Applikation erfolgt auf eigene Gefahr des Benutzers. Autoren und Verlag appellieren an jeden Benutzer, ihm etwa auffallende Ungenauigkeiten dem Verlag mitzuteilen.
Geschützte Warennamen (Warenzeichen) werden nicht besonders kenntlich gemacht. Aus dem Fehlen eines solchen Hinweises kann also nicht geschlossen werden, daß es sich um einen freien Warennamen handele.

ISBN 3-7773-1115-4

© Hippokrates Verlag GmbH, Stuttgart 1995

Printed in Germany 1995
Satz und Druck: Buch- und Offsetdruckerei Paul Schäuble OHG

Inhaltsverzeichnis

1 Einführung 9

2 Sekundäre Pflanzenstoffe 18

3   Ballaststoffe 117

4   Substanzen in fermentierten Lebensmitteln 132

5   Bewertung 140

6   Literatur 141

7   Sachwortverzeichnis 169

Vorwort

Die Nahrung setzt sich neben Wasser aus Kohlenhydraten, Proteinen, Fetten, Mineralstoffen und Vitaminen sowie aus Ballaststoffen und antinutritiven Inhaltsstoffen zusammen. Dieser Wissensstand beherrschte in diesem Jahrhundert das ernährungswissenschaftliche Denken. Während sich die Kenntnisse über die Bedeutung der Nährstoffe in der Nahrung seit Jahrzehnten nicht mehr geändert haben, hat sich die Bewertung der „Ballast"-Stoffe und vieler *antinutritiver Inhaltsstoffe* vollkommen gewandelt.

So sind heute zahlreiche gesundheitsfördernde Wirkungen der Ballaststoffe bzw. ballaststoffreicher Lebensmittel bekannt. Auslöser für eine Neubewertung der Ballaststoffe waren die von *Burkitt* in den 1960er Jahren in Afrika gemachten Beobachtungen, daß Bevölkerungsgruppen mit einer hohen Aufnahme an ballaststoffreichen Lebensmitteln geringe Häufigkeiten an Dickdarmkrebs oder Divertikulose aufweisen. Inzwischen wird von einer notwendigen Zufuhr an Ballaststoffen ausgegangen, ohne jedoch genaue Angaben zur Aufnahmemenge zu machen.

Die Kenntnisse über die gesundheitsfördernden Wirkungen der *antinutritiven Inhaltsstoffe* haben besonders in den letzten 10 Jahren stark zugenommen. Dies liegt u.a. daran, daß effizientere Nachweismethoden für diese Inhaltsstoffe in Pflanzen und im menschlichen Körper sowie für deren Wirkungsweisen verfügbar sind als noch vor 10–20 Jahren.
Erst heute ist verständlich, was in zahlreichen epidemiologischen Studien beobachtet wurde, jedoch allein mit der Anwesenheit essentieller Nährstoffe nicht erklärt werden konnte. Aufgrund der Fülle an nachgewiesenen protektiven Wirkungen dieser Substanzen sollte der Begriff *antinutritive Inhaltsstoffe* neu überdacht werden, da sowohl deren gesundheitsschädliche als auch deren

gesundheitsfördernde Wirkung letztendlich eine Frage der Konzentration ist. Bei den in einer gemischten Kost vorliegenden Konzentrationen an *antinutritiven Inhaltsstoffen* überwiegen die gesundheitsfördernden Wirkungen. Als neutrale Bezeichnung für solche Substanzen wird der Begriff **sekundäre Pflanzenstoffe** verwendet (engl.: *secondary plant products* oder *phytochemicals*).

Fermentierte Lebensmittel wie beispielsweise Joghurt enthalten ebenfalls verschiedene Wirkstoffe, die nachweislich gesundheitsfördernde Wirkungen ausüben können; diese sind nicht allein auf die Anwesenheit von essentiellen Nährstoffen zurückzuführen. Die gesundheitsfördernden Wirkungen von fermentierten Lebensmitteln sind bereits seit Jahrhunderten bekannt, sie können heute durch die Ergebnisse intensiver Forschungsaktivitäten erklärt werden. **Substanzen in fermentierten Lebensmitteln** erweitern somit das Spektrum an Nahrungsinhaltsstoffen mit gesundheitsfördernden Wirkungen.
Für Nahrungsinhaltsstoffe ohne Nährstoffcharakter (nicht-nutritive Inhaltsstoffe) gilt heute der Begriff **bioaktive Substanzen**. Im Rahmen dieses Buches werden darunter die Ballaststoffe, die sekundären Pflanzenstoffe sowie Substanzen in fermentierten Lebensmitteln verstanden.
Möglicherweise sind einige ernährungsabhängige Krankheiten teilweise die Folge einer durch die starke Verarbeitung von Lebensmitteln unzureichenden Versorgung mit bioaktiven Substanzen.

Dieses Buch soll über das Vorkommen von bioaktiven Substanzen in Lebensmitteln informieren, wobei vor allem die sekundären Pflanzenstoffe im Mittelpunkt stehen. In der deutschsprachigen Literatur gibt es bisher keine umfassende Zusammenstellung über die nahrungsrelevanten sekundären Pflanzenstoffe und ihre Wirkungen. Dies ist sicherlich eine Folge der nur in Ansätzen vorhandenen Forschungsaktivitäten auf diesem Gebiet in Deutschland.

Im Gegensatz dazu wird in den USA intensiv über die gesundheitsfördernden Wirkungen der sekundären Pflanzenstoffe geforscht. An der Universität von Illinois in Chicago wurde speziell eine Datenbank aufgebaut, die über 50.000 Publikationen zur gesundheitlichen Wirkung von sekundären Pflanzenstoffen enthält. Das National Cancer Institute der USA unterstützt zur Zeit mit 50 Mio. Dollar ein 5-Jahres-Programm zur Erforschung der antikanzerogenen Wirkung von sekundären Pflanzenstoffen. Das vorliegende Buch faßt den Wissenstand auf diesem faszinierenden und sehr dynamischen Gebiet der Ernährungsforschung zusammen.

Es werden die Wirkungen der sekundären Pflanzenstoffe sowie deren Mechanismen dargestellt, wobei aufgrund der gesundheitspolitischen Relevanz vor allem sekundäre Pflanzenstoffe mit protektiven Wirkungen bei Krebs ausführlich besprochen werden. Dies erfolgt auch deshalb, weil die Krebsprävention zunehmend ihren Schwerpunkt auf die Zufuhr protektiv wirksamer Substanzen und weniger auf die Vermeidung krebsauslösender bzw. krebsfördernder Substanzen ausrichtet. Dabei sind sekundäre Pflanzenstoffe sowie die weiteren bioaktiven Substanzen in Lebensmitteln von großer Bedeutung.

Das Buch richtet sich in erster Linie an Ernährungswissenschaftler und Mediziner und soll zum Verständnis des gesundheitsfördernden Potentials der Nahrung beitragen. Wir hoffen, daß die dargestellten Zusammenhänge vermehrt interdisziplinäre Forschungsaktivitäten zwischen Pflanzenbauern, Lebensmitteltechnologen, Ernährungsphysiologen und Ernährungstoxikologen initiieren, um die vielen noch offenen Fragen der gesundheitlichen Wirkungen von bioaktiven Substanzen in Lebensmitteln in Zukunft beantworten zu können.

An dieser Stelle wollen wir auch darauf hinweisen, daß die hier vorgestellten Daten zur gesundheitsfördernden Wirkung von bioaktiven Substanzen in tierexperimentellen und klinischen Studien gewonnen wurden, deren Ergebnisse sich nicht direkt auf den einzelnen Menschen übertragen lassen. So sollte z.B. der Nachweis einer antikanzerogenen Wirkung von sekundären Pflanzenstoffen nicht zu dem Schluß verleiten, eine hohe Zufuhr dieser Substanz – womöglich in isolierter Form – könnte vor Krebs schützen oder diese Krankheit heilen. Die Ergebnisse lassen lediglich den Schluß zu, daß der häufige Verzehr von Lebensmitteln, die sekundäre Pflanzenstoffe mit antikanzerogener Wirkung enthalten, zu einer Risikominderung führt.

Folgende Personen haben maßgeblich an der Entstehung dieses Buches mitgearbeitet: Dr. Andrea Häußler (Kap. 2.2, 2.4), Petra Michel (Kap. 4), Katrin Plaar (Kap. 3.1, 3.2), Carola Strassner (Kap. 2.3, 2.5, 2.10.1), Thomas Bischoff (Kap. 2.7, 2.8, 3.3.), Bettina Jaklin, Dr. Christoph Stüber (Abbildungen) und Petra Andreas (Anfertigung des Manuskripts).

Für die kritische Durchsicht des Manuskripts sowie für die konstruktiven Diskussionen und Beiträge danken wir Prof. Dr. Beatrice L. Pool-Zobel, Dr. Marianne Eisinger, Dr. Maike Groeneveld, Dr. Andreas Hahn und Kathi Dittrich.

Unser besonderer Dank gilt der EDEN-Stiftung, Bad Soden, ohne deren finanzielle Förderung dieses Buch nicht entstanden wäre.

Bernhard Watzl
Claus Leitzmann

1 Einführung

Brokkoli erfreut sich zunehmender Beliebtheit in der deutschen Küche. Dies liegt nicht nur am Geschmack dieses Gemüses, sondern auch an dessen hohem Nährstoffgehalt. Wie viele Gemüse ist Brokkoli reich an Vitaminen und Mineralstoffen, gleichzeitig liefert er wenig Fett (*Tab. 1-1*). Darauf beruht auch die Empfehlung von Ernährungswissenschaftlern und Medizinern, vermehrt Gemüse zu essen.

Tab. 1-1: Nährstoffgehalt von Brokkoli (*Souci* 1991)

g/100g		mg/100g	
Protein	3,3	β-Carotin	1,9
Fett	0,2	Vitamin E	0,5
Kohlen-		Vitamin B_1	0,1
hydrate	2,0	Vitamin B_2	0,2
Ballast-		Niacin	1,0
stoffe	3,0	Pantothensäure	1,3
Mineral-	1,1	Vitamin B_6	0,2
stoffe		Folsäure	0,3
Wasser	89,7	Vitamin C	114,0

Der typische Geschmack von Brokkoli weist darauf hin, daß neben den Nährstoffen bestimmte Aroma- und Geschmacksstoffe vorhanden sind, die bei der chemischen Analyse der für die Ernährung wesentlichen Inhaltsstoffe unberücksichtigt bleiben. Eine Vielzahl von weiteren Substanzen (z.B. *Isothiozyanate, Indole, Flavonoide*), die wie die Aroma- und Geschmacksstoffe nicht zu den Nährstoffen zählen, stellen ein breites Spektrum bedeutender Inhaltsstoffe in Brokkoli dar. Neuere wissenschaftliche Untersuchungen zeigen, daß diese nur in pflanzlichen Lebensmitteln vorkommenden Substanzen gesundheitsfördernde Wirkungen besitzen bzw. das Erkrankungsrisiko für Zivilisationskrankheiten wie Krebs, Diabetes mellitus, Fettstoffwechselstörungen oder chronische Obstipation deutlich senken können.
In Lebensmitteln enthaltene gesundheitsfördernde Wirkstoffe ohne Nährstoffcharakter

werden als **bioaktive Substanzen** bezeichnet. In erster Linie handelt es sich um die sekundären Pflanzenstoffe, aber auch die Ballaststoffe sowie Substanzen in fermentierten Lebensmitteln zählen dazu.

Bioaktive Substanzen in Lebensmitteln

– Sekundäre Pflanzenstoffe
– Ballaststoffe
– Substanzen in fermentierten Lebensmitteln

1.1 Nahrung und essentielle Nährstoffe – Ernährungsphysiologie

Essentielle Nährstoffe sind Substanzen, die der Mensch für die Erhaltung seiner Lebensvorgänge benötigt und die er selbst nicht oder nicht in ausreichender Menge synthetisieren kann. Eine unzureichende Aufnahme dieser Substanzen mit der Kost verursacht klinische Mangelsymptome, die bis zum Tode führen können. Essentiell bedeutet somit lebens- *und* zufuhrnotwendig. Für den Menschen essentielle Nährstoffe kommen in pflanzlichen und tierischen Lebensmitteln vor; sie werden mit der Nahrung in unterschiedlichen Mengen aufgenommen.

Essentielle Nährstoffe

• alle Vitamine
• viele Mineralstoffe (Mengen- und Spurenelemente)
• acht Aminosäuren (für Kinder mindestens neun)
• die mehrfach ungesättigten Fettsäuren Linolsäure und α-Linolensäure

---

Die Ernährungswissenschaft hat in diesem Jahrhundert durch intensive Forschungsaktivitäten und daraus gewonnene Erkenntnisse über Essentialität und Bedarf von Nährstoffen dazu beigetragen, das Wissen über die Physiologie einer gesunderhaltenden Ernährung zu vertiefen. Es ist anzunehmen, daß heute alle essentiellen Nährstoffe bekannt sind, mit Ausnahme einiger Ultra-Spurenelemente wie Brom, Cadmium, Fluor, Blei, Lithium und Zinn, deren Essentialität mit noch weiter zunehmender Verfeinerung der Labortechnik möglicherweise nachgewiesen werden wird (*Nielsen* 1990). Der Nachweis einer Essentialität dieser Elemente ist jedoch von rein akademischem Interesse, da sie in so geringen Mengen benötigt würden, daß aufgrund ihres ubiquitären Vorkommens in Lebensmitteln eine unzureichende Versorgung kaum möglich wäre.

In der Ernährungswissenschaft findet seit einigen Jahren ein Paradigmenwechsel statt, der v.a. bei der Bewertung der **Spurenelemente** deutlich wird (*Mertz* 1993). Die alten Paradigmen beinhalteten die Prinzipien, daß alle Spurenelemente, die bei unzureichender Zufuhr Mangelsymptome hervorrufen, als essentiell anzusehen sind. Demzufolge wurden Spurenelemente als essentiell, als toxisch oder als „vermutlich unbedeutend" klassifiziert. Aber bereits für die in den 1950er Jahren als essentiell nachgewiesenen Spurenelemente Chrom, Selen und Molybdän galt das alte Kriterium der Essentialität – die Induktion eines Mangelsymptoms – nicht mehr; nur bei besonderen Voraussetzungen führte eine unzureichende Zufuhr dieser Spurenelemente zu Mangelsymptomen.

Die neuen Paradigmen berücksichtigen nun die Wirkungen von Spurenelementen in einem breiten Konzentrationsbereich, da heute bekannt ist, daß ein Spurenelement nicht per se toxisch ist, sondern **Toxizität** in erster Linie eine Frage der Substanzexposition ist.

Um Nahrungsinhaltsstoffe als essentiell oder nicht-essentiell zu beurteilen, werden neben der Auslösung von Mangelsymptomen weitere gesundheitsbezogene Wirkungen einer unzureichenden Nährstoffversorgung berücksichtigt. Schließlich wird die **gesundheitliche** Wirkung eines Nährstoffes nicht mehr allein in Abhängigkeit von der Zufuhrmenge gesehen, sondern auch in Abhän-

gigkeit von möglichen Interaktionen mit anderen, gleichzeitig vorhandenen Nährstoffen (*Mertz* 1993).

Dieser Paradigmenwechsel zeigt auch Konsequenzen bei der gesundheitlichen Bewertung bioaktiver Substanzen wie z.B. den **sekundären Pflanzenstoffen**. Diese werden heute nicht mehr ausschließlich unter dem Gesichtspunkt der Toxizität betrachtet, sondern auch unter dem Aspekt einer gesundheitsfördernden Wirkung.

1.2 Nahrung und bioaktive Substanzen – Ernährungspharmakologie

Die Ernährungswissenschaft ist in den letzten Jahren in eine Phase der Forschung eingetreten, in der auf molekularer Ebene die Wirkungen von Nahrungsinhaltsstoffen untersucht werden. Dabei wird offensichtlich, daß nicht nur essentielle Nährstoffe zelluläre Mechanismen regulieren, sondern daß auch nicht-essentielle Substanzen zelluläre Stoffwechselprozesse modulieren können.

Die Erkenntnisse aus in vitro-Versuchen und tierexperimentellen Studien werden durch aktuelle Ergebnisse aus epidemiologischen Studien ergänzt, welche z.B. auf einen Zusammenhang zwischen einem hohen Verzehr von Gemüse und Obst und einer geringen Häufigkeit bestimmter Krebsarten hinweisen. Dieser Zusammenhang ist aber in erster Linie nicht durch in Gemüse und Obst vorkommende Nährstoffe bedingt, sondern durch nicht-essentielle Inhaltsstoffe (*Le Marchand* et al. 1989 und 1993).

Aufgrund der bisher nachgewiesenen, vielfältigen Wirkungen bioaktiver Substanzen sowie von Nährstoffen (z.B. Omega-3-Fettsäuren, Proteine) muß die *Physiologie* der Ernährung heute durch eine *Pharmakologie der Ernährung* ergänzt werden, um der gesamten Wirkung der Nahrung auf den Organismus gerecht zu werden. Dieser Gedanke wurde bereits in den 1950er Jahren mit sehr viel Weitblick von *Winter* geäußert und unter dem Titel „Zur Bedeutung pharmakologischer Gesichtspunkte in der menschlichen Ernährung" veröffentlicht (*Winter* 1959).

Essentielle Nährstoffe und bioaktive Substanzen ergänzen sich in ihrer Wirkung, was von *Whittaker* und *Feeny* (1971) besonders anschaulich beschrieben wurde: „Wenn anorganische und organische Nährstoffe das Gewebe eines Stoffes darstellen, bewirken die sekundären Pflanzenstoffe Farben und Muster des Gewebes".

Da der Mensch im Verlauf der 60 Mio. Jahre seiner Evolution ein breites Spektrum **sekundärer Pflanzenstoffe** als Bestandteile von Lebensmitteln aufgenommen hat, ist anzunehmen, daß diese als ständige Begleiter der pflanzlichen Nahrung an der Erhaltung und Förderung von Gesundheit und Leistungsfähigkeit beteiligt waren und sind. Des weiteren wurden sekundäre Pflanzenstoffe während der Menschheitsentwicklung zur Jagd, gegen Ungeziefer, gegen Krankheiten, als Gewürze sowie zu religiösen Zwecken eingesetzt (*Nahrstedt* 1990).

1.3 Sekundäre Pflanzenstoffe

Bisher gibt es weder eine einheitliche Definition der sekundären Pflanzenstoffe, noch eindeutig definierte Kriterien für die Unterscheidung zwischen primären und sekundären Pflanzenstoffen (*Mothes* 1980). Der Begriff „sekundäre Pflanzenstoffe" kann mißverstanden werden, weil durch die Bezeichnung „sekundär" der Eindruck einer untergeordneten Bedeutung entsteht. Da sich der Begriff jedoch in der Literatur etabliert hat, wird er auch im Rahmen dieses Buches verwendet. In der englischsprachigen Literatur findet sich hierfür der Begriff *„secondary plant products"*, der in neuerer Zeit durch den Begriff *„phytochemicals"* ersetzt wird.

Wie der Name besagt, kommen sekundäre Pflanzenstoffe nur in Pflanzen vor. In allen Pflanzen wirken die primären Pflanzenstoffe (Kohlenhydrate einschließlich Ballaststoffe, Proteine, Fette) im **primären** Stoffwechsel. Primäre Pflanzenstoffe wirken in der Regel als **Nährstoffe** beim Menschen (Ausnahme Ballaststoffe) (*Tab. 1-2*).

Die im **sekundären** Stoffwechsel gebildeten Pflanzenstoffe bestehen aus einer Fülle chemisch sehr unterschiedlicher Verbindungen.

Tab. 1-2: Primäre Pflanzenstoffe

Stoffgruppe:
- Kohlenhydrate
  (einschließlich Ballaststoffe)
- Proteine
- Fette
Merkmale:
- Hauptbestandteile der Pflanzen
- üben *Nährstoff*-Wirkungen aus

Sie kommen im Gegensatz zu den primären Pflanzenstoffen nur in geringen Mengen vor und üben in der Regel pharmakologische Wirkungen aus (*Tab. 1-3*).

Tab. 1-3: Sekundäre Pflanzenstoffe

Stoffgruppe:
- zahlreiche, chemisch sehr
  unterschiedliche Verbindungen
Merkmale:
- kommen nur in geringen Mengen vor
- üben *pharmakologische* Wirkungen
  aus

Sekundäre Pflanzenstoffe werden von der Pflanze u.a. als Abwehrstoffe gegen Schädlinge und Krankheiten, als Wachstumsregulatoren und als Farbstoffe synthetisiert (*Teuscher* 1990). Viele Früchte enthalten bestimmte sekundäre Pflanzenstoffe, welche die Tiere zum Fressen der Früchte anregen. Dadurch wird die Verbreitung der Samen dieser Früchte erhöht (*Leopold* und *Ardrey* 1972). Sekundäre Pflanzenstoffe können bis zu einigen Gewichtsprozenten der Pflanzeninhaltsstoffe (bezogen auf das Trockengewicht) ausmachen.

Mit einer gemischten Kost werden täglich schätzungsweise etwa 1,5 g sekundäre Pflanzenstoffe aufgenommen, die aus 5.000–10.000 verschiedenen Substanzen bestehen (*Ames* et al. 1990). So wurden in Weißkohl bisher 49 verschiedene sekundäre Pflanzenstoffe und deren Metaboliten identifiziert (*Herrmann* 1977; *Ames* et al. 1990). Als Duft- und Geschmacksstoffe beeinflussen sekundäre Pflanzenstoffe die Nahrungsauswahl des Menschen, in der Pharmazie dienen sie als Basis für zahlreiche Arzneimittel (*Pelt* 1983, S. 75).

Einzelne Wirkungen der sekundären Pflanzenstoffe sind in der Bevölkerung bekannt, so daß sie oft als Begründung für oder gegen den Verzehr bestimmter pflanzlicher Lebens- oder Genußmittel herangezogen werden, wie beispielsweise die schützende Wirkung von Knoblauch vor Herz-Kreislauf-Erkrankungen, die anregende Wirkung von Kaffee oder der Stuhlgang-hemmende Einfluß von Kakao.

1.3.1 Gesundheitsschädliche Wirkungen der sekundären Pflanzenstoffe

Sekundäre Pflanzenstoffe wurden bis vor wenigen Jahren überwiegend als **antinutritive Nahrungsinhaltsstoffe** bezeichnet, die die maximale Verwertung der Nährstoffe

einschränken. Demzufolge wurde durch züchterische und technologische Maßnahmen versucht, diese Inhaltsstoffe in den Nahrungspflanzen zu beseitigen bzw. ihre Konzentration zu verringern.

Die Evolution der Menschen und ihrer Vorfahren war nur möglich, weil sie bereits sehr früh lernten, Pflanzen mit **gesundheitsfördernden** Inhaltsstoffen von solchen mit **gesundheitsschädlichen** Inhaltsstoffen zu unterscheiden. Um die gesundheitsschädlichen sekundären Pflanzenstoffe zu neutralisieren, entwickelten sich einerseits physiologische Schutzmechanismen und andererseits lernte der Mensch, sich durch entsprechende Verhaltensmaßnahmen vor den negativen Wirkungen solcher Substanzen zu schützen (*Tab. 1-4*).

Tab. 1-4: Maßnahmen zur Neutralisation von gesundheitsschädlichen sekundären Pflanzenstoffen (nach *Johns* 1990, S. 34)

Physiologische Fähigkeiten	Verhaltensmaßnahmen
Geruchssinn	Erfahrung
Geschmackssinn	Geophagie
Entgiftungsenzyme	Selektive Sättigung
Bakterielle Transformation	Technische Verfahren
Erbrechen	(Fermentation, Feuer)

Mit Hilfe des Geruchs- und Geschmackssinns können Pflanzen mit **toxischen** sekundären Pflanzenstoffen, die z.B. bitter schmecken oder adstringierend wirken, erkannt und gemieden werden. Im Organismus (Leber, Darm, Niere) sind **Entgiftungsenzyme** (Phase I- und Phase II-Enzyme), z.B. die Cytochrom P450-abhängigen Monooxygenasen sowie die Glutathion-S-Transferasen, in der Lage, in Abhängigkeit von der Konzentration bestimmter sekundärer Pflanzenstoffe deren potentielle Toxizität zu neutralisieren. Es wird vermutet, daß diese Enzyme vor etwa 300 Mio. Jahren entstanden, als sich das tierische Leben vom Wasser auf das Land ausdehnte. Die Pflanzen schützten sich durch die Synthese von bis dahin nicht vorhandenen, für Säugetiere toxischen Substanzen vor Tierfraß. Diese to-

xischen Substanzen förderten wiederum die Entstehung von Entgiftungsmechanismen wie Phase I- und Phase II-Enzyme im tierischen Organismus (*Parke* 1993).
Andere sekundäre Pflanzenstoffe können in ihrer Struktur durch im Darmtrakt vorhandene Bakterien so verändert werden, daß sie entweder nicht mehr resorbiert werden oder nach ihrer Resorption nicht mehr schädlich wirken. Beispiele hierfür sind *Phytosterine, Lignane* und *Flavonoide* (*Johns* 1990, S. 48).
Bei einigen Naturvölkern wird heute noch Tonerde zur Entgiftung von sekundären Pflanzenstoffen gegessen (Geophagie). Tonerde bindet im Darm bestimmte giftige Stoffe, z.B. Alkaloide der Kartoffel, und fördert dadurch deren Ausscheidung (*Johns* 1990, S. 84ff.).

Eine selektive Sättigung führt dazu, daß von einer bestimmten Pflanze nur begrenzte Mengen aufgenommen werden, als Schutz vor einer hohen Zufuhr darin enthaltener giftiger Stoffe. Weiterhin stellen die Nutzung der Fermentation sowie der Einsatz des Feuers bei der Zubereitung von Nahrung weitere Maßnahmen dar, gesundheitsschädliche sekundäre Pflanzenstoffe zu zerstören (*Whittaker* und *Feeny* 1971, *Leopold* und *Ardrey* 1972, *Glander* 1982). So werden durch Erhitzen von Hülsenfrüchten die Enzyme zerstört, die gesundheitsschädliche *Blausäure* aus unschädlichen Vorstufen freisetzen können; *Solanin* in den grünen Stellen von Kartoffeln wird durch Kochen und Abgießen des Kochwassers eliminiert.

Die Naturwissenschaftler haben bis heute fast ausschließlich die schädlichen bzw. toxischen Wirkungen und nur in geringem Umfang die gesundheitsfördernden Wirkungen von sekundären Pflanzenstoffen untersucht. Die ersten Hinweise auf **gesundheitsschädliche Wirkungen** von sekundären Pflanzenstoffen stammen überwiegend aus Beobachtungen an Nutztieren, die meist über Monate ausschließlich mit einer Pflanze ernährt wurden – eine mit den Ernährungsgewohnheiten des Menschen nicht vergleichbare Situation.

Erst vor nicht zu langer Zeit begann eine Neubewertung der gesundheitlichen Bedeutung sekundärer Pflanzenstoffe (*Kühnau* 1976a und 1976b, *Newmark* 1984, *Wattenberg* 1990, *Thompson* 1993). Mittlerweile wurden neue Substanzen mit **gesundheitsfördernder Wirkung** identifiziert, und früher als gesundheitsschädigend klassifizierte sekundäre Pflanzenstoffe werden heute als gesundheitsfördernd beurteilt.

So erfahren **Protease-Inhibitoren** in Hülsenfrüchten und **kropffördernde Substanzen** in verschiedenen Kohlarten eine weitaus günstigere Beurteilung als noch vor nicht zu langer Zeit (*Liener* 1980). Es wird davon ausgegangen, daß diese sekundären Pflanzenstoffe bei normalen Verzehrsgewohnheiten keine gesundheitsschädigenden Wirkungen ausüben (*Ames* 1983, *DGE*

1988, S. 112, *Jacobey* et al. 1988b, *Wattenberg* 1990) bzw. sogar gesundheitsfördernde Wirkungen besitzen (*Bradfield* et al. 1985, *Chang* und *Bjeldanes* 1985, *Jacobey* et al. 1988b, *Thompson* 1993).

Inzwischen wird nach Auswertung aller Informationen über **Giftstoffe** pflanzlicher und mikrobieller Herkunft in der Nahrung davon ausgegangen, daß fast alle natürlichen Nahrungsinhaltsstoffe – mit wenigen Ausnahmen wie *Solanin* – unter üblichen Verzehrsbedingungen als unschädlich bezeichnet werden können (*Hall* 1992) bzw. sogar einen **therapeutischen Nutzen** haben können. So heißt es im Vorwort eines kürzlich erschienenen Fachbuches über toxische Substanzen in pflanzlichen Lebensmitteln: „It is becoming increasingly clear that a number of these compounds may have therapeutic use in medicine" (*D'Mello* et al. 1991, S. VI).

Als weitere Konsequenz wird deshalb gefordert, den antiquierten Begriff „antinutritiv" durch einen neuen Begriff zu ersetzen, der den protektiven Wirkungen dieser Substanzen gerecht wird (*Thompson* 1993). Die Bezeichnungen *protektive* und *gesundheitsfördernde Inhaltsstoffe* haben sich inzwischen etabliert.

Diese Entwicklung läßt erwarten, daß die Lebensmittelindustrie ihre Produkte in Zukunft weniger unter dem Aspekt der Bedarfsdeckung an spezifischen Nährstoffen vermarkten wird, sondern vielmehr unter dem Gesichtspunkt einer gesundheitsfördernden Wirkung essentieller Nährstoffe sowie bioaktiver Substanzen in Lebensmitteln, wie es derzeit bereits mit den sog. **functional foods** in Japan erfolgt (*Harris* 1992, *O'Brien* 1992). Unter dem Begriff *functional foods* werden in Japan Lebensmittel lizensiert und verkauft, die aufgrund ihrer Zusammensetzung besonders geeignet sind, die Gesundheit des Menschen zu fördern.

Weitere Informationen über gesundheitsschädliche Wirkungen sekundärer Pflanzenstoffe finden sich in einigen Monographien (*Liener* 1980, *Lindner* 1986, *D'Mello* et al. 1991).

1.3.2 Gesundheitsfördernde Wirkungen der sekundären Pflanzenstoffe

Pflanzen werden traditionell nicht nur zur Ernährung, sondern auch zur Therapie von Krankheiten eingesetzt, da sie pharmakologisch wirksame Stoffe enthalten. Die prophylaktische oder therapeutische Bedeutung der Pflanzen war bereits den Ägyptern 1500 v. Chr. bekannt, die Pflanzen zur Behandlung von Krebs einsetzten (*Cordell* 1978).

Die **Zwiebel** wurde zu dieser Zeit zur Behandlung entzündeter Wunden empfohlen (*Orzechowski* 1972). *Hippokrates* (460–370 v. Chr.) waren die pharmakologischen Wirkungen von Nahrungspflanzen ebenfalls bekannt, was seine Aussage „Eure Nahrungsmittel sollen eure Heilmittel und eure Heilmittel sollen eure Nahrungsmittel sein" belegt. **Spargel** wurde früher im amtlichen Arzneibuch als Heilpflanze aufgeführt und mußte deshalb in den Apotheken immer vorrätig sein (*Jacobey* et al. 1988a).

Auch heute gibt es noch Naturvölker, die Pflanzen als Nahrung und gleichzeitig als Medizin einsetzen (*Johns* 1990, S. 282ff.). Welche Pflanzen bei diesen Völkern als Nahrung und welche als Medizin dienen, ist nicht biologisch, sondern kulturell begründet. So werden z.B. bei den Hausa im Norden Nigerias viele Nahrungspflanzen wie Zwiebeln, Knoblauch, Cashew-Nüsse, Pfefferschoten und -samen, Zitrusfrüchte, Melonen, Hirse, Feigen, Mangos, Ingwer und Auberginen bewußt als **Heilpflanzen** eingesetzt. Von 107 zur Therapie gastrointestinaler Störungen verwendeter Pflanzenspezies werden 53 auch als Nahrungsmittel verzehrt. Von diesen Nahrungspflanzen besitzen 54% bakterizide und fungizide Wirkungen und 30% wirken effektiv gegen Wurminfektionen (*Etkin* und *Ross* 1982).

Die therapeutischen und protektiven Wirkungen beruhen auf einer Vielfalt an gesundheitsfördernden sekundären Pflanzenstoffen (*Tab. 1-5*, s. Kap. 2, S. 18).

Tab. 1-5: Gesundheitsfördernde Wirkungen von sekundären Pflanzenstoffen

– antikanzerogen	– entzündungshemmend
– antimikrobiell	– Blutdruck-regulierend
– antioxidativ	– Cholesterinspiegel-senkend
– antithrombotisch	– Blutglukose-regulierend
– immunmodulierend	– verdauungsfördernd

Die Kenntnisse über die **gesundheitsfördernden Wirkungen** vieler sekundärer Pflanzenstoffe veranlaßten Ernährungswissenschaftler dazu, diese als *semiessentiell* zu bezeichnen (*Kühnau* 1976a und 1976b). Aufgrund der gegenwärtigen Definition von *essentiellen Nährstoffen* (lebens- und zufuhrnotwendig) gibt es jedoch für diese Substanzen rein theoretisch *keinen Bedarf*. Allerdings findet sich in vielen nationalen und internationalen Empfehlungen für die Nährstoffzufuhr bereits die Aussage, vermehrt Gemüse, v.a. aus der Familie der Kohlgewächse, zu verzehren.

Grundlagen für diese Empfehlungen sind die Ergebnisse zahlreicher epidemiologischer und tierexperimenteller Studien, welche eine geringere Häufigkeit bestimmter Krebsarten bei erhöhtem Verzehr von Kohlgemüsen zeigten (*Stoewsand* et al. 1988, *Michnovicz* und *Bradlow* 1990, *Bradfield* und *Bjeldanes* 1991, *Steinmetz* und *Potter* 1991a). Daraus wurde abgeleitet, daß die regelmäßige Zufuhr bestimmter sekundärer Pflanzenstoffe eine wichtige Bedeutung für die Erhaltung der Gesundheit haben kann, auch wenn sie im klassischen Sinn nicht essentiell sind.

Der Versuch einer gesundheitlichen Bewertung von sekundären Pflanzenstoffen zeigt, wie limitierend und ausgrenzend eine funktionelle Einteilung von Nahrungsinhaltsstoffen in essentielle (lebens- und zufuhrnotwendige) und nicht-essentielle Stoffe ist. Eine zeitgemäße Bewertung von Inhaltsstoffen müßte neben den essentiellen Funktionen von Nährstoffen zusätzlich biologische Wirkungen von Nahrungsinhaltsstoffen berücksichtigen, die definitionsgemäß nicht essentiell sind, jedoch eine Vielfalt von Schutzwirkungen ausüben können. Als Beispiel seien hier die **Carotinoide** genannt, die als Provitamin A eine essentielle Funktion haben, jedoch als Carotinoide unabhängig von ihrer Provitamin A-Funktion bedeutende Schutzwirkungen auf den Organismus ausüben.

1.4 Ballaststoffe

Die Ballaststoffe waren stetiger Bestandteil der Ernährung des Menschen während seiner Evolution. Der Begriff „Ballast"-Stoff für diejenigen Bestandteile pflanzlicher Nahrung, die von den körpereigenen Dünndarmenzymen des Menschen nicht abgebaut werden können, spiegelt den Erkenntnisstand der Ernährungswissenschaft zu Beginn dieses Jahrhunderts wider. Der bedeutende Ernährungswissenschaftler *Max Rubner* erklärte (1904): „Die Hülle des Getreidekorns ist für uns unverdaulich, und die Kleie sollte besser als Viehfutter Verwendung finden". Heute ist bekannt, daß die in den Randschichten des Getreidekorns enthaltenen Ballaststoffe erheblich zu einer normalen Darmfunktion beitragen.

Zusätzlich zu dieser Funktion üben Ballaststoffe einen Einfluß auf den Cholesterinstoffwechsel, die Glukose-Toleranz, die Stoffwechselaktivität der Darmflora und dadurch u.a. auf die Entstehung von Dickdarmkrebs aus (s. Kap. 3, S. 117).

1.5 Substanzen in fermentierten Lebensmitteln

Die Haltbarmachung von Lebensmitteln mit Hilfe einer milchsauren Gärung hat eine lange Tradition. Vermutlich wurden bereits vor Beginn des Ackerbauzeitalters kohlartige Pflanzen durch Anhäufen und Pressen der Blätter und dadurch ausgelöster Milch-

säuregärung konserviert (*Eichholtz* 1975, S. 15). Heute werden in Europa hauptsächlich Weißkohl, Gurken und Milch durch Milchsäuregärung haltbar gemacht.

Neben dem technologischen Aspekt der längeren Haltbarkeit sind besonders die gesundheitlichen Aspekte fermentierter Lebensmittel bedeutsam. Eine große Anzahl wissenschaftlicher Publikationen dokumentiert die vielfältigen **gesundheitsfördernden Wirkungen** der in fermentierten Lebensmitteln enthaltenen Substanzen bzw. Organismen, die u.a. antimikrobiell, antikanzerogen, immunmodulierend, Cholesterinspiegel-senkend sowie gegen Infektionen wirken (s. Kap. 4, S. 132).

1.6 Bedeutung bioaktiver Substanzen in Lebensmitteln für die Gesundheit

Die gegenwärtige Gesundheitssituation in Wohlstandsländern ist durch eine weite Verbreitung ernährungsabhängiger Krankheiten gekennzeichnet. Eine sinnvolle Möglichkeit zur Verringerung der Häufigkeit ernährungsabhängiger Krankheiten und dadurch auch der Kosten im Gesundheitswesen ist die **präventive Medizin**. Im Bereich Ernährung könnten eine Reihe von Maßnahmen zur Verbesserung der Gesundheitssituation beitragen.

Ernährungsmaßnahmen zur Verbesserung der Gesundheitssituation

- Senkung der Nahrungsenergieaufnahme
- Senkung der Fettzufuhr
- Erhöhung der Ballaststoffzufuhr
- Verminderung der Zufuhr von Nahrungsmitteln tierischen Ursprungs
- Senkung des Konsums von Zucker und Süßigkeiten
- Senkung des Alkoholkonsums
- Reduzierung der Kochsalzaufnahme.

Eine Ernährung nach diesen Grundsätzen entspricht den Prinzipien einer überwiegend **lakto-vegetabilen** Kostform. Charakteristisch für eine solche Ernährung ist, daß sie im Vergleich zur durchschnittlichen Kost einen hohen Gehalt an bioaktiven Substanzen mit gesundheitsfördernden Wirkungen aufweist. Durch eine überwiegend lakto-vegetabile Ernährung, wie z.B. die **Vollwert-Ernährung** (*v. Koerber* et al. 1994), wird der Körper kontinuierlich u.a. mit geringen Mengen pharmakologisch aktiver Substanzen versorgt, deren Unschädlichkeit über Jahrtausende nachgewiesen wurde.

Das Wissen über die gesundheitsfördernden Wirkungen der bioaktiven Substanzen trat jedoch mit dem Aufkommen der modernen Medizin in den Hintergrund. Dies zeigt das Beispiel der natürlichen antibiotischen Substanzen in Knoblauch, Kresse und Meerrettich, die noch in den 1950er Jahren zur Behandlung bakterieller Infektionen eingesetzt wurden und danach vom ausschließlichen Einsatz mikrobieller bzw. synthetischer Antibiotika verdrängt wurden.

Das traditionelle Wissen der **Nahrungsheilkunde**, die von Naturvölkern heute noch praktiziert wird, erlebt jedoch derzeit aufgrund neuer Kenntnisse ernährungswissenschaftlicher und medizinischer Forschung eine Renaissance. Heute ist erklärbar, warum bestimmte Lebensmittel mit fast identischen Inhaltsstoffen – z.B. Joghurt und Milch – unterschiedliche gesundheitliche Wirkungen besitzen, und weshalb der Verzehr von Gemüse aus der Familie der Kreuzblütler (Kohlgewächse) zu einer gerin-

gen Häufigkeit bestimmter Krebsarten führt (*Mertz* 1984).

Bioaktive Substanzen in der Nahrung wirken im Vergleich mit reinen Arzneimitteln nur schwach, jedoch führt eine kontinuierliche Zufuhr zu einem positiven Einfluß auf die Gesundheit, ohne unerwünschte Nebenwirkungen.

Nur unter Berücksichtigung *aller* Nahrungsinhaltsstoffe einschließlich der bioaktiven Substanzen kann die gesundheitliche Wirkung der Nahrung verstanden bzw. können Empfehlungen für eine die Gesundheit optimal fördernde Ernährung gegeben werden. Das prophylaktische und therapeutische Potential der Nahrung muß den Ernährungswissenschaftlern und Medizinern wieder bekannt gemacht werden, damit es in der Gesundheitsvorsorge eingesetzt werden kann. In Anlehnung an *Hippokrates* und von einem gesunden Menschen ausgehend kann deshalb gesagt werden: „Eure Lebensmittel sollen eure Gesunderhaltungsmittel sein".

In Kap. 2 werden die wichtigsten Gruppen an **sekundären Pflanzenstoffen** dargestellt und ihre gesundheitsfördernden Wirkungen einschließlich der zugrunde liegenden Mechanismen erläutert. Die **Ballaststoffe** und ihre Bedeutung bei der Prävention ernährungsabhängiger Gesundheitsstörungen werden in Kap. 3 beschrieben. In Kap. 4 werden die vielfältigen gesundheitsfördernden Wirkungen von **fermentierten Lebensmitteln** dargestellt (*Tab. 1-6*).

Tab. 1-6: Bioaktive Substanzen und ihre Wirkungen

Bioaktive Substanzen	Hinweise für folgende Wirkungen									
	A	B	C	D	E	F	G	H	I	J
Sekundäre Pflanzenstoffe										
Carotinoide	x		x		x					
Phytosterine	x							x		
Saponine	x	x			x			x		
Glucosinolate	x	x						x		
Polyphenole	x	x	x	x	x	x	x		x	
Protease-Inhibitoren	x	x							x	
Terpene	x									
Phytoöstrogene	x		x							
Sulfide	x	x	x	x	x	x	x	x		x
Phytinsäure	x	x			x			x	x	
Ballaststoffe	x				x			x	x	x
Substanzen in										
fermentierten Lebensmitteln	x	x			x			x		

A = antikanzerogen, Kap. 2.2.3, 3.1, 4.3.4 F = entzündungshemmend, Kap. 2.10.1
B = antimikrobiell, Kap. 2.3, 4.3.3 G = Blutdruck-regulierend, Kap. 2.6
C = antioxidativ, Kap. 2.4 H = Cholesterin-senkend, Kap. 2,7, 3.3, 4.3.2
D = antithrombotisch, Kap. 2.5 I = Blutglukose-regulierend, Kap. 2.8, 3.2
E = immunmodulierend, Kap. 2.9, 3.4, 4.3.4 J = verdauungsfördernd Kap. 2.10.2

2 Sekundäre Pflanzenstoffe

2.1 Vorkommen und Eigenschaften der sekundären Pflanzenstoffe

2.1.1 Carotinoide

Carotinoide sind in Pflanzen sehr weit verbreitete Farbstoffe, die u.a. in Gemüse und Obst vorkommen und deren rote und gelbe Farben bewirken. Säugetiere nehmen Carotinoide über die pflanzliche Nahrung auf und speichern sie in verschiedenen Geweben, wobei beim Menschen der überwiegende Teil in Fettgewebe (80–85%), Leber (8–12%) und Muskulatur zu finden ist (*Bendich* und *Olson* 1989).

Die Carotinoide können aufgrund ihrer chemischen Struktur in **Sauerstoff-freie** und **Sauerstoff-haltige** bzw. oxidierte Carotinoide, die sog. Xanthophylle, eingeteilt werden (Abb. 2-1).

Das bekannteste Carotinoid ist β-**Carotin**, es kommt in fast allen orangefarbenen Gemüsen und Obstarten sowie in grünblättrigem Gemüse vor. Daneben gibt es zahlreiche weitere Carotinoide, die in pflanzlichen Lebensmitteln vorhanden sind, über deren Konzentration in den Pflanzen bis vor kurzem allerdings wenig bekannt war. Das große wissenschaftliche Interesse an den protektiven Wirkungen der Carotinoide hat dazu geführt, daß inzwischen für einige hauptsächlich im Serum vorhandene Carotinoide Mengenangaben über deren Vorkommen in Lebensmitteln vorhanden sind (Tab. 2-1).

Im Serum des Menschen sind überwiegend β-Carotin, α-Carotin, Lutein, Lykopin und β-Cryptoxanthin enthalten, wobei die mengenmäßigen Anteile von der jeweiligen Ernährung abhängig sind. Das β-Carotin macht etwa 15–30% der Serumcarotinoide aus (*Bendich* und *Olson* 1989).

Gelb-orange-farbenes Gemüse enthält vor allem **Sauerstoff-freie Carotinoide** (α- und β-Carotin; bis zu 11,5 mg/100 g). Im Ge-

Sauerstoff-haltige Carotinoide (Xanthophylle):

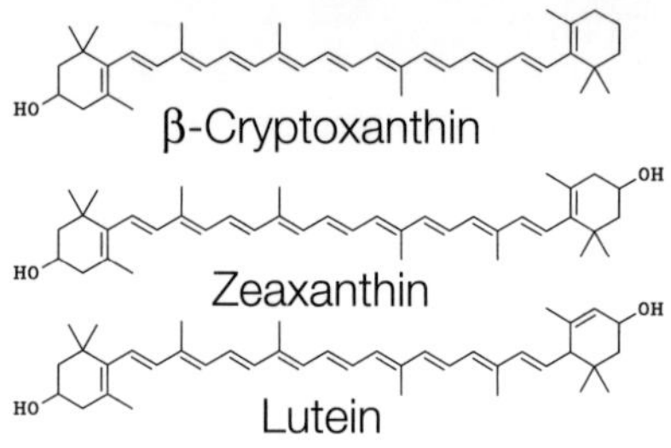

β-Cryptoxanthin

Zeaxanthin

Lutein

Sauerstoff-freie Carotinoide:

Lykopin

α-Carotin

β-Carotin

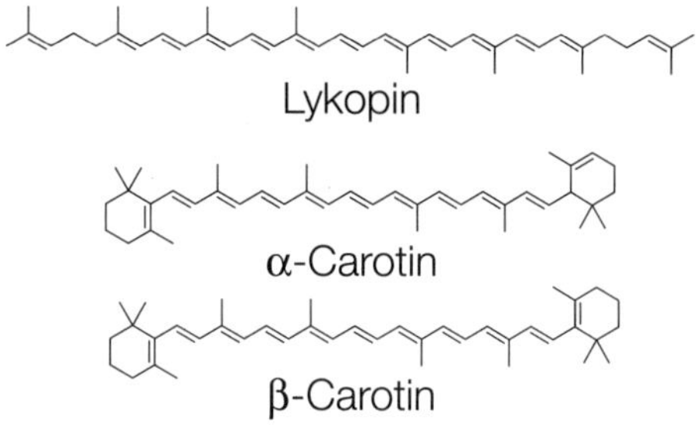

Abb. 2-1: Einteilung der Carotinoide nach ihrem Oxidationsstatus

gensatz dazu setzen sich die Carotinoide der grünblättrigen Gemüse zu 60–80% aus **Xanthophyllen** (Lutein und Zeaxanthin; bis zu 21,9 mg/100 g) und nur zu 20–40% aus den Sauerstoff-freien Carotinoiden zusammen (*Mangels* et al. 1993).

Sauerstoff-freie Carotinoide und Xanthophylle unterscheiden sich wesentlich hinsichtlich ihrer Hitzestabilität. Während z.B. β-Carotin relativ hitzestabil ist und nur 8–10% der Moleküle beim üblichen Erhitzen von Lebensmitteln in ihrer Struktur verändert werden, wird ein Großteil der Xanthophylle (60–100%) durch Kochen bzw. Erhitzen im Mikrowellengerät zerstört (*Beecher*

Tab. 2-1: Carotinoid-Gehalt von unerhitztem Gemüse und Obst (µg/100g)
(*Mangels* et al. 1993)

Lebensmittel	β-Carotin	α-Carotin	Lykopin	Lutein und Zeaxanthin
Aprikose	3.500	–	5	–
Pfirsich	99	1	–	14
Nektarine	103	0	–	0
Orange	39	20	0	14
Brokkoli	700	1	0	1.900
Rosenkohl	480	6	0	1.300
Weißkohl	80	0	0	150
Grünkohl	4.700	–	–	21.900
Spinat	4.100	0	0	10.200
Kopfsalat	1.200	1	0	1.800
Erbse	350	16	0	1.700
Kürbis	3.100	3.800	0	1.500
Karotte	7.900	3.600	0	260
Tomate	520	–	3.100	100

und *Khachik* 1989, *Khachik* et al. 1992). Mehrere epidemiologische Studien belegen, daß unerhitztes Gemüse eine stärkere antikanzerogene Wirkung besitzt als erhitztes Gemüse, was auf eine besondere Funktion der hitzeempfindlichen Xanthophylle in der Krebsprävention hinweist (*Micozzi* et al. 1990).

In der Pflanze wirken Carotinoide aufgrund ihrer chemischen Struktur (Abb. 2-1, S. 18) u.a. als Schutzstoffe gegen aktive Formen des Sauerstoffs und als Energieüberträger (*Friedrich* 1987, S. 83). Für Mensch und Tier ist ihre Eigenschaft als Vorstufe des Vitamin A bedeutend. So können aus einem Molekül β-Carotin theoretisch zwei Moleküle Vitamin A entstehen. Allerdings wirken weniger als 10% der etwa 600 bekannten Carotinoide als Provitamin A (*Bendich* und *Olson* 1989).

Die **physiologischen Funktionen** der verschiedenen Carotinoide sind vermutlich sehr spezifisch, worauf z.B. das Vorkommen von Zeaxanthin und Lutein im gelben Fleck der Netzhaut des Auges bei gleichzeitigem Fehlen von β-Carotin hinweist (*Sies* et al. 1992). Der überwiegende Anteil der Carotinoide besitzt keine Funktion als

Provitamin, jedoch sind zahlreiche Schutzwirkungen bekannt (Tab. 2-2). So wirken Carotinoide bei niedrigem Sauerstoffpartialdruck, z.B. in den Endverästelungen der Blutgefäße, als Antioxidantien (Kap. 2.4, S. 83) und stimulieren spezifische Mechanismen der Immunantwort (Kap. 2.9, S. 110). Im Tierversuch verlangsamen sie das Wachstum von Tumoren, welche durch UV-Licht oder Kanzerogene ausgelöst wurden (Kap. 2.2.3.1, S. 53).

Tab. 2-2: Wirkungen von Carotinoiden (nach *Bendich* und *Olson* 1989)

- wirken als Antioxidantien (bei niedrigem Sauerstoffpartialdruck)
- stimulieren die Immunantwort
- verringern die Häufigkeit lichtinduzierter Tumoren
- hemmen die Mutagenese
- hemmen die Tumorentwicklung
- verhindern Zellkernschädigungen

2.1.2 Phytosterine

Die in der Nahrung vorkommenden pflanzlichen Sterine (z.B. *ß-Sitosterin, Sigmaste-*

rin, *Campesterin*) sind in ihrer chemischen Zusammensetzung den tierischen Sterinen wie dem Cholesterin sehr ähnlich (Abb. 2-2). Phytosterine kommen hauptsächlich in fettreichen Pflanzenteilen vor, fettarme Pflanzen wie Gemüse und Obst enthalten entsprechend nur geringe Mengen davon (Tab. 2-3). Besonders reich an Phytosterinen sind Sonnenblumenkerne und Sesamsaaten (534 bzw. 714 mg/100 g). Natives Sojaöl ist ebenfalls reich an Phytosterinen (494 mg/100 g); durch eine Raffination verringert sich der Gehalt auf 132 mg/100 g (*Weihrauch* und *Gardner* 1978).

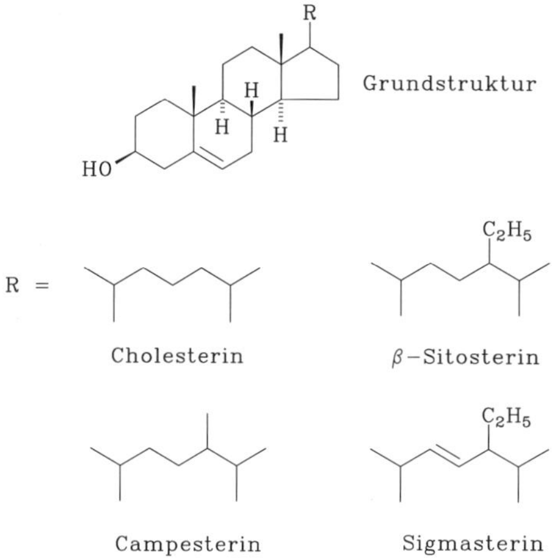

Abb. 2-2: Strukturformel von Cholesterin und einigen Phytosterinen (*Elmadfa* und *Leitzmann* 1990, S. 114)

Tab. 2-3: Gehalt pflanzlicher Sterine in Lebensmitteln (*Weihrauch* und *Gardner* 1978)

Lebensmittel	mg/100g
Gemüse (auch Keimlinge)	1 – 100
Obst	2 – 30
Getreide	1 – 200
Saaten und Nüsse	22 – 714

Die tägliche Phytosterinzufuhr beträgt 150–400 mg pro Person (*National Research Council* 1989, S. 201). Aus der Nahrung werden jedoch nur 5–10% resorbiert. Der überwiegende Anteil bleibt somit im Darmtrakt und wird mit den Fäzes ausgeschieden. Die resorbierten Phytosterine werden im Blut primär in der HDL-Fraktion transportiert. Kurzzeitig können Phytosterine in der Leber sowie in den Nebennieren gespeichert werden. Die Ausscheidung der resorbierten Phytosterine erfolgt analog der Cholesterinausscheidung über die Galle.

Die Konzentration des **ß-Sitosterins** im Plasma wird nur teilweise durch die Nahrungszufuhr reguliert (*Elmadfa* und *Leitzmann* 1990, S. 114). Sie erreicht mit 0,3–1,0 mg/100 ml Plasma einen Konzentrationsbereich, der durch weitere Zufuhr nicht gesteigert, durch phytosterinfreie Kost jedoch gesenkt werden kann.

Seit langem ist die Cholesterin-senkende Wirkung der Phytosterine bekannt, was den Einsatz von Phytosterinen in der Therapie von Hypercholesterinämien begründet. Der Mechanismus beruht u.a. vermutlich auf einer Hemmung der Cholesterinabsorption im Darm (Kap. 2.7, S. 99). Im Tierversuch zeigen Phytosterine auch antikanzerogene Wirkungen (Kap. 2.2.3.2, S. 57).

2.1.3 Saponine

Die Bezeichnung Saponine leitet sich von der Eigenschaft dieser Substanzen ab, in wäßrigen Lösungen eine starke Schaumbildung – wie Seifen – hervorzurufen. Sie sind stark bitter schmeckende, oberflächenaktive Substanzen, die Komplexe mit Proteinen und Lipoiden, z.B. mit Cholesterin, bilden. Saponine besitzen eine hämolytische Wirkung, weshalb sie bisher als gesundheitsschädlich beurteilt wurden.

Saponine weisen in ihrer Zusammensetzung sehr unterschiedliche Strukturen auf. Charakteristisch für alle Saponinstrukturen ist ein Zuckerrest, der mit einem Steroid- oder Triterpenoidteil verbunden ist (Abb. 2-3). Die Anwesenheit von polaren (Zucker) und unpolaren (Steroide oder Triterpene) Gruppen bedingt die starke Oberflächenaktivität der Saponine sowie deren gesundheitsschädliche und gesundheitsfördernde Wirkungen (*Thompson* 1993).

Saponine sind in pflanzlichen Lebensmitteln weit verbreitet, speziell die **Hülsenfrüchte** sind reich an diesen sekundären Pflanzenstoffen (Tab. 2-4). Allein die Sojabohne enthält fünf verschiedene Saponine.

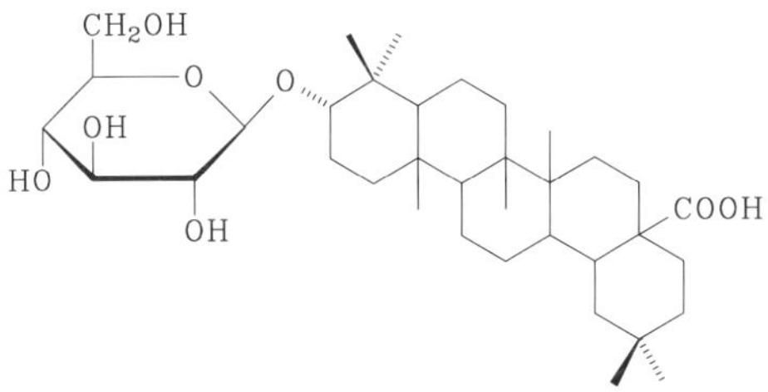

Abb. 2-3.: Struktur eines Saponins (*Lindner* 1986, S. 10)

Tab. 2-4: Saponingehalt von Nahrungspflanzen (*Oakenfull* und *Potter* 1986)

mg/kg verzehrsfertige Lebensmittel			
Kichererbsen	50	Linsen	4
Sojabohnen	39	Spinat	6
Bohnen	18	Knoblauch	1
Grüne Bohnen	16	Haferflocken	1

Es gibt derzeit keine Angaben zur **Saponinaufnahme** in Deutschland. In Großbritannien werden bei durchschnittlicher Ernährung täglich etwa 10 mg Saponine pro Person aufgenommen. Bei vegetarischer Ernährung liegen, in Abhängigkeit von der Menge der verzehrten Hülsenfrüchte, die Werte mit täglich 110–240 mg pro Person deutlich höher (*Fenwick* et al. 1991).

Saponine finden u.a. als **Lebensmittelzusatzstoffe** Verwendung, z.B. als Schaumbildner für Bier und als Geschmackskorrigentien; in Deutschland ist ihr Einsatz als Zusatzstoff verboten. Der Zusatz von Saponinen in Mengen von 0,5–3% zum Futter zeigte im Tierversuch keine nachteilige Wirkung auf das Wachstum der Tiere (*Lindner* 1986, S. 9f.).

Mit der Nahrung aufgenommene Saponine werden nur in geringem Umfang resorbiert, deshalb bleibt ihre Hauptwirkung auf den Magen-Darm-Trakt beschränkt. Da Saponine oberflächenaktiv sind, können sie mit den Lipiden der Zellmembranen im Darm reagieren und dadurch die Membranen des Darmepithels schädigen bzw. die Durchlässigkeit der Membranen für verschiedene Substanzen erhöhen. Fütterungsversuche mit Tieren sowie Humanstudien haben jedoch gezeigt, daß die orale Zufuhr von Saponinen zu keinen toxischen Reaktionen führte (*Fenwick* et al. 1991).

Vermutlich werden Darmepithelzellen mit geschädigten Membranen beim kontinuierlich ablaufenden Prozess der Epithelerneuerung entfernt. Zudem steht der sehr großen Darmoberfläche beim Menschen eine relativ geringe Saponinmenge in der Nahrung gegenüber. Aus diesen Gründen wurde auch vorgeschlagen, Saponine nicht länger als antinutritive Bestandteile der Nahrung zu bezeichnen (*Fenwick* et al. 1991).

Zu den **gesundheitsfördernden Wirkungen** der Saponine zählen die antikanzerogene (Kap. 2.2.3.3, S. 58), die antimikrobielle (Kap. 2.3, S. 78), die Cholesterin-senkende (Kap. 2.7, S. 99), die immunmodulierende (Kap. 2.9, S. 110) und die entzündungshemmende Wirkung (Kap. 2.10.1, S. 115).

2.1.4 Glucosinolate

Glucosinolate kommen vorwiegend in Pflanzen der Familie der Kruziferen (Kreuzblütler) vor; sie tragen zum typischen Geschmack von Senf, Meerrettich, Kohl und anderen Gemüsen bei. In der Antike wurden Kohlpflanzen vor allem wegen ihrer pharmakologischen Wirkungen und weniger wegen ihres Nutzens als Nahrungsmittel angebaut (*Fenwick* et al. 1983).

Geruch, Geschmack sowie die biologischen Wirkungen dieser Pflanzenfamilie sind jedoch nicht durch die Glucosinolate (z.B. Glucobrassicin) selbst bestimmt, sondern durch deren enzymatische Abbauprodukte *Isothiozyanate*, *Thiozyanate* und *Indole*. Der enzymatische Abbau durch pflanzeneigene β-Thioglucosidasen (z.B. Myrosinase) wird durch eine mechanische Beschädigung (z.B. Zerkleinern) des pflanzlichen Zellgewebes ausgelöst (Abb. 2-4).

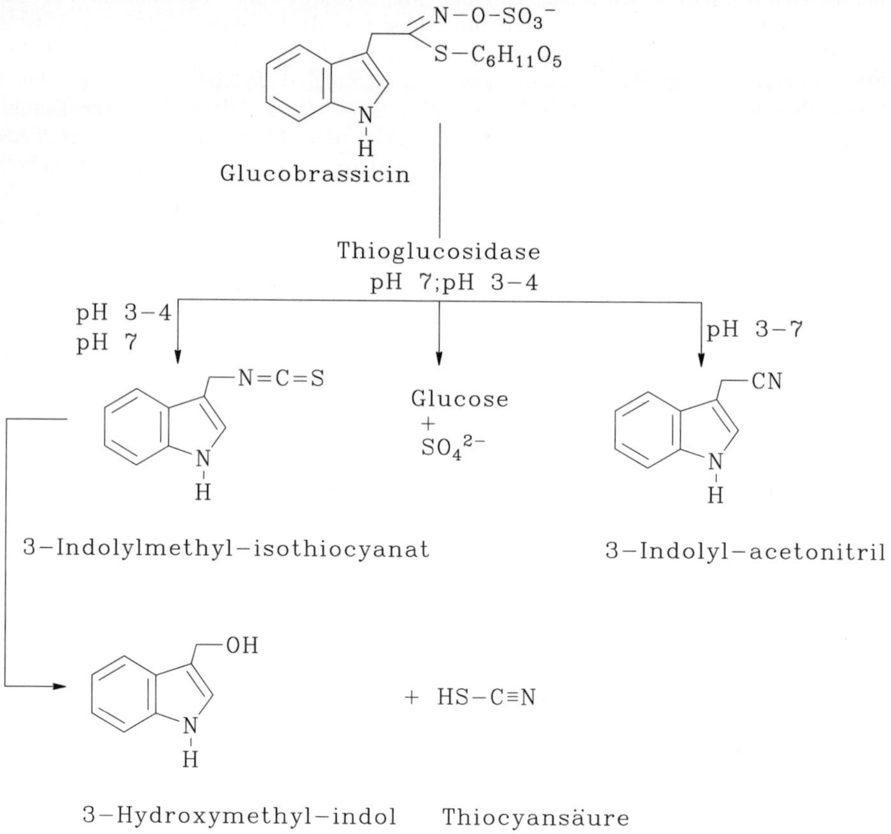

$$N-O-SO_3^-$$
$$S-C_6H_{11}O_5$$

Glucobrassicin

Thioglucosidase
pH 7;pH 3−4

pH 3−4
pH 7

pH 3−7

$$N=C=S$$

Glucose
+
SO_4^{2-}

CN

3−Indolylmethyl−isothiocyanat

3−Indolyl−acetonitril

OH

$+ HS-C\equiv N$

3−Hydroxymethyl−indol   Thiocyansäure

Abb. 2-4: Enzymatische Spaltung des Glucobrassicins (*Lindner* 1986, S. 24)

Chemisch bestehen die etwa 80 verschiedenen, in der Natur vorkommenden Glucosinolate aus einer Glukoseeinheit, einer schwefelhaltigen Gruppierung mit einem Aglucon-Rest sowie einer Sulfatgruppe, wobei die jeweiligen Glucosinolat sich nur im Aglucon-Rest unterscheiden (Abb. 2-5).
Die tägliche Gesamtaufnahme an Glucosinolaten in den alten Bundesländern wird auf 43 mg/Person geschätzt; sie stammt aus dem Verzehr von 32 g Kruziferengemüse pro Person und Tag (*Lange* et al. 1992b). Etwa zwei Drittel davon werden mit Weißkohl zugeführt. Die tägliche Aufnahme an Indolverbindungen wird mit etwa 15 mg/

Person angegeben (*Sones* et al. 1984). Bei Vegetariern wurde eine tägliche Glucosinolataufnahme von 110 mg/Person ermittelt (*Morgan* und *Fenwick* 1990).
Thiozyanate werden im Darm leicht resorbiert; zwei Stunden nach der Nahrungsaufnahme liegt im Blut die höchste Thiozyanatkonzentration vor. Rosenkohl enthält neben Gartenkresse von den untersuchten Pflanzen die höchste Menge an Glucosinolaten (Tab. 2-5).
Neben der Ernährung beeinflussen noch weitere exogene Faktoren die Thiozyanatkonzentration im Blut. So haben Raucher im Nüchternzustand im Vergleich mit Nicht-

Trivialname		Vorkommen
Alkylglucosinolate		
Glucoiberivirin	(3-Methylthiopropyl)	Kohlarten, Sauerkraut, Kohlrübe
Glucoiberin	(3-Methylsulfinylpropyl)	Kohlarten, Sauerkraut, Kohlrübe
Glucoraphanin	(4-Methylsulfinyl-3-butylen)	Rettich
Glucoalyssin	(5-Methylsulfinylpentyl)	Kohlarten
Alkenylglucosinolate		
Sinigrin	(2-Propenyl)	Schwarzer Senf, Kohlarten
Gluconapin	(3-Butenyl)	Raps, Kohlarten, weiße Rübe, Chinakohl
Glucobrassicanapin	(4-Pentenyl)	Raps, Kohlarten, Kohlrübe
Progoitrin	(2-Hydroxy-3-Butenyl)	Raps, Kohlarten, weiße Rübe
Pronapoleiferin	(2-Hydroxy-4-Pentenyl)	Raps, Kohlarten
Arylglucosinolate		
Glucotropaeolin	(Benzyl)	Kressearten, Papaya
Gluconasturtin	(Phenylethyl)	Kohlrüben, Raps, Brunnenkresse, Meerrettich
Sinalbin	(p-Hydroxybenzyl)	Weißer Senf
Indolylglucosinolate		
Glucobrassicin	(3-Indolylmethyl)	Raps, Kohlarten, Kohlrabi, Rettich
Neoglucobrassicin	(N-Methoxy-3-Indolylmethyl)	Raps, Kohlarten, Kohlrabi, Rettich
Hydroxyglucobrassicin	(4-Hydroxy-3-Indolylmethyl)	Raps

Abb. 2-5: Ausgewählte Glucosinolate verschiedener Kruziferen (*Lange* et al. 1992a)

rauchern einen signifikant höheren Thiozyanatgehalt im Blut (*Olea* und *Parras* 1992).

Das **Erhitzen** von Kruziferen verringert den Glucosinolatgehalt durchschnittlich um 35% (*Sones* et al. 1984) (Tab. 2-5). Neuere Untersuchungen gehen beim Weißkohl jedoch von einem Glucosinolatverlust nach 10 Min. Kochen von mehr als 50% aus (*Rosa* und *Heaney* 1993). Die beim Erhitzen entstehenden Indolverbindungen besitzen im Tierversuch eine geringere antikanzerogene Wirkung als die im unerhitzten Kohlgemüse vorliegenden Indolverbindungen (*Slominski* und *Campbell* 1989).

Bei der **Milchsäure-Gärung** von Kohlgemüse kommt es ebenfalls zu einer Verringerung des Glucosinolatgehaltes. So waren nach vierzehntägiger Gärung keine intakten

Tab. 2-5: Glucosinolatgehalt verschiedener Kruziferen (*Sones* et al. 1984)

	mg/100 g Frischgewicht	
	unerhitzt	erhitzt
Gartenkresse	121	–
Kohlrabi	109	73
Rosenkohl[1]	91	61
Rotkohl	67	55
Brokkoli	61	37
Brokkoli[1]	51	21
Blumenkohl[1]	41	28
Rettich	13	–

[1] gefroren

Glucosinolate im Weißkohl nachzuweisen (*Daxenbichler* et al. 1980). Inwieweit vermehrt Metaboliten der Glucosinolate entstanden sind, wurde bei dieser Studie nicht erfaßt.

Bestimmte Abbauprodukte der Glucosinolate, v.a. *Isothiozyanate* und *Thiozyanate*, können beim Menschen die Bildung eines **Kropfes** begünstigen. Diese Substanzen konkurrieren mit Jod, welches zur Synthese von Schilddrüsenhormonen benötigt wird, um die Einlagerung in die Schilddrüse. Eine unzureichende Jodzufuhr kompensiert der Körper mit einem verstärkten Zellwachstum der Schilddrüse, dem Kropf. Bisher konnte beim Menschen ein Kropf aufgrund des Verzehrs von Kohlgewächsen nicht nachgewiesen werden.

Es wird geschätzt, daß mindestens 96% aller Kropffälle allein auf einen Jodmangel zurückzuführen sind (*van Etten* 1980). Zur Auslösung eines „Kohlkropfes" müßten neben einer unzureichenden Jodversorgung über längere Zeiträume (mehrere Monate) täglich mindestens 400 g Weißkohl, 2 kg Chinakohl oder 2,8 kg Rettich verzehrt werden (*Jacobey* et al. 1988b).

Zu den **gesundheitsfördernden Wirkungen** von Isothiozyanaten, Thiozyanaten und Indolen zählen antikanzerogene (Kap. 2.2.3.4, S. 58) und antimikrobielle Wirkungen (Kap. 2.3, S. 78).

2.1.5 Polyphenole

Polyphenole stellen keine einheitliche Stoffgruppe dar. Unter diesem Begriff werden Substanzen zusammengefaßt, die auf der Struktur des Phenols basieren (Abb. 2-6 und Tab. 2-6).

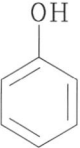

Abb. 2-6: Strukturformel von Phenol

Tab. 2-6: Hauptgruppen der Polyphenole mit gesundheitsfördernder Wirkung (nach *Harborne* 1980)

Gruppe	Kohlenstoffgerüst	Beispiele
Phenole	C_6	Catechol
Phenolsäuren	C_6-C_1	Gallussäure
Hydroxyzimtsäuren	C_6-C_3	Kaffeesäure, Ferulasäure
Kumarine	C_6-C_3	Umbelliferon
Flavonoide, Isoflavonoide	C_6-C_3-C_6	Quercetin, Genistein
Lignane	$(C_6$-$C_3)_2$	Secoisolariciresinol
Lignine	$(C_6$-$C_3)_n$	Lignin

Polyphenole kommen in allen Pflanzen vor, jedoch ist nur eine geringe Anzahl von Polyphenolverbindungen sehr weit verbreitet, z.B. das Flavonoid *Quercetin* sowie die Hydroxyzimtsäuren *Kaffee-* und *Ferulasäure*. Viele Inhaltsstoffe von Gewürzen, z.B. Curcumin (Gelbwurz) und Capsaicin (Chili), zählen ebenfalls zu den Polyphenolen. Grüne Blätter, z.B. von Kopfsalat, Endivie, Grünkohl und Feldsalat, enthalten in der Frischsubstanz oft mehr als 0,1% Polyphenole (Phenolsäuren und Flavonoide). Im folgenden sollen diese beiden Phenolgruppen ausführlicher dargestellt werden.

Phenolsäuren

Um eine übersichtliche Darstellung der Polyphenole zu erreichen, werden unter dem Begriff Phenolsäuren sowohl die eigentlichen Phenolsäuren (C_6-C_1) als auch die Hydroxyzimtsäuren (C_6-C_3) zusammengefaßt.

Kaffeesäure und **Ferulasäure** sind die in pflanzlicher Nahrung am häufigsten vorkommenden sekundären Pflanzenstoffe

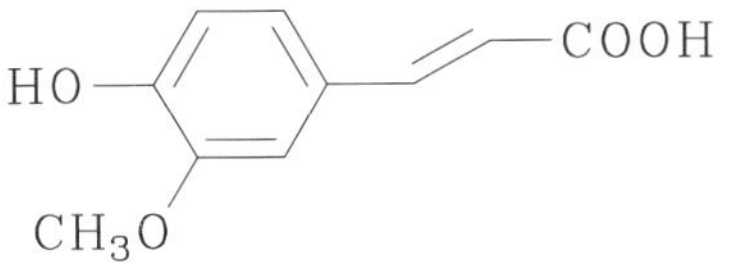

HO—[benzene ring]—CH=CH—COOH
CH$_3$O

Ferulasäure

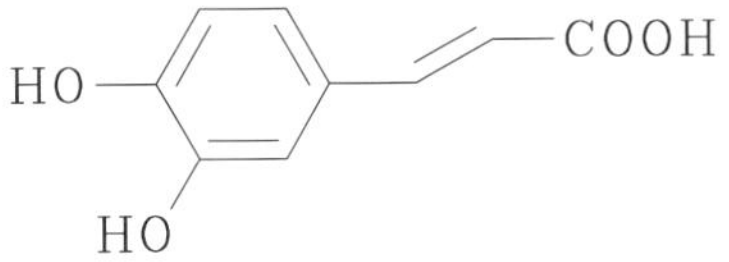

HO—[benzene ring]—CH=CH—COOH
HO

Kaffeesäure

Abb. 2-7: Strukturformel von Ferulasäure und Kaffeesäure

(Abb. 2-7). Wie die Bezeichnung besagt, kommt Kaffeesäure in hohen Konzentrationen in Kaffee vor. Eine Tasse Kaffee enthält etwa 7 mg Kaffeesäure (*Gold* et al. 1992). Bestimmte Gemüse- und Getreidearten sind ebenfalls reich an Phenolsäuren (Tab. 2-7).

Tab. 2-7: Gehalt verschiedener Nahrungspflanzen an Phenolsäuren (nach *Herrmann* 1977, *Senter* et al. 1983)

Pflanze	mg/kg Frischgewicht
Grünkohl	970–1555
Weizenvollkorn	500
Radieschen	75–100
Weißkohl	105
Weizen (Type 405)	71
Grüne Bohnen	70
Paprika	29
Nüsse	1

Phenolsäuren finden sich überwiegend in den **Randschichten der Pflanzen**. So sind z.B. in Kartoffeln 50% der Kaffeesäure in der Schale sowie im angrenzenden Gewebe

lokalisiert (*Brandl* und *Herrmann* 1984), bei der Karotte enthält die Schale 85% der Gesamt-Polyphenole (*Phan* 1991). Im Getreide findet sich der überwiegende Anteil der Ferulasäure in der Kleie; Vollkornweizen enthält 500 mg/g im Gegensatz zum niedrig ausgemahlenen Weizenmehl mit 50 mg/g (*Graf* 1992).

Ein Grund für die hohe Konzentration der Phenolsäuren im Schalenbereich von Gemüse und Saaten ist in ihrer Funktion als Antioxidans zu sehen. Phenolsäuren in den Randschichten schützen das darunter liegende Gewebe vor Sauerstoffmolekülen. Der Phenolsäure-Gehalt ist in frisch geerntetem Obst und Gemüse am höchsten, da Phenolsäuren aufgrund ihrer Oxidationsempfindlichkeit während der Lagerung abgebaut werden.

Eine aus zwei Gallussäure-Molekülen bestehende Phenolsäure stellt die besonders wegen ihrer antikanzerogenen Wirkung intensiv untersuchte **Ellagsäure** dar (Abb. 2-8), die ausschließlich in bestimmten Nüssen und Früchten enthalten ist (Tab. 2-8).

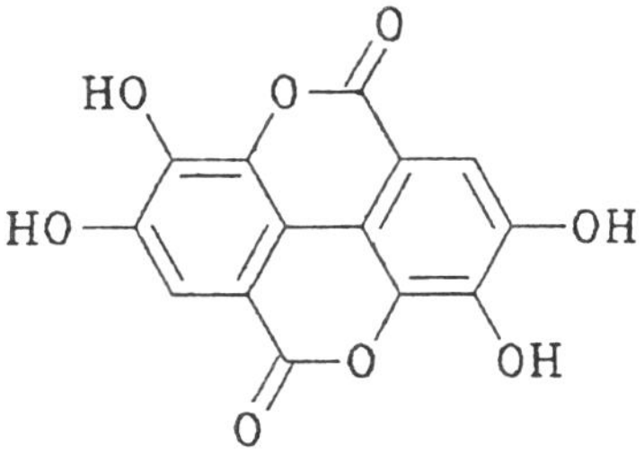

Abb. 2-8: Strukturformel der Ellagsäure

Die tägliche Zufuhr an Ellagsäure beträgt 6 mg pro Person (Angaben für die Niederlande; *Hollman* und *Venema* 1992). Ellagsäure wird im Darm nur in geringen Mengen resorbiert (*Smart* et al. 1986) und schnell aus dem Organismus ausgeschieden. Die Halbwertszeit im Blut liegt bei 5 Min. (*Hocman* 1989). Aus diesen Gründen können nur bei kontinuierlicher Aufnahme dieser Phenolsäure ihre gesundheitsfördernden Wirkungen im Organismus zur Geltung

Tab. 2-8: Ellagsäure-Gehalt ausgewählter Lebensmittel (*Hollman* und *Venema* 1993)

	mg/kg		mg/kg
Brombeeren, frisch	2010	Brombeermarmelade	513
Himbeeren, frisch	1240	Himbeermarmelade	537
Erdbeeren, frisch	405	Erdbeermarmelade	160
Walnüsse	7400	Pecannüsse	1980

kommen. Allerdings wurden solche Resorptionsstudien meist mit gereinigten Substanzen durchgeführt, während Ellagsäure in Pflanzen normalerweise als Glykosid oder Ester vorliegt und dadurch eine geringere Bioverfügbarkeit besitzt (*Newmark* 1992).

Ellagsäure muß jedoch nicht erst resorbiert werden, um protektiv zu wirken, da sie z.B. auch intestinale Entgiftungsenzyme (sog. Phase II-Enzyme, Kap. 2.2.2.3, S. 47) induzieren (*Nijhoff* und *Peters* 1993) sowie die Bioverfügbarkeit von Kanzerogenen im Darm verringern kann (*Stavric* und *Matula* 1992).

Phenolsäuren wirken antikanzerogen (Kap. 2.2.3.5, S. 63), antimikrobiell (Kap. 2.3, S. 78) sowie antioxidativ (Kap. 2.4, S. 83). Einige synthetische Polyphenole sind als Lebensmittel-Antioxidantien zugelassen, z.B. Butylhydroxyanisol, Butylhydroxytoluol sowie Gallussäureester (*Shahidi* und *Wanasundara* 1992).

Flavonoide

Flavonoide sind im Pflanzenreich sehr weit verbreitet und deshalb ein bedeutsamer Bestandteil der Nahrung. Derzeit sind etwa 4.000–5.000 verschiedene Strukturen von Flavonoiden bekannt. Die gelben *Flavonole* haben den Flavonoiden den Namen gegeben (lat. flavus = gelb). Die ebenfalls zu den Flavonoiden zählenden *Anthozyanine* bedingen die roten, blauen und violetten Färbungen von Obst und Gemüse, wie Kirschen, Pflaumen, Beerenobst, Rotkohl und Auberginen (*Herrmann* 1980). *Quercetin* ist das am häufigsten vorkommende Flavonoid (Abb. 2-9). Die meisten Flavonoide kommen in der Natur nicht frei vor, sondern an Zucker gebunden. Das Glykosid des Quercetins wird als *Rutin* bezeichnet.

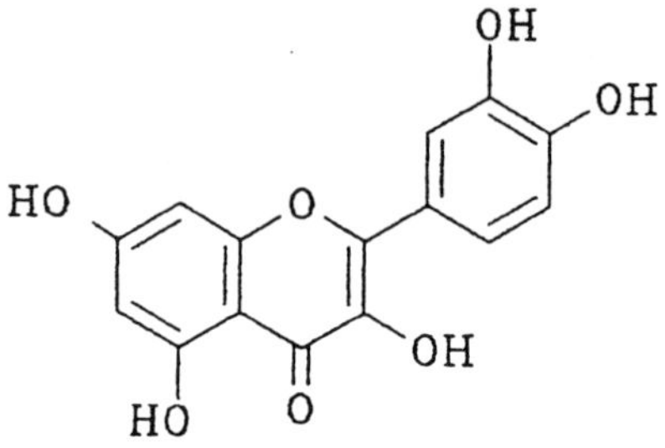

Abb. 2-9: Strukturformel des Quercetins

Wie die Phenolsäuren liegen auch die Flavonoide überwiegend in den Randschichten der Pflanzen sowie in Blättern vor. Das Schälen von Äpfeln reduziert deren Flavonoidgehalt ebenso wie das Entfernen der Haut bei Tomaten, weshalb z.B. Tomaten in der Dose im Vergleich mit frischen Tomaten einen erheblich geringeren Flavonoidgehalt aufweisen.

Während der monatelangen **Lagerung** von Äpfeln im Winter werden mehr als 50% der Flavonoide abgebaut (*Pierpoint* 1986). Die **Jahreszeit der Ernte** wirkt sich ebenfalls auf den Flavonoidgehalt von Lebensmitteln aus. Im August geernteter Kopfsalat oder Endivie enthalten 3–5mal mehr Flavonoide als z.B. im April geernteter Salate (*Hertog* et al. 1992). Generell ist bei verarbeiteten Lebensmitteln der Flavonoidgehalt um etwa 50% niedriger als bei frischen, unverarbeiteten Lebensmitteln (*Hertog* et al. 1992). Dies liegt jedoch nicht an der Hitzeeinwirkung, da Flavonoide **hitzestabil** sind (*Hertog* et al. 1993a).

Die weiße Haut von Orangen und Grapefruits ist besonders reich an methylierten Flavonoiden, die antimikrobiell wirken (z.B. Tangeretin, Nobiletin; Kap. 2.3, S. 78).

In einer kürzlich in den Niederlanden durchgeführten Studie wurde der **Quercetingehalt** in verschiedenen Gemüsen und Früchten bestimmt (Tab. 2-9).

Tab. 2-9: Quercetin-reiche Lebensmittel (*Hertog* et al. 1992)

Lebensmittel	mg/kg Frischgewicht
Gelbe Zwiebeln	347
Grünkohl	110
Grüne Bohnen	39
Äpfel	36
Kirschen	32
Brokkoli	30

Aufgrund dieser Daten wurde für die Niederlande eine tägliche Flavonoidaufnahme von 23 mg pro Person errechnet (*Hertog* et al. 1992 und 1993a). Diese anhand modernster Analysemethoden ermittelten Werte liegen deutlich unter der bisher angegebenen Flavonoidaufnahme von 115 mg pro Tag bzw. 1 g pro Tag Gesamtflavonoide (Glykoside) pro Person (*Kühnau* 1976b), bei der vermutlich der Flavonoidgehalt der Lebensmittel überschätzt wurde (*Hertog* et al. 1993a und 1993b). Allerdings liegen diese Zufuhrmengen höher als die vergleichbarer Antioxidantien wie z.B. Vitamin E (*Hertog* et al. 1993a).

Etwa die Hälfte der in der Nahrung vorhandenen Flavonoide werden vermutlich in physiologisch aktiver Form resorbiert (*Kühnau* 1976b, *Bokkenheuser* et al. 1991). Andere Untersuchungsergebnisse über die Bioverfügbarkeit von Quercetin besagen jedoch, daß der überwiegende Anteil (99%) dieses Flavonoids durch die intestinale Mikroflora metabolisiert wird, so daß vom Körper nur Metaboliten des Quercetins aufgenommen werden (*Gugler* et al. 1975, *Stavric* und *Matula* 1992). Die im Tierversuch vielfach nachgewiesene antikanzerogene Wirkung (Kap. 2.2.3.6, S. 64) von oral aufgenommenem Quercetin beruht vermutlich auf einer Interaktion von Quercetin mit dem Karzinogen im Intestinaltrakt, was zu einer verringerten Aufnahme des Karzinogens führt (*Stavric* und *Matula* 1992).

Albert Szent-Györgyi, der 1937 für den Strukturnachweis des Vitamin C mit dem Nobelpreis ausgezeichnet wurde, ordnete bestimmte Flavonoide als für den Menschen essentiell ein und bezeichnete sie als **Vitamin P** (P, weil diese Flavonoide u.a. die Blutgefäß-**P**ermeabilität beeinflussen). Die als Vitamin P bezeichneten Flavonoide stellen ein Gemisch verschiedener Zitrusflavonoide dar, welche die biologische Aktivität des Vitamin C unterstützen (*Kühnau* 1976b). *Szent-Györgyi* folgerte daraus, daß die Vitamin-C-Mangelkrankheit *Skorbut* gleichzeitig auch einen Vitamin-P-Mangel darstellt.

In nachfolgenden Untersuchungen konnte diese Hypothese nicht bestätigt werden, obwohl nachweislich synergistische Wirkungen zwischen Vitamin C und bestimmten Flavonoiden bestehen. *Kühnau* (1976b), einer der damaligen Experten auf dem Gebiet der Flavonoide, war der Ansicht, daß Flavonoide aufgrund ihrer Wirkungen eine Stellung zwischen essentiellen und nichtessentiellen Inhaltsstoffen einnehmen und bezeichnete sie deshalb als *semi-essentiell*.

Flavonoide beeinflussen die Krebsentstehung (Kap. 2.2.3.6, S. 78), Oxidationsvorgänge (Kap. 2.4, S. 83), die Gefäßpermeabilität (Kap. 2.6, S. 95), Immunmechanismen (Kap. 2.9, S. 110) sowie Entzündungsprozesse (Kap. 2.10.1, S. 115). Sie wirken antimikrobiell (Kap. 2.3, S. 78), gerinnungshemmend (Kap. 2.5, S. 92) und ersetzen teilweise Funktionen des Vitamin C (*Hughes* und *Wilson* 1977).

Die ebenfalls zu den Polyphenolen zählenden *Isoflavonoide* und *Lignane* werden bei den Phytoöstrogenen (Kap. 2.1.8, S. 30) dargestellt.

2.1.6 Protease-Inhibitoren

Proteasen sind Enzyme, die Nahrungsproteine in einzelne Aminosäuren aufspalten. Protease-Inhibitoren hemmen kompetitiv die

Aktivität dieser Enzyme, indem sie eine Bindung mit ihnen eingehen und dadurch die Anhaftung des eigentlichen Substrates verhindern. Protease-Inhibitoren bestehen aus Polypeptidketten, die aus 100–200 Aminosäuren zusammengesetzt sind. Für die Inhibitorwirkung sind zwischen den Polypeptidketten vorhandene Disulfidbindungen erforderlich; deren Reduktion hebt die Inhibitorwirkung auf.

Sojabohnen enthalten mindestens fünf verschiedene Protease-Inhibitoren, jeder ist für eine bestimmte Serinprotease spezifisch (Trypsin, Chymotrypsin, Thromboplastin, Plasmin und Elastase). Protease-Inhibitoren werden jedoch nicht nur über die Nahrung aufgenommen, sondern auch vom Organismus selbst synthetisiert, um z.B. die bei einer Entzündung ablaufende Proteolyse unter Kontrolle zu halten. Ein solcher Protease-Inhibitor beim Menschen ist das α-Antitrypsin in der Lunge. Viele Nahrungspflanzen enthalten einen oder mehrere Protease-Inhibitoren (Tab. 2-10).

Tab. 2-10: Vorkommen von Protease-Inhibitoren in Nahrungspflanzen (nach *Liener* und *Kakade* 1980)

Nahrungspflanze	Inhibierte Enzyme
Sojabohne	Trypsin, α-Chymotrypsin, Plasmin, Elastase, Thromboplastin
Mungobohne	Thrypsin, Chymotrypsin
Gartenerbse	Papain
Erdnuß	Trypsin, Plasmin
Kartoffel	Papain, Trypsin, Chymotrypsin, Carboxypeptidase B, Elastase, Kallikrein
Reis, Mais,	Trypsin
Hafer, Weizen	Trypsin

Bereits zu Beginn dieses Jahrhunderts beobachteten *Osborne* und *Mendel* (1917) bei Ratten eine wachstumshemmende Wirkung nach dem Verzehr **roher** Sojabohnen. In den nachfolgenden Jahrzehnten führten zahlreiche Untersuchungen zur Aufklärung dieser Effekte unerhitzter Sojabohnen. Die in Sojabohnen enthaltenen Protease-Inhibitoren neutralisieren die proteolytische Wirkung der Pankreasenzyme, worauf der Organismus mit einer verstärkten Synthese dieser Enzyme reagiert. Als Folge davon kommt es zu einem Mangel bestimmter Aminosäuren, v.a. des Methionins, und dadurch zu einem verringerten Wachstum.

Allerdings bestehen hinsichtlich dieser Wirkungen erhebliche Unterschiede bei den einzelnen Spezies; beim Menschen werden Pankreasenzyme nur in geringem Umfang durch Protease-Inhibitoren gehemmt (*Liener* und *Kakade* 1980). Nach Aufnahme roher Sojabohnen wurde beim Menschen zusätz-lich eine erhöhte Synthese eines spezifischen Trypsins beobachtet, welches gegenüber Protease-Inhibitoren resistent ist (*Holm* et al. 1992).

Die durchschnittliche tägliche Kost enthält etwa 295 mg **Trypsin-Inhibitoren** pro Person bzw. 330 mg bei zusätzlicher Berücksichtigung der Chymotrypsin-Inhibitoraktivität (*Rackis* et al. 1986, *Kennedy* et al. 1993). Bei vegetarischer Ernährung mit einem hohen Anteil an Getreide und Hülsenfrüchten liegt die Zufuhr an Protease-Inhibitoren deutlich höher (*Rackis* et al. 1986). Bei einer gemischten Kost sollen etwa ein Drittel der Protease-Inhibitoren aus tierischen Lebensmitteln stammen (*Täufel* und *Böhm* 1993).

In einer kürzlich veröffentlichten Studie wurde der Gehalt an Inhibitoren in der Nahrung von Probanden untersucht. Alle innerhalb von 24 Stunden verzehrten Lebensmittel wurden hierzu analysiert. Pro g Lebensmittel wurden 6,5 µg Chymotrypsin-Inhibitor sowie 14,5 µg Trypsin-Inhibitor ermittelt, wobei jedoch große Schwankungen feststellbar waren. Diese Konzentrationen an Protease-Inhibitoren in Nahrungsmitteln entsprechen denjenigen, die im Tierversuch antikanzerogen wirkten (*Billings* et al. 1990).

Aus Tierversuchen ist bekannt, daß etwa 90% der oral zugeführten Protease-Inhibitoren aus Sojabohnen nicht resorbiert und mit den Fäzes ausgeschieden werden (*Rackis* et al. 1986). Etwa 10% werden intakt resorbiert (*Billings* et al. 1992). Die Resorption erfolgt vermutlich nicht durch die Zelle, sondern auf transzellulärem Weg.

Beim **Weizen** ist die Protease-Inhibitoraktivität im Mehlkörper sowie im Keim konzentriert. Die bei den üblichen Zubereitungsverfahren auftretenden Temperaturen inaktivieren die Trypsin-Inhibitoraktivität im Weizen zu 80% (*Rackis* et al. 1986). Auch *Erhitzen* oder das *Keimen* können die Trypsin-Inhibitoraktivität in der Sojabohne verringern (Tab. 2-11). Sojakeimlinge, die 72 Stunden bei nur 22° C gezogen wurden, zeigen dagegen lediglich eine leicht reduzierte Trypsin-Inhibitoraktivität im Vergleich mit ungekeimten Sojabohnen (*Collins* und *Sanders* 1976).

Tab. 2-11: Einfluß von Temperatur und Keimung auf die Trypsin-Inhibitoraktivität in Sojabohnen (*Bates* et al. 1977)

	Trypsin-Inhibitoraktivität (-Δ/min/g Protein)	
	unerhitzt	**erhitzt** (15 min, 121° C)
Reife Sojabohne	49,0	1,5
Sojakeimlinge (96 h, 27° C)	17,8	1,7

Protease-Inhibitoren wirken antikanzerogen (Kap. 2.2.3.7, S. 66), antioxidativ (Kap. 2.4, S. 83), Blutglukose-regulierend (Kap. 2.8, S. 105) sowie Entzündungshemmend (Kap. 2.10.1, S. 115).

2.1.7 Terpene

Terpene werden nur von Pflanzen und einigen Mikroorganismen synthetisiert. Chemisch setzen sie sich aus dem Isopren-Baustein zusammen (Abb. 2-10). So bestehen z.B. Monoterpene aus zwei, Sesquiterpene aus drei und Diterpene aus vier Isopren-Einheiten, die ketten- oder ringförmig angeordnet sein können.

$$CH_2 = \overset{\overset{\displaystyle CH_3}{|}}{C} - CH = CH_2$$

Abb. 2-10: Strukturformel des Isoprens

Terpene besitzen für den Menschen eine besondere Bedeutung als **Aromastoffe**, z.B. *Menthol aus Pfefferminze sowie Limonen aus Zitrusöl*. Terpene werden u.a. zur Aromatisierung von Lebensmitteln verwendet. Limonen macht über 90% des Zitrusöls aus, Kümmelöl enthält zu 50% das Terpen *Carvon* (Abb. 2-11). Beide Terpene zeigen im Tierversuch eine antikanzerogene Wirkung (Kap. 2.2.3.8, S. 69). **Limonen** erhöht in der Leber sowie im Dünndarm die Aktivität von Entgiftungsenzymen, wie z.B. der Glutathion-S-Transferase (*Steinmetz* und *Potter* 1991b, *Elegbede* et al. 1993). Limonen besitzt bei oraler Gabe einer Einzeldosis von bis zu 20 g pro Person keine toxische Wirkung, weshalb es in Zukunft möglicherweise eine Bedeutung in der Krebsprophylaxe haben wird (*Birt* und *Bresnick* 1991).

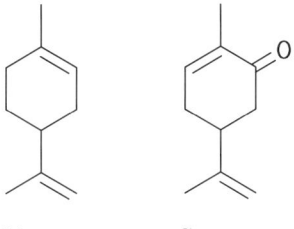

Limonen   Carvon

Abb. 2-11: Strukturformeln von Limonen und Carvon

2.1.8 Phytoöstrogene

Phytoöstrogene sind in Pflanzen vorkommende Substanzen, die ähnliche Wirkungen ausüben wie die vom tierischen Organismus synthetisierten **Östrogene**. Das beim Menschen physiologisch wichtigste Östrogen ist das weibliche Keimdrüsenhormon 17 ß-Östradiol, welches auch als Follikelhormon bezeichnet wird und den Menstruationszyklus regelt. Es wirkt spezifisch auf die weiblichen Geschlechtsorgane, die Brustdrüse und auf bestimmte Zentren im Zwischenhirn; nur diese Gewebe besitzen Rezeptoren für 17 β-Östradiol.

Als Phytoöstrogene werden die Isoflavonoide und die Lignane bezeichnet; chemisch zählen beide Substanzen zur Gruppe der Polyphenole (Kap. 2.1.5, S. 24). Die Struktur der Phytoöstrogene ähnelt den vom Körper synthetisierten steroidalen Östrogenen (Abb. 2-12).

Der räumliche Abstand zwischen den beiden aromatischen Hydroxylgruppen der *Isoflavonoide* ist nahezu identisch mit dem zwischen der C3- und C17-Hydroxylgruppe des Östradiols. Das Vorhandensein einer phenolischen Hydroxylgruppe ist Grundvoraussetzung für die Östrogenaktivität (*Setchell* und *Adlercreutz* 1988). Phytoöstrogene besitzen in der Regel nur 0,1% der Wirkung von steroidalen Östrogenen (*Steinmetz* und *Potter* 1991b), allerdings liegen sie im Urin des Menschen, der Phytoöstrogen-haltige Pflanzen verzehrt, in einer 10–1.000-fach höheren Konzentration vor als die endogen gebildeten Östrogene (*Setchell* und *Adlercreutz* 1988). Die in den Pflanzen vorkommenden Isoflavonoide werden teilweise von den Darmbakterien in ihrer Struktur zu für den Menschen spezifischen Isoflavonoiden umgebaut, welche im Urin nachgewiesen werden können (*Setchell* und *Adlercreutz* 1988).

Im Gegensatz zu den Flavonoiden kommen die **Isoflavonoide** nur in wenigen Pflanzenfamilien vor, was an dem sehr begrenzten Vorkommen des Enzyms Chalcon-Isomerase liegt, das für die Synthese der Isoflavonoide benötigt wird. Isoflavonoide finden sich nur

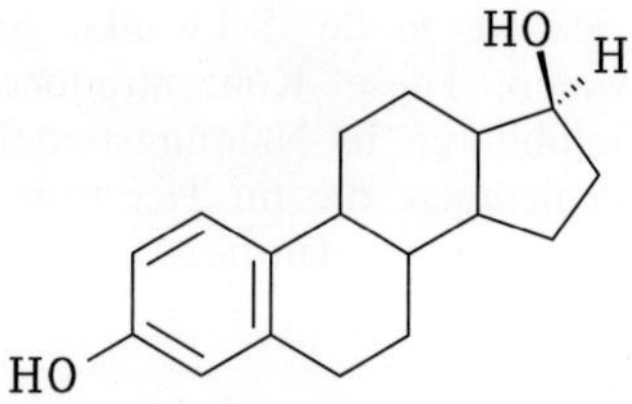

Östradiol—3,17β (Östrogen)

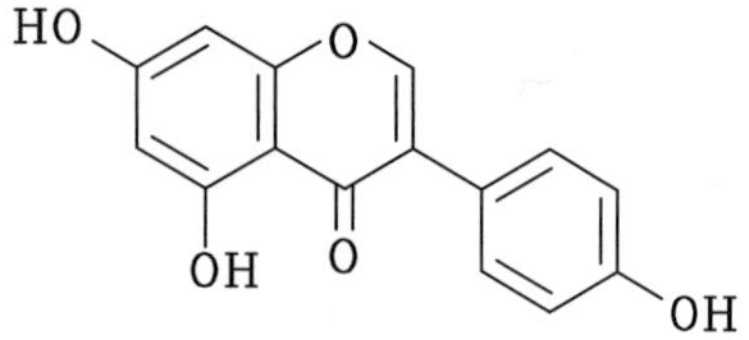

Genistein (Isoflavonoid)

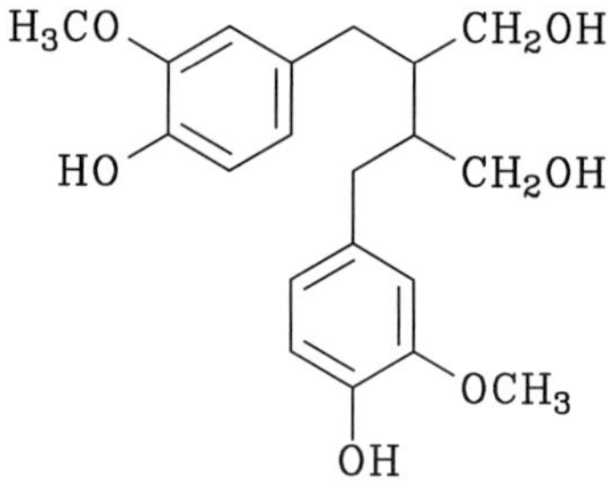

Secoisolariciresinol (Lignan)

Abb. 2-12: Strukturformeln von Östradiol, Genistein u. Secoisolariciresinol

in Hülsenfrüchten der Tropen wie z.B. Sojabohnen (*Coward* et al. 1993), die besonders reich an Isoflavonoiden wie *Genistein* und *Daidzein* sind; diese finden sich nach Sojabohnenverzehr im Urin in hohen Konzentrationen.

Menschen mit einer traditionellen japanischen Kost haben eine bis zu 110-fach höhere Isoflavonoidkonzentration im Urin als Personen mit einer westlichen, gemischten oder vegetarischen Kost (*Adlercreutz* et al. 1991a, *Adlercreutz* et al. 1993). Mit Alkohol extrahierte Sojabohnenproteinkonzentrate und Sojabohnenproteinisolate sowie Sojasauce enthalten im Vergleich zur unverarbeiteten Sojabohne bedeutend geringere Iso-flavonoidkonzentrationen (*Coward* et al. 1993).

Lignane sind im Pflanzenreich ebenfalls weit verbreitet. In Nahrungspflanzen bilden sie die Ausgangssubstanz für den Zellwandbestandteil Lignin, der einen Großteil der Bestandteile, z.B. in Weizenkleie, ausmacht. Lignane sind überwiegend in der Aleuronschicht des Weizens lokalisiert, weshalb sie bei der Auszugsmehlherstellung verloren gehen (*Adlercreutz* et al. 1991a).
Pflanzliche Lignane wie das *Secoisolariciresinol* (Abb. 2-12, S. 30) werden durch Darmbakterien in ihrer Struktur modifiziert, anschließend resorbiert und in der Leber mit Glucuronsäure konjugiert. Dadurch werden sie wasserlöslich und können über den Urin ausgeschieden werden. Es wurde auch ein enterohepatischer Kreislauf für Lignane nachgewiesen (*Setchell* und *Adlercreutz* 1988). Lignane finden sich in allen Körperflüssigkeiten.
Eine getreide- bzw. ballaststoffreiche Kost enthält besonders viel Lignane, die als Ausgangssubstanz für die bakterielle Synthese von *Säugetierlignanen* wie z.B. *Enterolacton* dienen und im Urin nachgewiesen werden können. Aufgrund von Tierstudien (*Axelson* et al. 1982) sowie anhand eines in vitro-Modells des menschlichen Dickdarms (*Thompson* et al. 1991) konnte **Leinsamen** mit bis zu 800 mg Lignan pro kg als besonders reiche Lignanquelle identifiziert werden (Tab. 2-12). Bereits die tägliche Aufnahme von 10 g Leinsamenpulver führt bei Frauen zu einer 10–20-fach höheren Lignanausscheidung im Urin (*Lampe* et al. 1994).

Getreide liefert in der Ernährung des Menschen vermutlich den größten Anteil dieser Gruppe von Phytoöstrogenen. Ein hoher Getreideverzehr resultiert in einer hohen Enterolacton-Konzentration im Harn (Abb. 2-13).
Frisches Gemüse besitzt einen relativ geringen Lignangehalt (1,4 mg/kg), bezogen auf die Trockenmasse enthält es jedoch nach Leinsamen die höchste Lignankonzentration

Tab. 2-12: Lignangehalt im Urin von Ratten nach Gabe verschiedener pflanzlicher Lebensmittel (*Axelson* et al. 1982)

Lebensmittel	mg/kg Lebensmittel
Leinsamen	808,0
Weizenkleie	8,2
Roggenmehl	6,4
Buchweizenmehl	4,7
Sojamehl	2,3
Hafermehl	2,1
Weizenmehl	0,4
Maismehl	0,4

(15,5 mg/kg) von allen pflanzlichen Lebensmitteln (*Thompson* et al. 1991). Der tägliche Verzehr von Gemüse kann somit ebenfalls einen bedeutenden Beitrag zur Lignanzufuhr leisten.

Endogene Östrogene üben ihre Hormonwirkung durch eine Bindung an den Östrogenrezeptor im Zellkern aus. Aufgrund ihrer strukturellen Eigenschaften können Phytoöstrogene auch an Östrogenrezeptoren binden. Isoflavonoide und Lignane binden an den sog. Typ-II-Östrogen-Rezeptor, der auch als Bioflavonoid-Rezeptor bezeichnet wird (*Markaverich* et al. 1988). Phytoöstrogene verhindern dadurch teilweise die Bindung der wesentlich stärker wirksamen steroidalen Östrogene an diesen Rezeptor, wodurch es im Endeffekt auch zu einer Antiöstrogen-Wirkung kommen kann (*Messina* und *Messina* 1991).
Die Östrogenwirkung der Phytoöstrogene ist generell viel schwächer als die der steroidalen Östrogene, da Phytoöstrogene eine geringere Affinität zu Östrogenrezeptoren besitzen und die Stabilität des gebildeten Phytoöstrogen-Östrogenrezeptor-Komplexes geringer ist (*Thompson* 1993). Phytoöstrogene können folglich als Östrogene oder als Antiöstrogene wirken, je nachdem wie hoch die Konzentration der gleichzeitig vorhandenen steroidalen Östrogene ist.

Zahlreiche tierexperimentelle und epidemiologische Studien weisen auf eine antikanzerogene Wirkung der Phytoöstrogene hin, wobei mehrere Mechanismen diskutiert werden (Kap. 2.2.3.9, S. 70). Des weiteren sollen Phytoöstrogene antioxidativ wirken (Kap. 2.4, S. 83).

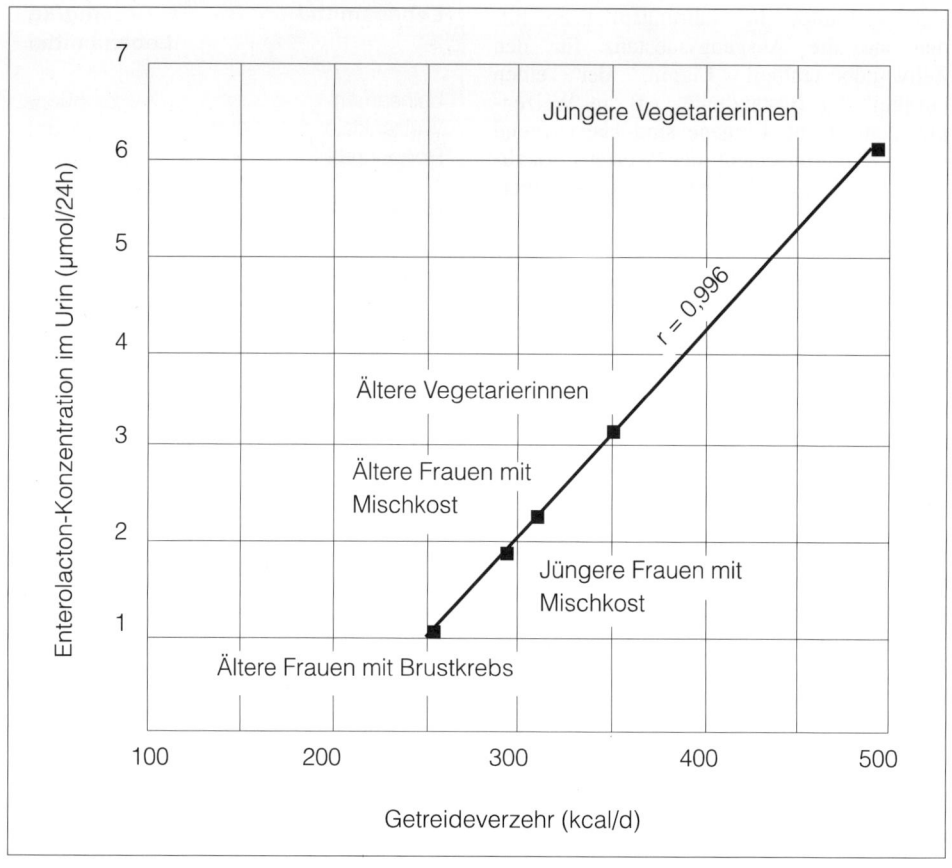

Abb. 2-13: Zusammenhang zwischen Enterolactonkonzentration im Urin und Getreideverzehr (*Setchell* und *Adlercreutz* 1988)

2.1.9 Sulfide

Der Chemiker *Theodor Wertheim* isolierte 1844 als erster schwefelhaltige Inhaltsstoffe aus **Knoblauch**. Durch Wasserdampfdestillation erhielt er aus zerriebenen Knoblauchzehen geringe Mengen an Knoblauchöl (*Koch* und *Hahn* 1988, S. 43). Ausgehend von der lateinischen Bezeichnung für Knoblauch (Allium) nannte er das Kohlenstoffgerüst dieser Schwefelverbindungen „Allyl-"

was sich bis heute in der chemischen Nomenklatur für die Gruppe -CH_2-CH=CH_2 erhalten hat. Die flüchtige Komponente im Knoblauchöl bezeichnete er als Schwefelallyl.

Hauptbestandteil des flüchtigen Knoblauchöls ist das *Diallyldisulfid* (60%), zusätzlich finden sich *Diallyltrisulfid, Diallyltetrasul-*

fid, Dipropyldisulfid sowie zahlreiche weitere flüchtige Sulfidverbindungen (*Koch* und *Hahn* 1988, S. 44).

Die flüchtigen Sulfidverbindungen sind nicht originär im Knoblauch enthalten, sondern entstehen erst bei enzymatischer oder thermischer Zersetzung aus Vorstufen. Die oxidierte Form des Diallyldisulfids, das **Allicin**, ist die Hauptwirksubstanz im Knoblauch, die auch dessen typischen Geruch ausmacht. Die Ausgangssubstanz für Allicin ist das **Alliin**, welches chemisch als (+)-S-Allyl-L-Cysteinsulfoxid bezeichnet wird (Abb. 2-14). Diese Verbindung kommt im Knoblauch in einer Konzentration von bis zu 4 g/kg Frischgewicht vor (*Stoll* und *Seibeck* 1951).

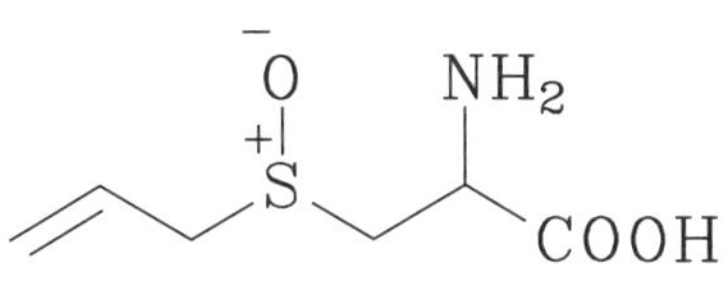

Abb. 2-14: Strukturformeln von Alliin und Allicin (*Gaßmann* 1992b)

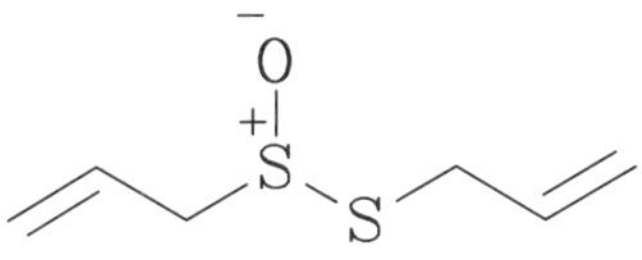

Knoblauch ist seit Jahrtausenden Bestandteil der Volksmedizin. Im berühmten Papyrus *Ebers* (1550 v. Chr.), einer Sammlung von 800 Heilrezepturen, stehen 22 Rezepturen gegen Gesundheitsstörungen, wie Herzbeschwerden, Kopfschmerzen, Insektenstiche und Geschwülste, die Knoblauch enthalten (*Block* 1985). Bei der ersten Olympiade in Griechenland soll Knoblauch aufgrund seiner vielfältigen Wirkungen als „Dopingmittel" eingenommen worden sein.

Die antimikrobielle Wirkung von Knoblauch bzw. der Sulfide (Kap. 2.3, S. 78) wurde bereits 1858 von *Louis Pasteur* nachgewiesen. S-Allyl-L-Cysteinsulfoxid (Alliin) wirkt als Antioxidans sowie als Radikalfänger (Kap. 2.4, S. 83). Zahlreiche Untersuchungen belegen auch antikanzerogene Effekte der Sulfide (Kap. 2.2.3.10, S. 74). Des weiteren beeinflussen Sulfide die Blutgerinnung (Kap. 2.5, S. 92) und das Immunsystem (Kap. 2.9, S. 110); sie regen den Speichelfluß, die Magensaftsekretion sowie die Darmperistaltik an und fördern auf diese Weise die Verdauung (Kap. 2.10.2, S. 116).

2.1.10 Weitere sekundäre Pflanzenstoffe

Die Einteilung der sekundären Pflanzenstoffe in neun chemisch verschiedene Gruppen deckt nicht das ganze Spektrum der in der Nahrung vorhandenen sekundären Pflanzenstoffe ab. Es gibt zahlreiche weitere sekundäre Pflanzenstoffe, die sich keiner dieser neun Gruppen zuordnen lassen, die jedoch ebenfalls gesundheitsfördernde Wirkungen ausüben können. Beispiele für solche sekundären Pflanzenstoffe mit antikanzerogener Wirkung sind die **Glucarate** (*Oredipe* et al. 1992) und die **Phthalide** (*Zheng* et al. 1993). Da jedoch zum Vorkommen und zum Mechanismus der Antikanzerogenese dieser sekundären Pflanzenstoffe gegenwärtig noch sehr wenig Informationen vorhanden sind, wird auf diese nicht weiter eingegangen.

Ein aufgrund seiner vielfältigen gesundheitlichen Wirkungen besonders interessanter sekundärer Pflanzenstoff ist die **Phytinsäure** (Hexaphosphorsäureester des Meso-Inosits). Sie kommt in Konzentrationen von 0,1–6,0% in den Proteinen von Hülsenfrüchten und Ölsaaten sowie in den Randschichten von Getreide vor (*Thompson* 1993). Die Eigenschaft der Phytinsäure, positiv geladene Kationen wie Fe^{2+} oder Zn^{2+} zu binden, ist hauptsächlich verantwortlich für ihre antinutritive Wirkung.

Diese Wirkung der Phytinsäure ist jedoch von vielen Faktoren abhängig, z.B. vom Phytinsäuregehalt und von der Zubereitungsart einer Mahlzeit, von der Anwesenheit weiterer Substanzen, die zweiwertige Metallkationen binden können (Ballaststoffe, Oxalsäure, Tannine), vom Proteingehalt sowie von Phytasen.

Phytinsäure kann auch in Wechselwirkung mit Stärke oder Proteinen treten und dadurch deren Bioverfügbarkeit verringern. Generell kann jedoch davon ausgegangen werden, daß Phytinsäure als Bestandteil einer gemischten Kost, wie sie in den westlichen Industrieländern üblich ist, den Eisen- und Zinkhaushalt nicht beeinträchtigt (*Hartwigsen* et al. 1988, *National Research Council* 1989, S. 301).

In den letzten Jahren häufen sich vielmehr die Hinweise, daß Phytinsäure gesundheitsfördernde Wirkungen hinsichtlich der Regulation des Blutglukosespiegels (s. 2.8, S. 105) sowie hinsichtlich der Verhütung von Krebs (s. 3.1, S. 119) ausübt.

Die Begriffe **Phytonzide** und **Phytoalexine** werden ebenfalls bei der Beschreibung von sekundären Pflanzenstoffen und ihren Wirkungen verwendet. Es handelt sich bei diesen Begriffen um eine funktionelle Bezeichnung für sekundäre Pflanzenstoffe mit spezifischen Eigenschaften. So werden unter Phytonziden organische Verbindungen pflanzlicher Herkunft verstanden, die antimikrobielle Wirkungen ausüben, jedoch chemisch sehr unterschiedliche Strukturen aufweisen (*Müller-Dietz* 1956). Bei den Phytoalexinen handelt es sich um nach einer Infektion bzw. mechanischen Schädigung von Pflanzen gebildete Abwehrstoffe mit antimikrobiellen Eigenschaften (*Grisebach* und *Ebel* 1978). Sekundäre Pflanzenstoffe mit den Wirkungen von Phytonziden und Phytoalexinen sind in Kap. 2.3 (S. 78) ausführlich dargestellt.

Chlorophyll und **Chlorophyllin** (ein Abbauprodukt, welches im Verdauungstrakt des Menschen entsteht) hemmen in vitro die mutagene Wirkung von Pyrolyseprodukten aus tierischen Lebensmitteln (*Hayatsu* et al. 1988). Vermutlich bindet Chlorophyll die Mutagene und macht sie u.a. dadurch inak-

tiv. In kürzlich durchgeführten Versuchen wurde erstmals in vivo eine tumorhemmende Wirkung durch Chlorophyll bzw. Chlorophyllin bei durch Aflatoxin B_1 induziertem Leberkrebs nachgewiesen (*Anonym* 1994). Die eingesetzte Menge an Chlorophyllin entsprach der in einer Portion Spinat vorhandenen Menge an Chlorophyll. Die tumorhemmende Wirkung von Chlorophyll könnte teilweise die in epidemiologischen Studien beobachtete protektive Wirkung von grünem Gemüse erklären.

2.2 Antikanzerogene Wirkungen der sekundären Pflanzenstoffe

2.2.1 Gesellschaftliche Bedeutung der Krankheit Krebs

Durch Fortschritte der modernen Medizin hat sich in diesem Jahrhundert das Bild der unheilbaren und zum Tod führenden Krankheiten erheblich verändert. Abzulesen ist diese Entwicklung an der Häufigkeitsverteilung der Todesursachen. Infektionskrankheiten wie Tuberkulose, die vor etwa 100 Jahren den ersten Rang einnahmen, wurden abgelöst von Herz-Kreislauf-Erkrankungen, gefolgt von Tumorerkrankungen (*Milner* 1989, *DGE* 1992, S. 46; Tab. 2-13).

Tab. 2-13: Häufigkeitsverteilung der Todesursachen 1991 (*Statistisches Bundesamt* 1993, S. 468)

Krankheiten	%
Herz-Kreislauf-Erkrankungen	50
Krebserkrankungen	23
Krankheiten der Atmungsorgane	6
Krankheiten der Verdauungsorgane	5
Sonstige	16

Bei der Häufigkeitsverteilung der von Primärtumoren befallenen Organe zeigt sich ein deutlicher Unterschied zwischen Frauen und Männern (Tab. 2-14).

Tab. 2-14: Häufigkeitsverteilung der Krebsarten von allen Todesursachen
(alte Bundesländer 1989; *DGE*
1992, S. 46)

Krebsart	Frauen %	Männer %
Lunge	1,5	6,8
Magen	1,8	2,2
Dickdarm	2,8	2,2
Mastdarm	1,0	1,1
Brust	4,0	–
Sonstige	12,5	14,6
Gesamt	*23,6*	*26,9*

Die häufigste Tumorerkrankung in den alten
Bundesländern war 1989 bei Frauen Brustkrebs und bei Männern Lungenkrebs, gefolgt für beide Geschlechter von Dickdarm-
und Magenkrebs. Ein Vergleich der Sterbe-
häufigkeit an Krebs in den Jahren 1981,
1985 und 1989 zeigt eine Verschiebung der
Organlokalisation (Tab. 2-15).
Dickdarmkrebs zählt heute in allen westlichen Industrieländern zu den häufigsten
Krebsarten. Bösartige Geschwulste am *Magen* sowie am *Mastdarm* treten dagegen
heute seltener auf als in früheren Jahren.

Tab. 2-15: Änderungen der standardisierten Sterbeziffern in den Jahren 1981–89
(*DGE* 1984, S. 46; 1988, S. 41; 1992, S. 46)

Todesursache	Geschlecht	Gestorbene je 100.000 Lebende 1981	1985	1989	Änderung (%) 1981–89
Alle	M	1322,0	1236,0	1093,7	–17
	F	777,0	712,0	616,5	–21
Krebs	M	304,0	307,0	303,5	0
	F	184,0	182,0	177,8	–3
davon					
Lungenkrebs	M	82,6	84,2	79,6	–4
	F	9,6	10,9	12,7	+32
Magenkrebs	M	35,0	29,6	24,8	–29
	F	18,1	15,4	12,4	–31
Dickdarmkrebs	M	23,1	25,2	25,2	+ 9
	F	19,6	20,7	19,1	–3
Mastdarmkrebs	M	14,7	13,0	11,8	–20
	F	8,6	7,9	7,1	–18
Brustkrebs	F	32,0	33,3	33,3	+ 4

Anmerkung: Die standardisierte Sterbeziffer wird als mittlere Sterblichkeit (Sterbewahrscheinlichkeit) aller
Altersgruppen errechnet

2.2.1.1 Exogene Faktoren der Krebsentstehung

Epidemiologische Studien zur Krebshäufigkeit in einzelnen Ländern lieferten die deut-
lichsten Hinweise auf die exogenen Ursachen der Krankheit Krebs (Abb. 2-15). So
wurde beobachtet, daß die Magenkrebsinzi-
denz in Japan höher ist als in den USA.

Umgekehrt gibt es in den USA verhältnismäßig mehr Menschen, die an Dickdarm-
und Brustkrebs erkranken als in Japan. Insgesamt ist die Häufigkeit von Dickdarm-
und Brustkrebs in westlichen Industrieländern höher als in Afrika und Asien. Ein ge-
netischer Einfluß konnte als ausschlagge-
bender Faktor dieser Tumore ausgeschlossen
werden, nachdem festgestellt wurde, daß ja-

panische Auswanderer in den USA nach
zwei bis drei Generationen, d.h. nachdem
sie die Lebens- und Ernährungsgewohnheiten des Gastlandes angenommen hatten, die
gleiche Krebshäufigkeit wie die Amerikaner
in den USA aufwiesen (*Wynder* et al. 1991).

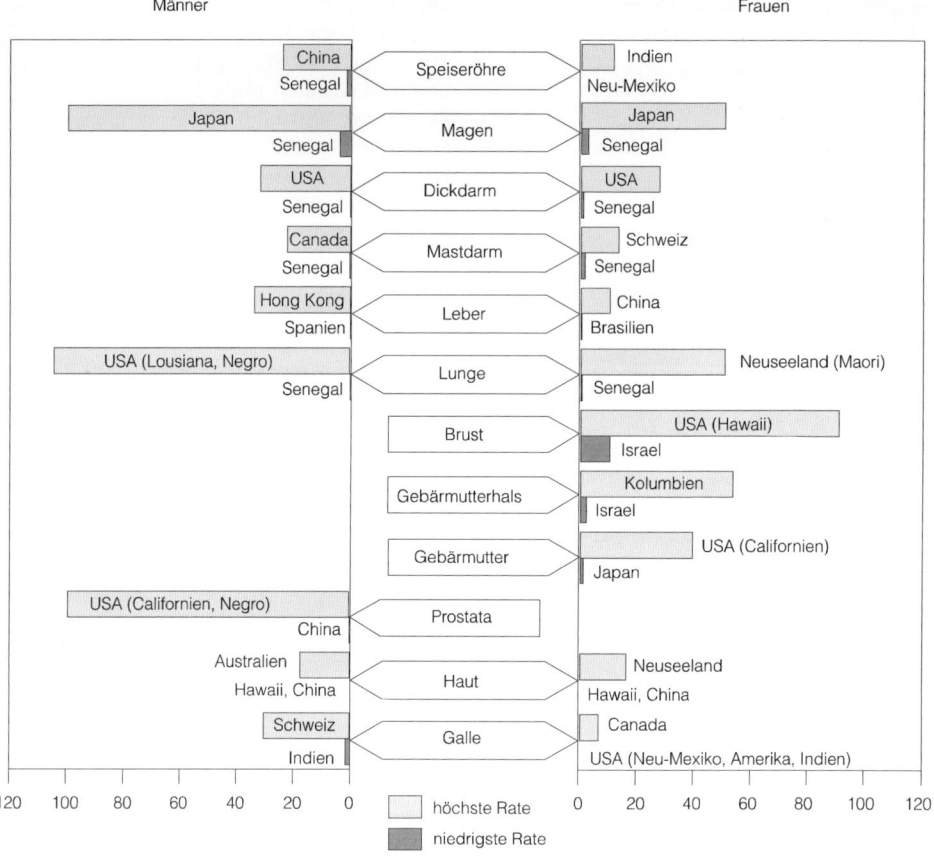

Abb. 2-15: Geographische Verteilung der Häufigkeit ausgewählter Tumorerkrankungen
(*Howe* 1986)

Studien an Adventisten des Siebten Tages
und Mormonen zeigen eine um die Hälfte
bis zwei Drittel geringere Krebssterblichkeit
als die durchschnittliche amerikanische Bevölkerung (*Phillips* et al. 1980). Unterschiede in den Ernährungsgewohnheiten liegen im weitgehenden Meiden von Alkohol,
einem geringen Fleischverzehr sowie einem
hohen Ballaststoffgehalt der Nahrung bei
den Mormonen und Adventisten des Siebten
Tages.
Neben den Ernährungsgewohnheiten und
der Aufnahme von Genußmitteln sind als
weitere exogene Faktoren der Krebsentstehung die Arbeitswelt und Arbeitssituation
sowie Infektionen zu nennen (Abb. 2-16).
Der multifaktorielle und sehr komplexe Prozeß der Kanzerogenese ist in 85–99% der
Fälle auf die Wirkung exogener Faktoren
zurückzuführen und wäre theoretisch nach
Identifizierung der Ursachen vermeidbar
(*Bailey* und *Williams* 1993).

Allgemein wird der **Ernährung** unter den
exogenen Risikofaktoren die größte Bedeutung beigemessen (*Milner* 1989). Ein Grund

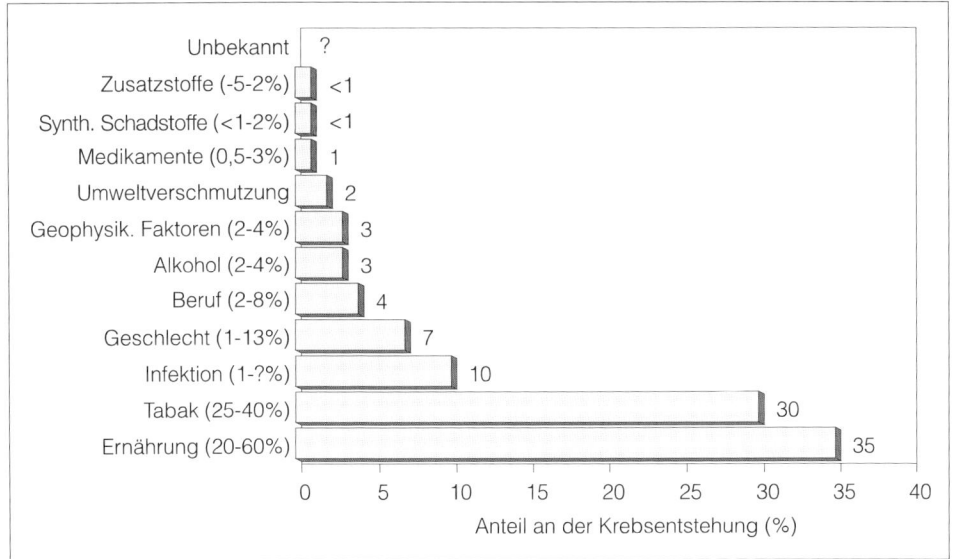

Abb. 2-16: Einflußfaktoren der Krebsentstehung (*Doll* und *Peto* 1981, *Doll* 1992)

hierfür ist, daß sich die heutige Ernährungsweise in kürzester Zeit von einer voluminösen, ballaststoffreichen, kohlenhydratreichen und fettarmen Ernährung zu einer konzentrierten, energiereichen Ernährung verändert hat. Die Physiologie unseres Körpers war in dieser kurzen Zeit nicht in der Lage, sich an solche drastischen Veränderungen anzupassen (*Eaton* et al. 1988).

2.2.1.2 Ernährung und Krebs

Ernährung und Stoffwechsel sind Lebensfunktionen mit unzähligen, sich gegenseitig beeinflussenden Faktoren, die in das multikausale Geschehen der Tumorentstehung eingreifen können. Diese Komplexität erschwert es, einzelne kausale Zusammenhänge zu erkennen und ein einfaches Ursache-Wirkungs-Prinzip zu beschreiben. So werden mit der Nahrung nicht isolierte Nährstoffe, sondern Lebensmittel aufgenommen, die eine Mischung verschiedener Nährstoffe und bioaktiver Substanzen enthalten. Trotz dieser Schwierigkeit wird versucht, die einzelnen Komponenten der Nahrung auf ihre krebsfördernde oder -hemmende Wirkung zu untersuchen.

Für zahlreiche Substanzen in Lebensmitteln konnte im Tierversuch unter hoher Dosierung eine starke krebsauslösende Wirkung nachgewiesen werden (*Carr* 1985). Beim Menschen konnte allerdings für keine dieser in nahrungsrelevanten Mengen aufgenommenen Substanzen mit Ausnahme von **Aflatoxin B$_1$** diese Wirkung beobachtet werden (*Higginson und Sheridan* 1991). Für einige Ernährungsfaktoren gibt es jedoch zahlreiche Hinweise auf eine krebsfördernde Wirkung beim Menschen (Tab. 2-16).

Nach Meinung verschiedener Autoren muß eine erhöhte **Nahrungsenergiezufuhr**, die zu Übergewicht führt, als eigenständiger Risikofaktor für verschiedene Krebsarten angesehen werden (*DGE* 1992, S. 271). Übergewicht gilt als Risikofaktor für Dickdarm-, Brust-, Gebärmutterschleimhaut- und Gallenblasenkrebs. Starke positive Beziehungen wurden auch zwischen Brustkrebs und Körpergröße bzw. Körpergewicht beobachtet. Gründe dafür sind vermutlich in einer durch Übergewicht bzw. durch überdurchschnittliche Körpergröße erhöhten Produktion an Östrogenen zu sehen.

Tab. 2-16: Krebsfördernde Ernährungsfaktoren (*Williams* 1993)

Ernährungsfaktor	Krebslokalisation
Nitrosamine, geräucherte und gesalzene Lebensmittel	Magen
Alkohol, Fett, Gesamtenergie	Brustdrüse
Protein, Kaffee, Fett	Bauchspeicheldrüse
Alkohol	Mund, Rachen, Kehlkopf, Speiseröhre, Leber
Aflatoxine	Leber
Kaffee	Harnblase
Fett, Gesamtenergie	Dickdarm

Alkohol und alkoholische Getränke gelten als Promotoren für Karzinome der Speiseröhre, des Rachens, des Kehlkopfes und der Mundhöhle (*Seitz* und *Simanowski* 1988, *Maier* et al. 1990). Für Speiseröhrenkrebs wurden in nordamerikanischen und europäischen Studien Dosis-Wirkungs-Beziehungen zum Alkoholkonsum nachgewiesen (*Tuyns* et al. 1988, *Higginson* und *Sheridan* 1991). Viele epidemiologische Studien weisen auch auf einen Zusammenhang zwischen sehr hohem Alkoholkonsum und Krebs an Mastdarm, Leber und Mundhöhle hin (*Carr* 1985). Eine Meta-Analyse (Aufarbeitung des statistischen Materials verschiedener epidemiologischer Studien) fand bei vier von fünf Kohortenstudien eine Dosis-Wirkungs-Beziehung für Brustkrebs, wobei das Risiko mit steigendem Alkoholkonsum erhöht war (*Longnecker* et al. 1988). Auf welche Weise Alkohol beim Menschen an der Entstehung von Tumoren beteiligt ist, konnte bisher nur teilweise geklärt werden. Verschiedene Mechanismen werden diskutiert, wobei davon ausgegangen wird, daß Alkohol oder sein Abbauprodukt *Acetaldehyd* als Promotor (s. S. 46) der Kanzerogenese wirkt (*Seitz* und *Simanowski* 1988, *Higginson* und *Sheridan* 1991). Möglicherweise hat Acetaldehyd in erhöhten Konzentrationen eine direkt zellschädigende Wirkung (*Seitz* et al. 1990).

Hoher **Fleischkonsum** ist ebenfalls positiv mit der Häufigkeit verschiedener Krebsarten korreliert (*Temple* und *Burkitt* 1991, *DGE* 1992, S. 264). Das Dickdarmkrebsrisiko er-

höht sich mit steigendem Fleischkonsum, wobei sich der Verzehr von Rindfleisch besonders auf die Entstehung dieser Krebsart auswirken soll (*Kune* und *Kune* 1987, *Willett* et al. 1990). Ein täglicher Verzehr von mehr als 134 g Rind-, Schweine- oder Lammfleisch gilt bereits als Risikofaktor. Für Geflügel und Fisch wurde keine krebsfördernde Wirkung beobachtet (*Willett* et al. 1990). Für die Kanzerogenese scheint die Zubereitung des Fleisches von erheblicher Bedeutung zu sein. Eine Risikosteigerung wurde insbesondere in Abhängigkeit vom Verzehr an stark gebratenem und gegrilltem Fleisch mit intensiver Bräunung der Oberfläche gefunden, was auf die Entstehung von heterozyklischen Aminen bei der Pyrolyse von Proteinen zurückzuführen ist (*Gerhardsson de Verdier* et al. 1991). Diese heterozyklischen Amine erwiesen sich im Tierversuch als kanzerogen (*Carr* 1985).

Zu den während der Nahrungszubereitung und im Magen-Darm-Trakt gebildeten Kanzerogenen und Mutagenen zählen auch die **N-Nitrosoverbindungen** (Nitrosamine). Sie sind in einigen, meist verarbeiteten Lebensmitteln, bereits vorgebildet: in gepökeltem Fleisch, gebratenem Speck, in manchen Käsesorten, in Milchpulver und in Salzwasserfischen (*Carr* 1985, *Tricker* et al. 1991).

Eine hohe **Gesamtfettaufnahme** steht im Zusammenhang mit einer erhöhten Häufigkeit verschiedener Krebsarten (Tab. 2-17; *Bingham* et al. 1985, *Reddy* 1986, *Doll* 1992).

Tab. 2-17: Übliche Tumorlokalisation bei hoher Gesamtfettaufnahme

Dickdarm	Gebärmutter-
Mastdarm	schleimhaut
Bauchspeicheldrüse	Eierstock
Galle	Prostata

Die Nahrungsfette scheinen primär in der Promotionsphase (s. S. 44) der Kanzerogenese zu wirken. Obwohl eine fettreiche Ernährung im Erwachsenenalter lange Zeit als wichtiger exogener Faktor für die Entstehung des **Brustkrebses** galt, wurde dies von *Willett* et al. (1987) durch eine Studie mit über 120.000 Frauen in Frage gestellt. Vermutlich ist die Höhe der Fettzufuhr bereits bei Jugendlichen bedeutend für die Entstehung von Brustkrebs und nicht erst die Fettzufuhr im Erwachsenenalter (*Whittemore* und *Henderson* 1993).

Neben der Gesamtfettaufnahme scheint für die meisten Krebsarten auch die **Zusammensetzung der Fette** eine Rolle zu spielen. Es wird vermutet, daß ein gesteigertes Krebsrisiko beim Menschen hauptsächlich auf eine hohe Zufuhr von mehrfach ungesättigten Fettsäuren zurückzuführen ist (*Willett* et al. 1990). Für die einzelnen Fettsäuren sind die Ergebnisse beim Menschen jedoch nicht so aussagekräftig wie für die Gesamtfettaufnahme (*Carroll* et al. 1986). Tierversuche zeigten dagegen einheitliche Ergebnisse. Pflanzenöle mit hohem Gehalt an mehrfach ungesättigten Fettsäuren (omega-6) waren als Promotoren der Kanzerogenese wirkungsvoller als gesättigte Fettsäuren (*Reddy* und *Maeura* 1984, *Reddy* et al. 1991). Im Gegensatz zu mehrfach ungesättigten Fettsäuren in Pflanzen hemmten mehrfach ungesättigte Fettsäuren (omega-3) in Fischölen die Kanzerogenese, wenn sie in hohen Mengen gefüttert wurden (*Hursting* et al. 1990).

Über welche **Mechanismen** Fett auf die Kanzerogenese wirkt, ist noch nicht ausreichend geklärt. Die Nahrungsfette können die Promotionsphase der Krebsentstehung auf vielen Wegen begünstigen. Mögliche Mechanismen wären eine Änderung der Zusammensetzung der Zellmembranen, der Immunantwort und/oder der Prostaglandin-Biosynthese (*Erickson* 1986). Es wird auch eine Beeinflussung der interzellulären Kommunikation über Gap-junctions diskutiert (*Aylsworth* 1986; Kap. 2.2.2.5, S. 50).

Als Mechanismus bei **Dickdarmkrebs** wird vermutet, daß Fette im Darm über eine Veränderung der Stuhlzusammensetzung, über eine Beeinflussung der Enzymaktivität der Dickdarmflora sowie über eine erhöhte Sekretion primärer Gallensäuren mit anschließender Bildung kanzerogener Metabolite wirken. Ein hoher Fettgehalt verstärkt wahrscheinlich das genotoxische Risiko, das bei der Aufnahme von in Lebensmitteln vorhandenen Kanzerogenen besteht. Im Tierversuch förderte ein Fettgehalt, wie er üblicherweise in der Ernährung in Industrieländern vorhanden ist, im Dickdarm die Reaktivierung von zuvor inaktivierten Mutagenen durch Enzyme der Dickdarmbakterien (*Rumney* et al. 1993). Auf welche Weise ein hoher Fettgehalt die Aktivität dieser Enzyme steigert, ist nicht bekannt.

Mit einer hohen Fettzufuhr steigt die Konzentration der *sekundären Gallensäuren* im Stuhl (Kap. 3.1, S. 119). Viele Studien zeigten eine positive Beziehung zwischen hoher Gallensäurenkonzentration im Stuhl und der Kanzerogenese (*Galloway* et al. 1986). Populationen mit einem hohen Risiko, an Dickdarmkrebs zu erkranken, weisen höhere Konzentrationen von sekundären Gallensäuren (besonders Lithocholsäure und Desoxycholsäure), Cholesterinabbauprodukten (Coprostanol und Coprostanon) sowie anderen Mutagenen im Stuhl auf als Bevölkerungsgruppen, bei denen Dickdarmkrebs selten auftritt (*Reddy* 1981, *Jensen* et al. 1982, *Nomura* et al. 1983).

Möglicherweise wirkt Fett nicht direkt auf die Kanzerogenese, sondern über eine *erhöhte Nahrungsenergieaufnahme*. Diese Hypothese wird durch einige Studien gestützt, die zeigen, daß eine hohe Fettzufuhr bei gleichzeitig niedriger Nahrungsenergiezufuhr die Kanzerogenese hemmt (*Klurfeld* et al. 1987, *Pariza* und *Boutwell* 1987).

Proteine und deren Einfluß auf die Krebsentstehung werden aufgrund von Ergebnissen aus epidemiologischen Studien kontrovers diskutiert, da die Höhe der Protein- und Fettaufnahme eng miteinander verbunden ist. Die meisten Tierversuche zeigen, daß Nahrungsprotein die Kanzerogenese nicht beeinflußt, wenn es in Mengen verabreicht wird, die für ein optimales Wachstum benötigt werden. Eine niedrige Proteinaufnahme scheint dagegen die Kanzerogenese zu unterdrücken. Eine tumorfördernde Wirkung der Proteine wurde bei einer Proteinzufuhr von 20–25% der Nahrungsenergiezufuhr beobachtet. Höhere Mengen führten zu keiner weiteren Steigerung.

2.2.1.3 Antikanzerogene Wirkungen von Lebensmittelinhaltsstoffen

Es ist inzwischen allgemein akzeptiert, daß Ernährungsweisen mit einem hohen Fettgehalt und einem niedrigen Ballaststoffanteil das Krebsrisiko erhöhen, daß aber andererseits eine überwiegend pflanzliche Kost reich an Vollkornprodukten, Hülsenfrüchten, Gemüse und Obst eine protektive Wirkung auf die Krebsentstehung ausübt. In neueren Studien wurde ermittelt, daß der Einfluß der Ernährung auf die Kanzerogenese für alle

Krebsarten wahrscheinlich zwischen 20 und 60% liegt (*Doll* 1992; s. Abb. 2-16, S. 37). Die Krebsrate soll durch eine Ernährungsumstellung auf eine überwiegend pflanzliche Kost um durchschnittlich 35% vermindert werden können, wobei für Magen- und Dickdarmkrebs eine Verminderung um 90%, für Krebs der Gebärmutterschleimhaut, Gallenblase, Gebärmutterhals, Mund, Rachen und Speiseröhre um 20% und für andere Krebsarten um 10% erreichbar sein soll. Würde das Rauchen als krebsauslösender Faktor ignoriert, so könnten 50% aller Krebsfälle durch eine entsprechende Ernährung verhindert werden (*Bailey* und *Williams* 1993).

Bestimmte Bevölkerungsgruppen wie die Adventisten des Siebten Tages in Kalifornien eignen sich besonders gut für epidemiologische Untersuchungen, da sie weder rauchen noch Alkohol, Kaffee oder schwarzen Tee trinken. Etwa die Hälfte der untersuchten Adventisten des Siebten Tages ernährte sich *ovo-lakto-vegetabil*. Bei der gesamten Gruppe wurde im Vergleich zur Allgemeinbevölkerung eine signifikant niedrigere Krebsrate beobachtet (*Phillips* et al. 1980). Die Heidelberger Vegetarierstudie zeigte für *Vegetarier* ebenfalls ein niedrigeres Krebsrisiko als für die Allgemeinbevölkerung (Tab. 2-18; *Chang-Claude* et al. 1991).

Tab. 2-18: Vergleich der Krebsmortalität von Vegetariern und der Gesamtbevölkerung (*Chang-Claude* et al. 1991)

Krebsarten	Geschlecht	Vegetarier Mortalität, %	Gesamtbevölkerung Mortalität, %
Verdauungsorgane	M	11	20
	F	9	18
Magen	M	5	6
	F	3	5
Dickdarm	M	2	5
	F	4	5
Mastdarm	M	0	3
	F	0	2,2
Brust	F	5	6,7
Alle bösartigen Neubildungen	M	26	54
	F	32	44

Ein hoher Verzehr von pflanzlichen Lebensmitteln ist nicht nur mit einer geringen Aufnahme von Gesamtfett, tierischem Fett und Protein verbunden, sondern liefert auch Substanzen, die die Kanzerogenese direkt hemmen können (*Wattenberg* 1985, *De Flora* und *Ramel* 1988). Die meisten Substanzen mit antikanzerogener Wirkung, die in den letzten Jahrzehnten identifiziert wurden, waren pflanzlichen Ursprungs (*Bokkenheuser* et al. 1991).

Nur einige wenige Antikanzerogene sind überwiegend in tierischen Lebensmitteln enthalten. Dazu zählen die *omega-3-Fettsäuren* in Fischöl, *Calcium* aus Milch und Milchprodukten sowie *Vitamin D*, das sowohl in Verbindung mit Calcium als auch unabhängig von Calcium eine Schutzwirkung gegenüber Krebs zu haben scheint (*Garland* et al. 1985, *Sorenson* et al. 1988, *Hursting* et al. 1990).

Bereits im antiken Ägypten wurde den Pflanzen große Bedeutung bei der Heilung und Prävention von Krankheiten beigemessen. Als **heilende Pflanzen** galten besonders Kohlarten, Linsen und Zwiebeln (*Steinmetz* und *Potter* 1991a). Knoblauch wurde als heilige Pflanze angesehen (*Doll* und *Peto* 1981). Gemüsearten aus der Familie der Kreuzblütler wurden kultiviert und therapeutisch eingesetzt (*Fenwick* et al. 1983). Rosinen und Trauben wurden für viele medizinische Zwecke verwendet (*Steinmetz* und *Potter* 1991a). Bis vor kurzem waren diese heilenden Eigenschaften mehr aus der Erfahrung bekannt als aus wissenschaftlichen Erkenntnissen. In den letzten 10 Jahren belegen jedoch zahlreiche Studien die protektive Wirkung von Gemüse und Obst auf die Gesundheit des Menschen (*Steinmetz* und *Potter* 1991a, *Thorling* 1993).

Gemüse und Obst

Ein hoher Verzehr von Gemüse und Obst war in zahlreichen Studien mit einer niedrigen Krebshäufigkeit verbunden (Tab. 2-19).

Tab. 2-19: Organe, die bei Personen mit hohem Gemüse- und Obstverzehr selten von Krebs befallen sind (*Potter* und *Graves* 1991)

Magen	Speiseröhre
Dickdarm	Leber
Mastdarm	Mundhöhle
Lunge	Brust
Bauchspeicheldrüse	Kehlkopf

Die Beziehung war besonders stark bei epithelialen Krebsarten (Speiseröhre, Leber, Kehlkopf, Brust und Gallenblase) und schwächer für Hormon-bezogene Krebsarten (*Negri* et al. 1991, *Block* et al. 1992). Für Blasen- und Prostatakrebs wurde bei erhöhter Gemüsezufuhr ebenfalls eine protektive Wirkung nachgewiesen (*Armstrong* und *Doll* 1975, *Mettlin* und *Graham* 1979, *Correa* 1981, *La Vecchia* et al. 1987, *Block* et al. 1992). Personen mit einem geringen Gemüseverzehr zeigten dagegen eine erhöhte Prostatakrebshäufigkeit (*Mettlin* et al. 1989). In Untersuchungen bei Nichtraucherinnen ging eine hohe Aufnahme von Gemüse mit einem niedrigen Lungenkrebsrisiko einher (*Koo* 1988).

Für Obst war das Ergebnis weniger eindeutig als für Gemüse (*Negri* et al. 1991). Eine schützende Wirkung wurde für Krebsarten des oberen Verdauungs- und Atmungstraktes (Mundhöhle, Rachen, Kehlkopf, Speiseröhre) gefunden. Eine hohe Inzidenz von Speiseröhrenkrebs wurde bei verminderter Aufnahme an frischem Obst beobachtet (*Wahrendorf* et al. 1989). Ein hoher Obstkonsum scheint aber auch das Risiko für Leber- und Bauchspeicheldrüsenkrebs zu vermindern (*Falk* et al. 1988). Weiterhin wurden deutliche Schutzwirkungen von Obst vor Prostata-, Blasen- und Nierenkrebs beobachtet (*Mettlin* und *Graham* 1979, *Le Marchand* et al. 1991).

In einer Meta-Studie wurden die Teilnehmer an 43 epidemiologischen Studien über die Beziehung zwischen Dickdarmkrebs und Ernährung nach der Höhe ihres Gemüse- und Obstverzehrs in Gruppen eingeteilt. Die Personen mit dem höchsten Verzehr an grünem Gemüse, Salat und verschiedenen Kohlarten zeigten ein um 52% niedrigeres Darmkrebsrisiko als Personen mit der geringsten Verzehrsmenge (*Trock* et al. 1990).

Einige Ergebnisse weisen direkt auf die besondere **Schutzwirkung einzelner Gemüse- und Obstarten** hin. So zeigten Kohlarten in zahlreichen Studien eine starke antikanzerogene Wirkung: Eine hohe Aufnahme von Kohlgemüse war mit einem niedrigen Risiko für Dickdarmkrebs verbunden (*Byers* et al. 1982, *De Stefani* et al. 1991). Substanzen im Kohl scheinen auch Aflatoxin-induzierten Leberkrebs zu hemmen und einen Einfluß auf die Östrogenwirkung im menschlichen Körper aus-

zuüben (*Boyd* et al. 1982, *Puleo* 1983, *Byers* et al. 1990).
Ein hoher Verzehr von Karotten, Mangos, Tomaten, Kohl und Brokkoli korrelierte mit einem niedrigen Lungenkrebsrisiko beim Menschen (*Le Marchand* et al. 1989). Säfte aus Karotten, Erdbeeren oder Blumenkohl verringerten in vitro die Mutagenität von N-Nitrosoverbindungen (*Barale* et al. 1983).

Hervorzuheben ist die unterschiedliche Wirkung von *erhitztem* und *unerhitztem Gemüse*. Die Auswertung von 115 Fall-Kontroll-Studien, die die Beziehungen zwischen dem Konsum verschiedener Gemüse- und Obstarten und Krebs untersuchten, zeigt die besondere protektive Wirkung von unerhitztem Gemüse (Tab. 2-20).

Tab. 2-20: Beziehungen zwischen Krebshäufigkeit und Gemüse- und Obstverzehr (nach *Steinmetz* und *Potter* 1991a)

Lebensmittel	Gesamtanzahl der Studien	negativ	Beziehung keine	positiv
frisches, unerhitztes Gemüse	15	13	1	1
grünes Blattgemüse	43	32	4	7
Kohlgemüse	24	17	3	4
Zwiebelgemüse	12	8	1	3
Karotten	34	27	4	3
Brokkoli	10	7	3	0
Kohl	19	12	3	4
Kopfsalat	18	15	0	3
frisches, unerhitztes Obst	18	11	4	3
Zitrusfrüchte	17	12	3	2

Insgesamt wurde durch einen hohen Verzehr von Gemüse und Obst eine Verminderung des Krebsrisikos auf weniger als die Hälfte beobachtet. Das deutlichste Ergebnis zeigte dabei **frisches, unerhitztes Gemüse**; in 87% aller Studien wurde eine protektive Wirkung beobachtet (*Steinmetz* und *Potter* 1991a). Die Qualität der in dieser Studie ermittelten Daten wird als sehr hoch eingeschätzt (*Kromhout* et al. 1993). Diese Ergebnisse werden durch die Daten zweier kürzlich erschienener Fall-Kontroll-Studien bekräftigt, in der die protektive Wirkung von unerhitztem Gemüse und Obst bei Lun-

genkrebs untersucht wurde (*Gao* et al. 1993, *Mayne* et al. 1994). Dabei wurde auch bei Nichtrauchern eine besonders starke protektive Wirkung von unerhitztem Gemüse bei Lungenkrebs beobachtet (*Mayne* et al. 1994). In vitro wurde festgestellt, daß der Erhitzungseinfluß auf die antimutagene Wirkung von Gemüse- und Obstextrakten von der Pflanzenart abhängig ist. Besonders hitzeempfindlich waren z. B. Extrakte aus Knollensellerie, Brokkoli oder Kirschen, wohingegen Extrakte aus Kohlrabi, Fenchel oder Himbeeren hitzeunempfindlich waren (*Edenharder* et al. 1990). Der Verzehr von bestimmtem frischem, unerhitztem Gemüse scheint somit für die Vermeidung von Krebs zusätzliche Vorteile zu bieten.

Trotz der nachweislich protektiven Wirkung vieler Gemüse- und Obstarten hat es sich als schwierig erwiesen, die *einzelnen Inhaltsstoffe* oder *Lebensmittelkomponenten*, die das Krebsrisiko vermindern, zu identifizieren. Es muß sich hierbei um Substanzen handeln, die besonders konzentriert in Gemüse und Obst vorkommen, in Nahrungsmitteln tierischen Ursprungs wenig oder überhaupt nicht zu finden sind und zudem teilweise hitzeempfindlich sind. Mit dieser Charakterisierung werden folgende Stoffgruppen diskutiert:

- – Ballaststoffe
- – Vitamine
- – Mineralstoffe
- – Sekundäre Pflanzenstoffe

Den Ballaststoffen und ihrer Schutzwirkung gegenüber Krebs wird ein eigenes Kapitel gewidmet (Kap. 3.1, S. 119).

Vitamine und Mineralstoffe
Es wird vermutet, daß die krebshemmende Wirkung von Gemüse und Obst durch die antioxidative Wirkung der darin enthaltenen Vitamine C und E sowie des β-Carotins (Provitamin A) mitbestimmt wird. **Vitamin A** hemmte bei Versuchstieren die Tumor-Promotion (*Moon* et al. 1983). Vorstufen von Magen- oder Speiseröhrenkrebs bildeten sich nach einer Supplementierung der Versuchstiere mit Vitamin A zurück (*Hong* et al. 1986).
Für die Hemmung der Nitrosierungsreaktion im Magensaft ist die **Vitamin-C-Konzentration** mitverantwortlich (*Correa* et al. 1985 und Correa 1991). Vitamin C scheint außerdem eine Schutzwirkung gegen Karzinome des Rachenraumes zu haben (*Rossing* et al. 1989). **Vitamin E** schützt vermutlich zusammen mit oder anstelle von **Selen** vor Harnblasenkrebs (*Helzlsouer* et al. 1989). Es gibt Hinweise, daß Selen auch unabhängig von Vitamin E durch seine Funktion als Cofaktor der Gluta-

thionperoxidase krebshemmend wirkt (Kap. 2.4, S. 83). So war beispielsweise in Regionen mit selenarmen Böden die Inzidenz des Dickdarmkrebses erhöht (*Shamberger* 1984).

Die Korrelationen zwischen Krebs und der Aufnahme von einzelnen Vitaminen und Mineralstoffen sind nicht so stark wie die Korrelationen zwischen Krebs und der Aufnahme von Gemüse und Obst. Beispielsweise zeigten dunkelgrüne Gemüsearten, Kohlgemüse und allgemein Gemüse in epidemiologischen Studien eine stärkere protektive Wirkung vor Lungenkrebs als die Vitamine A, C und Folsäure alleine (*Ziegler* et al. 1986, *Le Marchand* et al. 1989 und 1993).
Allerdings war eine niedrige Zufuhr von Vitamin C und E mit einer höheren Erkrankungsrate an verschiedenen Krebsarten verbunden. Die Bedarfsdeckung mit Vitaminen und Mineralstoffen wird als Indikator und Voraussetzung für die antikanzerogene Wirkung von Gemüse und Obst gesehen (*Brock* et al. 1988, *Cuzick* et al. 1990, *Block* 1991).

Die antikanzerogene Wirkung von Gemüse und Obst läßt sich also nicht oder nur zu einem gewissen Teil durch *essentielle Mikronährstoffe* erklären. Möglicherweise wirken sie untereinander oder mit anderen Inhaltsstoffen additiv bzw. synergistisch (*Ziegler* et al. 1986, *Le Marchand* et al. 1989). Wahrscheinlich sind *sekundäre Pflanzenstoffe*, die mit diesen essentiellen Mikronährstoffen zusammen in Gemüse und Obst enthalten sind und für die keine essentielle Bedeutung im menschlichen Körper nachgewiesen wurde, für die protektive Wirkung von Gemüse und Obst mit verantwortlich (*Steinmetz* und *Potter* 1991b).

Sekundäre Pflanzenstoffe
Eine besonders starke inverse Beziehung zum Krebsrisiko wurde für die Aufnahme von Zwiebelgewächsen, allen Kohlarten, Tomaten, Hülsenfrüchten und Zitrusfrüchten beobachtet. Diese Gemüse- und Obstarten enthalten verschiedene Gruppen von sekundären Pflanzenstoffen (Abb. 2-17).

		Carotinoide	Phytosterine	Saponine	Glucosinolate	Phenolsäuren	Flavonoide	Protease-Inhib.	Terpene	Phytoöstrogene	Sulfide
Gemüse	Brokkoli	●			●	●	●				●
	Grünkohl	●			●	●	●		●		●
	Karotten	●				●	●		●		
	Tomaten	●				●	●	●	●		
Getreide	Weizen		●	●			●	●			
	Gerste		●	●	●		●	●			
Hülsenfrüchte	Sojabohnen		●	●				●		●	
Obst	Aprikosen	●				●	●				
	Zitronen					●	●		●		
Zwiebel-gemüse	Knoblauch			●	●	●	●		●		●
	Zwiebel			●	●	●	●		●		●
Ölsaaten	Leinsamen		●			●	●			●	

Abb. 2-17: Vorkommen von sekundären Pflanzenstoffen mit antikanzerogener Wirkung

2.2.2 Mechanismen der Kanzerogenese und Antikanzerogenese

Die Krebsentstehung ist ein komplexer Vorgang, der in mindestens drei Hauptphasen, der *Initiation* (Auslösung), der *Promotion* (Förderung) und der *Progression* (Tumorwachstum und/ oder Metastasenbildung) abläuft. Diese Phasen bestehen jeweils aus vielen Einzelschritten, die zu unterschiedlichen Zeiten stattfinden und durch zahlreiche Faktoren beeinflußt bzw. gesteuert werden (*Pitot* 1993). Diese Einteilung entspricht jedoch nicht mehr dem aktuellen Wissensstand der Kanzerogenese.

Gegenwärtig wird von einem **Mehrstufen-Modell** der Kanzerogenese ausgegangen, welches unter Berücksichtigung der molekularbiologischen Mechanismen die Kanzerogenese des Dickdarmkrebses erklärt (*Fearon*

und *Vogelstein* 1990). Kernpunkt dieser Hypothese ist, daß für die Auslösung von Dickdarmkrebs Mutationen an mehreren Genen stattfinden müssen (z.B. Aktivierung von Oncogenen und Inaktivierung von Tumor-Suppressor-Genen). Die Akkumulation dieser Läsionen ist vermutlich entscheidend für die Entstehung von Dickdarmkrebs (*Finlay* 1993). Da bei diesem Kanzerogenese-Modell jedoch noch wenig Informationen über die modulierenden Wirkungen der Ernährung vorliegen, werden die Ausführungen hier auf das Initiations- / Promotions-Modell begrenzt.

2.2.2.1 Initiation, Promotion und Progression

In jeder menschlichen Zelle liegen Gene für die Entstehung einer Krebszelle vor, deren Expression normalerweise blockiert ist. Die

Krebsentstehung kann durch Kanzerogene ausgelöst werden, welche auf genotoxischen sowie nicht-genotoxischen Mechanismen beruhen können.

Genotoxische Kanzerogene sind Substanzen, die das Genmaterial bzw. die molekulare Struktur der DNA verändern und dadurch die Tumorbildung induzieren. *Nicht-genotoxische Kanzerogene* führen ebenfalls zur Tumorbildung, ohne jedoch die Erbsubstanz direkt zu schädigen. Sie werden teilweise mit Promotoren gleichgesetzt (*Würgler* et al. 1994).

Initiatoren der Kanzerogenese sind u.a. Strahlen, Viren oder chemische Substanzen wie z.B. Nitrosamine, polyzyklische aromatische Kohlenwasserstoffe und heterozyklische Amine. Bereits eine einzige Applikation eines Initiators in sehr geringen Mengen kann ausreichen, um eine bleibende Veränderung der DNA zu bewirken. Die Initiation beinhaltet also eine kurzfristige und unwiderrufliche Wechselwirkung zwischen dem Kanzerogen und dem Genmaterial des Zielgewebes. Sie besteht aus mehreren Einzelschritten, an deren Ende die transformierte DNA steht (Abb. 2-18). Diese Einzelschritte schließen die Aufnahme des Kanzerogens in den Körper, das Eindringen in die Zielzelle und die dortige Aktivierung, den Zugang zum Zellkern mit anschließender Reaktion mit der DNA und schließlich die Ausprägung des DNA-Schadens ein.

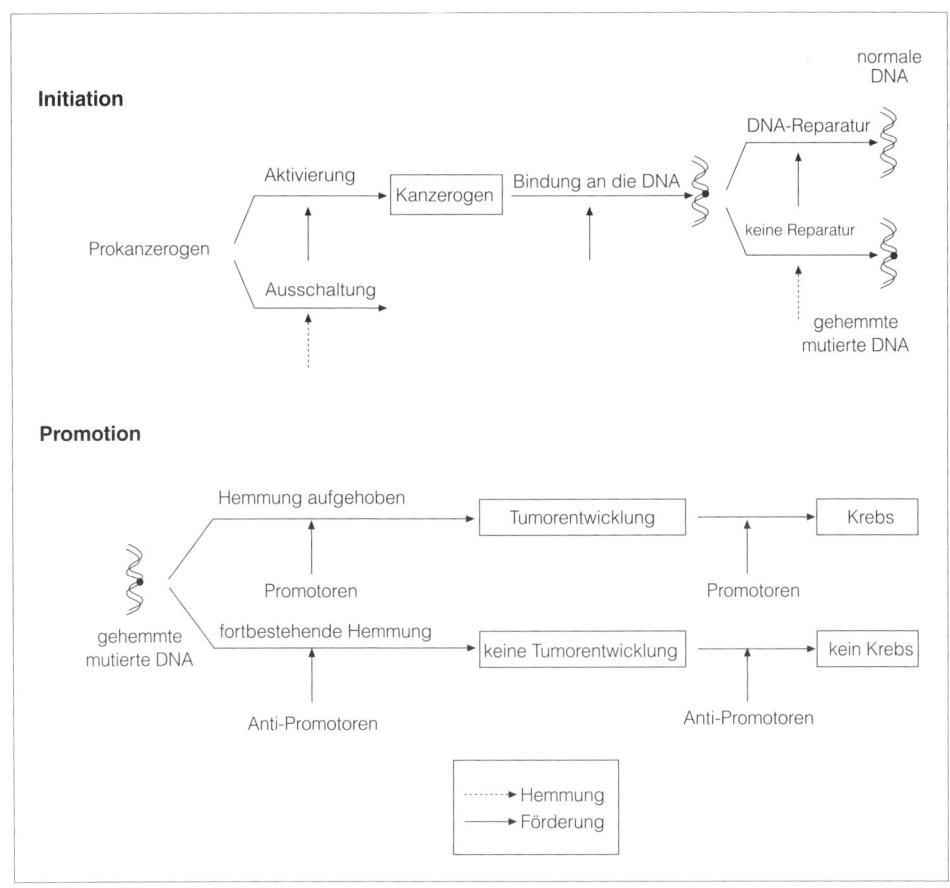

Abb. 2-18: Der Prozeß der Initiation und Promotion (*Cohen* 1988)

Der menschliche Körper besitzt zahlreiche **Schutzmechanismen**, um sich gegen die Einwirkung von Kanzerogenen zu wehren. Die meisten Kanzerogene müssen im menschlichen Körper zuerst aktiviert werden, bevor sie mit der DNA in Wechselwirkung treten können. Diese Aktivierung kann durch körpereigene Enzyme sowie durch zahlreiche Substanzen in der Nahrung verhindert oder gefördert werden. Wird ein inaktives Kanzerogen (Prokanzerogen) dennoch aktiviert und schädigt dieses die DNA, sind Reparaturmechanismen vorhanden, die diese DNA-Schäden beseitigen können. Nur wenn der DNA-Schaden bis zur nächsten Zellteilung nicht vollständig repariert wird, ist die Wirkung des Kanzerogens irreversibel.

Die Schädigung des Genmaterials bzw. deren Ausprägung führt jedoch noch nicht zu einem Tumor (*Canzler* und *Brodersen* 1991). Bei der Initiation werden Zellen mit geschädigter DNA erzeugt. Diese werden normalerweise durch die ständig ablaufende Zellerneuerung entfernt, so daß es nicht zur Tumorbildung kommt.

Werden initiierte Zellen jedoch durch **Promotoren** in ihrer Zellregulation beeinflußt, kann es zur Tumorbildung kommen (*Pitot* 1993). Promotoren sind nicht-genotoxische Substanzen, die die Kanzerogenese steigern können. Sie bewirken, daß Zellen mit veränderter DNA ihre genetische Information vermehrt exprimieren und schließlich einen Tumor bilden.

Der Zeitraum von der Initiation bis zum sichtbaren Tumor kann mehrere Jahrzehnte betragen (Latenzzeit beim Menschen etwa 10–20 Jahre). Voraussetzung für die Tumorentstehung ist eine ständige Anwesenheit von Promotoren. Wenn die Exposition mit dem Promotor aufhört, bevor die Zellen die Fähigkeit gewinnen, sich auch in seiner Abwesenheit unkontrolliert zu teilen, kann die Tumorbildung noch verhindert werden. Die Promotion ist daher ein sehr lang andauernder Vorgang mit reversiblen Veränderungen, die der Initiation folgen (*Pitot* 1993).

Bekannte Promotoren in der menschlichen Nahrung sind Fette bzw. bestimmte Fettsäuren (omega-6), Alkohol sowie eine erhöhte Nahrungsenergiezufuhr. Daneben gibt es in der Nahrung auch Substanzen, die die Promotion verhindern können. Zu diesen **Antipromotoren** zählen beispielsweise einige Vitamine, Mineralstoffe und sekundäre Pflanzenstoffe (Kap. 2.2.1.3, S. 40).

Ob und wann Krebs entsteht, hängt davon ab, ob das Gleichgewicht zwischen entgegengesetzten Kräften wie Kanzerogenen und Antikanzerogenen, Promotoren und Antipromotoren sowie die Wirksamkeit endogener Schutzmechanismen aufrechterhalten werden kann (Tab. 2-21). Die Schutzfaktoren bilden unter normalen Bedingungen eine wirkungsvolle Schranke (*De Flora* und *Ramel* 1988).

Tab. 2-21: Krebsentstehung als Ergebnis eines Ungleichgewichtes entgegengesetzter Vorgänge

Aktivierung des Kanzerogens	–	Entgiftung des Kanzerogens
Bildung von reaktionsfähigen sauerstoffhaltigen Substanzen	–	Bildung bzw. alimentäre Zufuhr von Antioxidantien
DNA-Schaden	–	DNA-Reparatur
Promotion	–	Antipromotion

Eine Möglichkeit der **Krebsprävention** wäre die Eliminierung der krebsauslösenden (Initiatoren) und krebsfördernden Faktoren (Promotoren). Selbst wenn jeder einzelne Initiator oder Promotor bekannt wäre, könnten sie nicht vollständig vermieden werden, da es sich besonders bei den Promotoren um natürliche Bestandteile der Nahrung handelt. Eine wirksame Krebsprävention besteht darin, protektive Substanzen in Lebensmitteln zu identifizieren und diese Lebensmittel vermehrt zu verzehren. Gleichzeitig muß der Verzehr von Lebensmitteln eingeschränkt werden, die Initiatoren bzw. Promotoren enthalten.

Als Antikanzerogene und Antipromotoren wirken neben verschiedenen Nährstoffen wie antioxidativen Vitaminen vor allem bestimmte **sekundäre Pflanzenstoffe**. Sie können in verschiedene Phasen der Kanzerogenese eingreifen (Abb. 2-19).

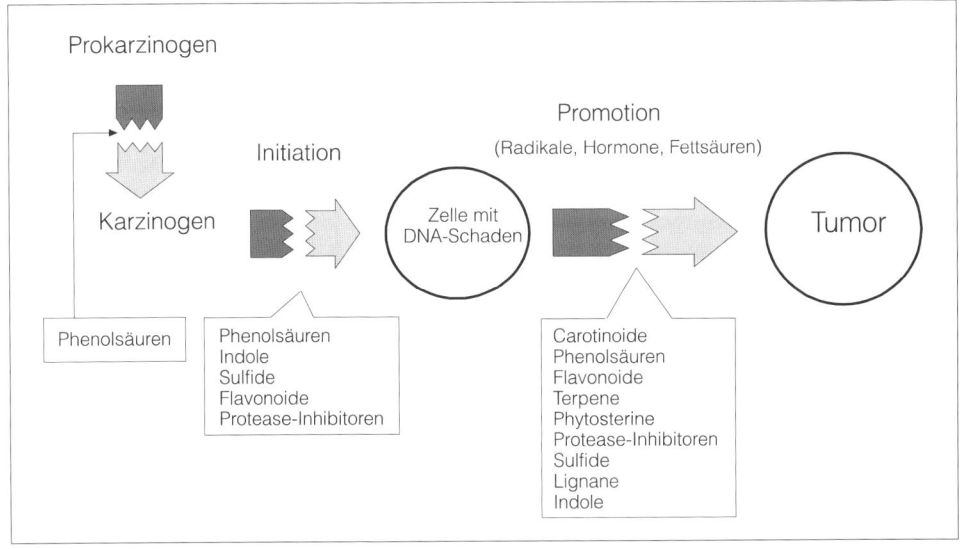

Abb. 2-19: Angriffspunkte von sekundären Pflanzenstoffen bei der Kanzerogenese (*Caragay* 1992, *Wattenberg* 1993)

Die **Progression** schließt an die Promotionsphase an und stellt die letzte Entwicklungsphase eines Tumors dar, die durch invasives Tumorwachstum und/oder Metastasenbildung gekennzeichnet ist (*Würgler* et al. 1994).

2.2.2.2   Phase I- und Phase II-Enzyme

Die enzymatische Umwandlung von Prokanzerogenen in aktivierte Kanzerogene sowie die enzymatische Inaktivierung dieser aktivierten Kanzerogene wird von Fremdstoff-metabolisierenden Enzymen katalysiert, die als Phase I- und Phase II-Enzyme bezeichnet werden. Die meisten **Phase I-Enzyme** aktivieren Prokanzerogene zu biologisch wirksamen Kanzerogenen. Die aktivierten Kanzerogene sind positiv geladene elektrophile Substanzen. Die **Phase II-Enzyme** machen diese aktivierten Kanzerogene in der Regel unwirksam (Abb. 2-20).
Sekundäre Pflanzenstoffe hemmen meist Phase I-Enzyme und damit die Aktivierung von Prokanzerogenen. Des weiteren können sie Phase II-Enzyme induzieren und dadurch die Entgiftung aktivierter Kanzerogene beschleunigen. Es gibt jedoch auch Substanzen, die gleichzeitig sowohl Phase I-Enzyme als auch Phase II-Enzyme induzieren können, was schließlich ebenfalls zu einer Hemmung der Kanzerogenese führen kann. Substanzen, die nur Phase I-Enzyme, nicht aber Phase II-Enzyme induzieren, begünstigen dagegen die Kanzerogenese.

Zu den **Phase I-Enzymen** zählen Cytochrom P450-abhängige Monooxygenasen und Hydroxylasen. Es existieren mehr als 50 Isoenzyme dieser Gruppe mit verschiedener Substrat- und Wirkungsspezifität. Sie sind in den meisten Geweben vorhanden. In besonders hohen Konzentrationen liegen sie in der Leber vor (*Vang* et al. 1990). Einige Cytochrom P450-abhängige Enzyme sind auch am oxidativen Östrogen-Stoffwechsel beteiligt und beeinflussen dadurch die Kanzerogenese von hormonabhängigen Krebsarten. Eine Induktion dieser Enzyme bedeutet hierbei eine protektive Wirkung gegen Krebs (s.u.).

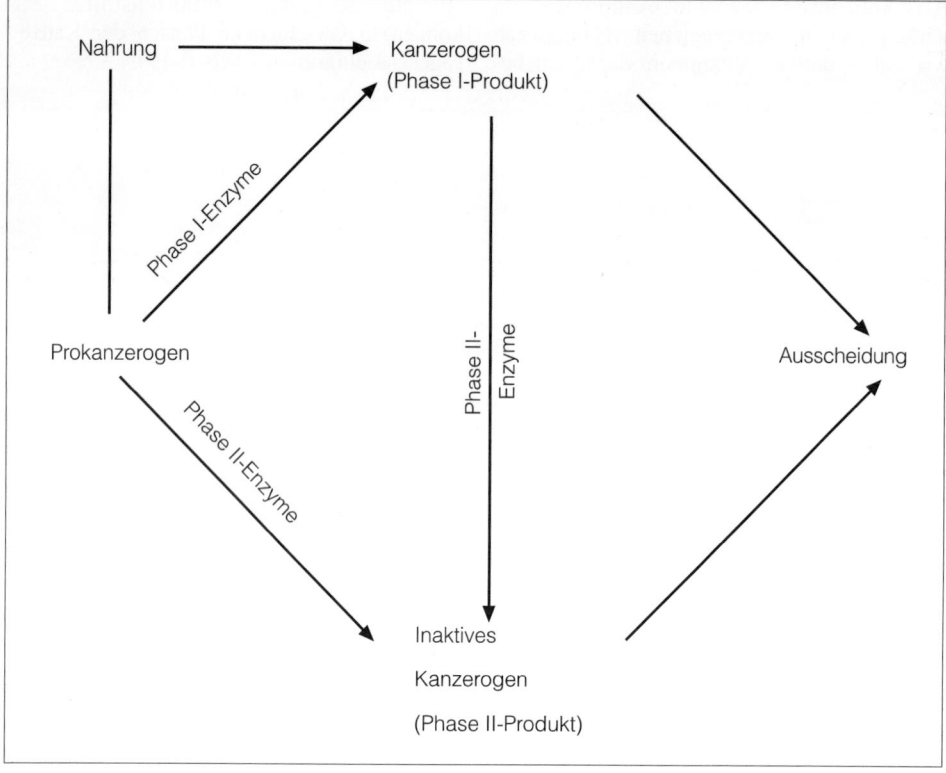

Abb. 2-20: Wirkungen der Phase I- und Phase II-Enzyme
(nach *Sipes* und *Gandolfi* 1991)

Phase I-Enzyme katalysieren Reaktionen, bei denen Substanzen mit Hydroxyl-Gruppen angereichert werden, wodurch die daraus entstehenden polaren und wasserlöslichen Substanzen leicht über den Urin ausgeschieden werden können (*Sipes* und *Gandolfi* 1991). Dabei können Zwischenprodukte (Kanzerogene) entstehen, die elektrophil sind und mit den nukleophilen Zentren in der DNA reagieren können.

Einerseits katalysieren Phase I-Enzyme daher Reaktionen, die eine harmlose Substanz in ein Kanzerogen umwandeln, andererseits bringen sie Kanzerogene in eine vom Körper leichter ausscheidbare Form (*Carr* 1985). Welche Gesamtwirkung erzielt wird, hängt u.a. vom Substrat bzw. von den Isoenzymen ab, die dieses Substrat umsetzen.

Zu den Substraten der Phase I-Enzyme, die im menschlichen Organismus zu Kanzerogenen aktiviert werden, zählen beispielsweise die Nitrosamine und Aflatoxin B_1 (*Morse* et al. 1990 und 1992). Eine Hemmung der Isoenzyme, die diese Substrate (Prokanzerogene) umsetzen, führt zur Hemmung der Kanzerogenese in der Initiationsphase. Es sind derzeit verschiedene sekundäre Pflanzenstoffe bekannt, die auf diese Weise die Kanzerogenese verhindern (Tab. 2-22). Die einzelnen sekundären Pflanzenstoffe hemmen Cytochrom P450-abhängige Enzyme selektiv, d.h., daß nur bestimmte Kanzerogene nicht aktiviert werden.

Zu den **Phase II-Enzymen** zählen u.a. die Glutathion-S-Transferase, Epoxid-Hydrolase, Glucuronyl-Transferase, Sulfotransferase und Quinon-Reduktase. Sie sind meist an der Entgiftung von aktivierten Kanzerogenen und anderen elektrophilen Substanzen beteiligt, indem sie diese in Substanzen wie

Tab. 2-22: Sekundäre Pflanzenstoffe, die Phase I-Enzyme hemmen

Carotinoide	Phytoöstrogene
Isothiozyanate	Thiozyanate
Indole	Phenolsäuren
Flavonoide	Terpene
Sulfide	

Glucuronide, Sulfate oder Glutathion-Verbindungen umwandeln (Regenerierung des Glutathions s. Kap. 2.4, S. 83; *Wattenberg* 1983). Die Endprodukte können aufgrund ihrer höheren Wasserlöslichkeit über Galle oder Urin ausgeschieden werden. Phase II-Enzyme spielen beispielsweise eine besondere Rolle bei der Inaktivierung von Nitrosaminen (*Zhang* et al. 1991, *Morse* et al. 1992). Sekundäre Pflanzenstoffe induzieren die Aktivitätssteigerung eines oder mehrerer dieser Phase II-Enzyme und hemmen dadurch die Krebsentstehung (Tab. 2-23).

Tab. 2-23: Sekundäre Pflanzenstoffe, die Phase II-Enzyme induzieren

Isothiozyanate	Thiozyanate
Indole	Phenolsäuren
Flavonoide	Terpene
Sulfide	

Phase I- und Phase II-Enzyme katalysieren eine Vielzahl verschiedener Reaktionen und können dabei vereinzelt auch eine *krebsfördernde Wirkung* hervorrufen. Die entgiftende Wirkung der Phase II-Enzyme im Tierversuch konnte beispielsweise in vitro nicht bestätigt werden; unter solchen Bedingungen zeigten diese Enzyme eine krebsfördernde Wirkung. Im allgemeinen schützt dieses komplizierte Enzymsystem jedoch gegen Krebs (*Wattenberg* 1981).

2.2.2.3 Hemmung der Hormonwirkung

Bestimmte Hormone wirken als Promotoren der Kanzerogenese. Sie stimulieren die m-RNA-Synthese im Zellkern und stimulieren dadurch die Bildung verschiedener, das Tumorwachstum fördernder Enzyme. Hormon-Inhibitoren vermindern z.B. die Aktivität der Geschlechtshormone und verringern dadurch das Risiko für Hormon-abhängige Krebsarten. Eine Beeinflussung des Hormonstoffwechsels durch sekundäre Pflanzenstoffe wurde beispielsweise bei den Östrogenen beobachtet. Dabei wirken Phytoöstrogene und Indole über eine Modulation des Östrogenstoffwechsels als Inhibitoren der Kanzerogenese.

Der Weg der Östrogene von der Synthese bis zur Auslösung einer Hormonantwort in der Zelle bietet Inhibitoren der Kanzerogenese mehrere Möglichkeiten, in den Hormonstoffwechsel einzugreifen:

- Synthese von Östrogen-wirksamen Substanzen
- Transport der Östrogene im Blut durch SHBG (Sex-Hormone-Binding Globulin)
- Bindung der Östrogene an Rezeptoren.

Phytoöstrogene und **Indole** können den Stoffwechsel der Östrogene so beeinflussen, daß vermehrt Östrogene mit einer schwachen Wirkung entstehen. Sie können auch selbst als schwache Östrogene wirken, dadurch die Bindung von starken Östrogenen an Zellrezeptoren kompetitiv hemmen und somit die Hormonantwort abschwächen. Außerdem sind sie in der Lage, die Synthese des SHBG zu erhöhen, so daß mehr Östrogene im Blut an dieses Protein gebunden werden können, wodurch sie biologisch inaktiv werden (Kap. 2.2.3.4, S. 58 und Kap. 2.2.3.9, S. 70).

2.2.2.4 Modulation von Zellwachstum, Zellvermehrung und Zelldifferenzierung

Die Fehlregulation von Zellwachstum, Zelldifferenzierung und Zellvermehrung ist ein gemeinsames Merkmal von Tumorzellen. Normalerweise besteht zwischen Wachstum und Differenzierung der Zellen einerseits und Zelltod andererseits ein Gleichgewicht. Dies wird durch Wachstums- bzw. Proliferationsfaktoren kontrolliert und aufrechterhalten. Für die Wirkung dieser Faktoren ist die Kommunikation der Zellen untereinander von Bedeutung.

Bei Krebs haben die Zellen die Fähigkeit verloren, ihre Wachstums- und Vermehrungsrate den Bedürfnissen des Organismus anzupassen. Dadurch sind Zellwachstum und Zellvermehrung transformierter Zellen gesteigert. Die transformierten Zellen vermehren sich vermutlich dadurch, daß der Informationsfluß durch Wachstums-kontrollierende Faktoren über sog. **gap-junctions** aus umgebenden normalen Zellen gestört ist (*Yamasaki* 1990).

Gap-junctions sind direkte Verbindungen zwischen zwei Zellen und dienen der interzellulären Kommunikation. Sie bestehen aus einem Protein, dem Connexin, dessen Untereinheiten so angeordnet sind, daß ein Kanal (Connexon) entsteht, über den Informationen weitergegeben werden können (Abb. 2-21).

Tumorfördernde Stoffe vermindern, tumorhemmende Stoffe erhöhen die Kommuni-kation über gap-junctions (*Zhang* et al. 1991, *Bertram* et al. 1991). Zu den tumorhemmenden Stoffen, die die Kommunikation über gap-junctions erhöhen, zählen die **Carotinoide** (Kap. 2.2.3.1, S. 53). Eine Hemmung des Informationsflusses von Wachstumsfaktoren transformierter Zellen (z.B. durch Phytoöstrogene) kann ebenfalls zur Hemmung der Kanzerogenese in der Promotions- bzw. Progressionsphase beitragen (*Adlercreutz* 1990a, *Messina* 1991).

Sekundäre Pflanzenstoffe wie die **Phytosterine** verlangsamen die fehlregulierte Zellvermehrung und hemmen dadurch die Kanzerogenese. Die Fehlregulation der Zellvermehrung bzw. des Zellwachstums erfolgt wahrscheinlich auch über eine direkte Beeinflussung der Wachstumsfaktoren (Kap. 2.2.3.2, S. 57).

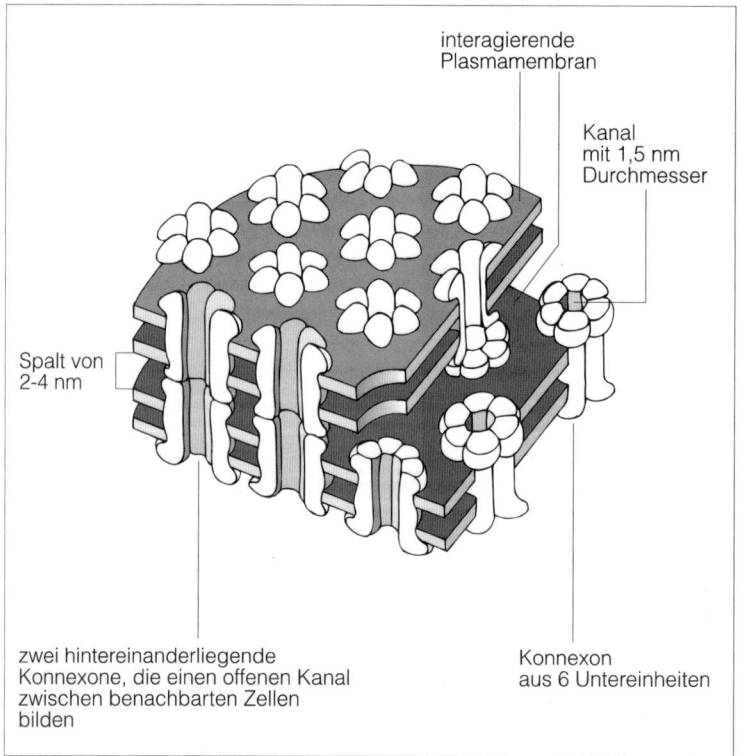

interagierende
Plasmamembran

Kanal
mit 1,5 nm
Durchmesser

Spalt von
2-4 nm

zwei hintereinanderliegende
Konnexone, die einen offenen Kanal
zwischen benachbarten Zellen
bilden

Konnexon
aus 6 Untereinheiten

Abb. 2-21: Schematische Darstellung von gap-junctions in der Lipidschicht von Zellmembranen (*Alberts* et al. 1986, S. 767)

2.2.2.5 Weitere Mechanismen

– Nukleophile Bindungsstellen der DNA
Einige sekundäre Pflanzenstoffe hemmen
die Kanzerogenese in der Initiationsphase,
indem sie die nukleophilen Stellen der
DNA schützen und dadurch die Bindung
von elektrophilen Kanzerogenen an die
DNA verhindern. Dabei besetzen einige
Phenolsäuren und **Carotinoide** die nukleophilen Stellen der DNA, an die sonst die
elektrophilen Kanzerogene binden würden.
Dadurch wird die Anzahl der für das Kanzerogen verfügbaren Bindungsstellen vermindert (*Mandal* et al. 1988, *Daniel* und
Stoner 1991). Andere sekundäre Pflanzenstoffe wie z.B. die **Flavonoide**, die strukturell den Nukleotiden der DNA ähnlich sind,
können an die DNA angelagert werden und
verhindern dadurch, daß Kanzerogene an
die DNA binden (*Wiltrout* und *Hornung*
1988).

**– Direkte Wechselwirkung mit dem
Kanzerogen**
Sekundäre Pflanzenstoffe wie z.B. **Phenolsäuren** können direkt mit den elektrophilen
Kanzerogenen reagieren und dadurch biologisch inaktive Produkte bilden (*Wood* et al.
1982, *Das* et al. 1985).

– Endogene Stoffwechselprodukte
Sekundäre Gallensäuren fördern die Dickdarmkanzerogenese. Sie entstehen im Dickdarm aus primären Gallensäuren durch bakterielle Umwandlung. Die Bildung sekundärer Gallensäuren bzw. ihre Promotor-Wirkung kann auf verschiedene Arten durch
Lebensmittelinhaltsstoffe verhindert werden:

- Verminderung der Synthese primärer
  Gallensäuren aus Cholesterin
- Verminderung der Gallensekretion
  z.B. durch fettarme Kost
- Hemmung der Umwandlung von
  primären in sekundäre Gallensäuren
- Bindung von primären und
  sekundären Gallensäuren durch
  sekundäre Pflanzenstoffe.

Über einen oder mehrere dieser Mechanismen wirken Phytosterine (Kap. 2.2.3.2, S.
57), Saponine (Kap. 2.2.3.3, S. 58), Phytoöstrogene (Kap. 2.2.3.9, S. 70) und Ballaststoffe (Kap. 3, S. 117) auf die Gallensäurenkonzentration im Dickdarm.

– Antioxidantien und Immunmodulatoren
Einige sekundäre Pflanzenstoffe beeinflussen durch ihre antioxidativen Eigenschaften
oder durch die Modulation der Immunantwort die Kanzerogenese (Tab. 2-24).

Tab. 2-24: Sekundäre Pflanzenstoffe als
Antioxidantien und
Immunmodulatoren

Antioxidative Wirkung	Modulation der Immunantwort
Carotinoide	Carotinoide
Indole	Saponine
Phenolsäuren	Flavonoide
Flavonoide	Sulfide
Phytoöstrogene	Phytinsäure
Sulfide	

Die Mechanismen der antioxidativen Wirkungen sowie der Modulation der Immunantwort sind in den folgenden Kapiteln dargestellt, ebenso wie andere Mechanismen,
die typisch für einzelne sekundäre Pflanzenstoffe sind, wie z.B. die Beeinflussung der
Zellmembranen und die Hemmung der Resorption verschiedener krebsfördernder Substanzen.

2.2.2.6 Zusammenfassung der antikanzerogenen Mechanismen von Lebensmittelinhaltsstoffen

Oft wirken Inhibitoren der Kanzerogenese
mit anderen Inhibitoren zusammen oder treten mit ihnen in Wechselwirkung (*De Flora*
und *Ramel* 1988). Sie werden nach ihrer
Wirkungsweise in Gruppen eingeteilt, wobei
jedem Inhibitor ein spezifischer Mechanismus zugrunde liegt (Tab. 2-25)
Einzelne sekundäre Pflanzenstoffe wirken
über mehrere Mechanismen antikanzerogen.
Welche das im einzelnen sind, hängt von
zahlreichen Faktoren wie Dosis, Art der
Verabreichung, Zeitpunkt und Häufigkeit
der Verabreichung des Inhibitors, Interaktion

mit anderen gleichzeitig vorhandenen Substanzen und der Art des Kanzerogens ab. Es gibt direkt wirkende Kanzerogene, die bereits biologisch aktiv in der Nahrung vorliegen, die Mehrzahl liegt jedoch als Prokanzerogene vor, die in dieser Form nicht biologisch wirksam sind. Sie werden im Organismus erst in reaktionsfähige, polare Elektrophile umgewandelt. Die Hemmung der Enzyme, die diese Aktivierung katalysieren, sowie die Aktivierung der Enzyme, die zur Entgiftung dieser aktivierten Kanzerogene beitragen, stellen ein wirksames Inhibitor-System der Kanzerogenese dar.

Tab. 2-25: Mechanismen von antikanzerogen wirkenden Lebensmittelinhaltsstoffen (nach *De Flora* und *Ramel* 1988)

Mechanismus	Protektive Substanz
Initiation *Extrazellulär wirkende Inhibitoren*	
– Verminderte intestinale Aufnahme und vermehrte Ausscheidung von Kanzerogenen	Ballaststoffe
– Verminderte endogene Bildung von Kanzerogenen	Vitamin C, Vitamin E, Phenolsäuren
– Verminderte Bildung sekundärer Gallensäuren im Darm	Saponine, Phytosterine
– Inaktivierung von Kanzerogenen	Antioxidantien
Intrazellulär wirkende Inhibitoren	
– Hemmung der Zellvermehrung	Carotinoide, Phytosterine,
– Hemmung der Aktivierung von Prokanzerogenen	Carotinoide, Isothiozyanate, Thiozyanate, Indole, Flavonoide, Sulfide, Phenolsäuren, Monoterpene, Phytoöstrogene
– Induktion von Entgiftungsenzymen	Phenolsäuren, Isothiozyanate, Thiozyanate, Indole, Flavonoide, Sulfide, Monoterpene
– Reaktion mit Kanzerogenen	Phenolsäuren
– Abfangen von reaktionsfähigen sauerstoffhaltigen Substanzen	Antioxidantien
– Schützen der nukleophilen Stellen der DNA	Phenolsäuren, Carotinoide, Flavonoide
– Hemmung der fehlerhaften DNA-Reparatur	Protease-Inhibitoren
Promotion	
– Abfangen freier Radikale	Antioxidantien
– Hemmung der Zellvermehrung	Carotinoide
– Induktion der Zelldifferenzierung	Carotinoide
Progression	
– Wirkung über Hormone oder Wachstumsfaktoren	Protease-Inhibitoren, Phytoöstrogene
– Immunsystem	Carotinoide
– Beeinflussung der Wachstumsfaktoren	Flavonoide

2.2.3 Sekundäre Pflanzenstoffe mit antikanzerogener Wirkung

2.2.3.1 Carotinoide

Das bekannteste und am häufigsten untersuchte Carotinoid mit antikanzerogener Wirkung ist das **ß-Carotin**. Aufgrund mangelnder Nachweis- und Trennverfahren wurden in der Nahrung bis vor kurzem nur die Gesamtcarotinoide sowie β-Carotin erfaßt. Es ist allerdings in den meisten Gemüsen nicht das vorherrschende Carotinoid (Tab. 2-1, S. 19). Darüber hinaus gibt es Hinweise, daß andere Carotinoide eine vergleichbare oder sogar stärkere antikanzerogene Wirkung besitzen als β-Carotin (*Burney* et al. 1989). Zahlreiche epidemiologische Studien zur antikanzerogenen Wirkung von Carotinoiden ergaben eine inverse Beziehung zwischen der Carotinoidzufuhr bzw. der Serum-Carotinoidkonzentration und der Häufigkeit von Krebserkrankungen (Abb. 2-22).

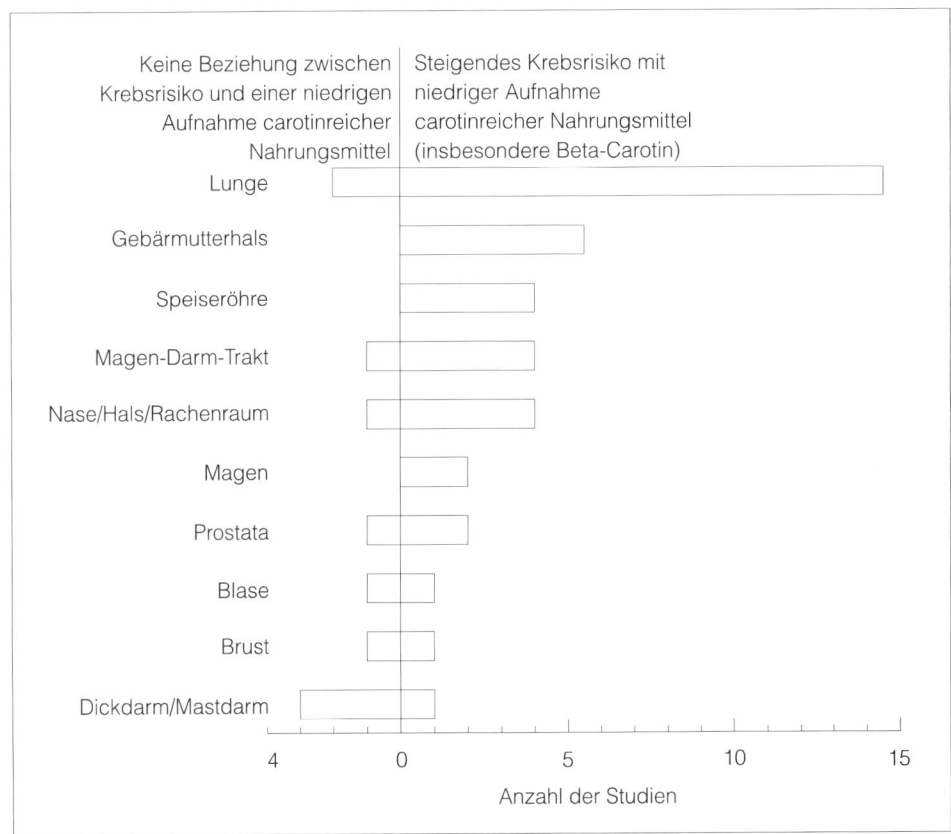

Abb. 2-22: Schutzeffekt der Carotinoide vor Krebs (*Riegger* 1989)

In diesen Studien erfolgte die Ermittlung der Carotinoidzufuhr durch die Auswertung von Ernährungsprotokollen anhand von Nährwert-Tabellen oder durch die Erfassung der Aufnahme von Carotinoid-reichen Lebensmittelgruppen. Je höher die Carotinoidzufuhr bei den untersuchten Personen war, desto geringer war die allgemeine Krebshäufigkeit (*Gerster* 1993). Dieser Zusammenhang zeigte sich besonders deutlich bei Lungenkrebs (*Riegger* 1989).
Eine regelmäßige, hohe β-Carotin-Zufuhr war in zahlreichen Studien mit einem niedrigen Krebsrisiko verbunden, wobei

die Höhe der Zufuhr die **ß-Carotinkon-zentration im Serum** beeinflußte (*Paganini-Hill* et al. 1987, *Shekelle* 1990, *Miccozzi* et al. 1992, *Mayne* et al. 1994). Niedrige β-Carotinkonzentrationen im Serum gelten als Risikofaktor für Krebs (*Stähelin* et al. 1991).

In den meisten Studien wurde eine mögliche Schutzwirkung von β-Carotin vor **Lungenkrebs** untersucht, der häufigsten Krebsart bei Männern in den alten Bundesländern (*Statistisches Bundesamt* 1993, S. 468). Von allen *isolierten* Ernährungsfaktoren zeigte β-Carotin die stärkste schützende Wirkung; allerdings korrelierte ein regelmäßig hoher Verzehr von Carotinoid-reichem Gemüse noch stärker mit einem niedrigen Lungenkrebsrisiko (*Colditz* et al. 1987, *Gerster* 1993, *Le Marchand* et al. 1993). Demgegenüber hatten Personen mit geringer β-Carotinzufuhr ein erhöhtes Lungenkrebsrisiko (*Nomura* et al. 1985, *Ziegler* et al. 1986, *Stryker* et al. 1988).

Sowohl bei Rauchern als auch bei Nichtrauchern korrelierte die β-Carotinkonzentration im Serum invers mit der Lungenkrebshäufigkeit (*Menkes* et al. 1986). Es ist jedoch bisher unklar, ob die bei Rauchern durchgehend beobachteten erniedrigten β-Carotinkonzentrationen darauf zurückzuführen sind, daß Zigarettenrauchen die Konzentration von β-Carotin im Serum reduziert, oder ob Raucher andere Ernährungsgewohnheiten

haben, die zu einer niedrigeren β-Carotin-Aufnahme führen (*Stryker* et al. 1988, *Stähelin* et al. 1991).

Im Gegensatz zu den zahlreichen Untersuchungen, die eine negative Korrelation zwischen β-Carotinzufuhr und Lungenkrebshäufigkeit beobachteten, wurde in einer kürzlich veröffentlichten Studie eine positive Korrelation festgestellt. In dieser Studie nahmen über 7 000 gesunde Personen täglich 20 mg β-Carotin zu sich. Acht Jahre nach Beginn dieser Studie traten in der mit β-Carotin supplementierten Gruppe 18% mehr Lungenkrebsfälle auf als in der Kontrollgruppe (The Alpha-Tocopherol, Beta-Carotene Cancer Prevention Study Group 1994). Möglicherweise führen hohe Mengen einzelner, isolierter Lebensmittelinhaltsstoffe wie z. B. β-Carotin zur Beeinträchtigung der Resorption, des Transports oder der Wirkung anderer Lebensmittelinhaltsstoffe, welche für eine antikanzerogene Wirkung von Bedeutung sind.

Die Ergebnisse vieler epidemiologischer Studien lassen eine starke Schutzwirkung von β-Carotin bei **Prostatakrebs** vermuten (Tab. 2-26). In einer Fall-Kontroll-Studie in den USA wurde festgestellt, daß bei Männern unter 68 Jahren bei hoher β-Carotinaufnahme ein niedriges Risiko bestand. Bei Männern über 68 Jahren wurde allerdings keine Schutzwirkung nachgewiesen (*Mettlin* et al. 1989).

Tab. 2-26: Beziehung zwischen β-Carotinzufuhr und Prostatakrebsrisiko

Wirkung von β-Carotin	Land	Quelle
vermindertes Risiko bei hoher Zufuhr von carotinoidhaltigem Gemüse	Japan	Hirayama 1986
erhöhtes Risiko bei niedriger β-Carotinzufuhr	USA	Ross et al. 1987
erhöhtes Risiko bei hoher β-Carotinzufuhr	Hawaii	Kolonel et al. 1988
erhöhtes Risiko bei niedriger β-Carotinzufuhr	Japan	Ohno et al. 1988
vermindertes Risiko bei hoher β-Carotinzufuhr	USA	Mettlin et al. 1989

Neben Lungen- und Prostatakrebs besitzt β-Carotin vermutlich auch gegen andere Krebsarten eine schützende Wirkung (Abb. 2-22, S. 53). Eine Meta-Analyse über die Zusammenhäge zwischen **Brustkrebs** und

Carotinaufnahme zeigte ein niedriges Brustkrebsrisiko bei einer hohen β-Carotinaufnahme (*Howe* et al. 1990). Des weiteren wurde bei hoher β-Carotinkonzentration im Serum eine protektive Wirkung bei Magen-,

Gebärmutterhals-, Speiseröhren- und Dickdarmkrebs festgestellt (*Smith* und *Waller* 1991).

Neben β-Carotin gibt es auch für einige andere Carotinoide Hinweise auf eine antikanzerogene Wirkung. So zeigten Untersuchungen über die Beziehung zwischen der Aufnahme von carotinoidhaltigem Gemüse und Krebs, daß ein hoher Verzehr an Tomaten (enthalten viel Lykopin) und dunkelgrünem Gemüse (enthält viel Lutein) genauso starke oder sogar stärkere Hinweise auf das Lungenkrebsrisiko geben als die β-Carotin- oder Karottenaufnahme (enthalten viel β-Carotin) (*Ziegler* et al. 1986, *Le Marchand* et al. 1989 und 1993).
Die Ergebnisse vieler Studien lassen vermuten, daß insbesondere **oxydierte Carotinoide** (z.B. Lutein, Zeaxanthin), die etwa 60–80% der Carotinoide in frischem, unerhitztem grünen Gemüse ausmachen, wesentlich für die antikanzerogene Wirkung dieser Gemüse verantwortlich sind. Oxydierte Carotinoide (auch Xanthophylle genannt) sind im Gegensatz zu α- und β-Carotin besonders hitzeempfindlich (Kap. 2.1.1, S. 18), was zumindest teilweise die erhöhte antikanzerogene Wirkung von unerhitztem Gemüse und Obst erklären würde (*Steinmetz* und *Potter* 1991a, *Mayne* et al. 1994).

Wie β-Carotin wirkt z.B. auch **Lykopin** antioxidativ und ist möglicherweise in bestimmten Geweben viel wirksamer als das β-Carotin (*Di Mascio* 1989). Bei US-Amerikanern ist Lykopin das mengenmäßig bedeutenste Carotinoid im Blut (*Micozzi* et al. 1992). Eine hohe Lykopinkonzentration im Blut war mit einem niedrigen Risiko für Bauchspeicheldrüsen-, Gallenblasen- und Mastdarmkrebs verbunden (*Burney* et al. 1989, *Helzlsouer* et al. 1989, *Comstock* et al. 1991).

Derzeit laufende **klinische Prüfungen**, in denen Carotinoide zur Behandlung und zum Schutz vor Krebs eingesetzt werden, sollen in nächster Zeit nähere Hinweise auf die Wirkung der einzelnen Carotinoide geben. Gegenwärtig wird β-Carotin bereits zur Prävention bzw. zur Behandlung von Vorstufen des Mundschleimhautkrebses (orale Leukoplakie) eingesetzt (*Gerster* 1993).

Im **Tierversuch** wurde ebenfalls eine schützende Wirkung von Carotinoiden gegen experimentell induzierte Tumore beobachtet (*Hayatsu* et al. 1988, *Gerster* 1993). Insbesondere β-Carotin, aber auch Canthaxanthin sind in der Lage, das Auftreten unterschiedlicher Krebsarten bei verschiedenen Tierspezies (meist Nagetiere) zu vermindern (*Alam* et al. 1984, *Hayatsu* et al. 1988).

Mechanismen
Carotinoide mit und ohne Provitamin-A-Wirkung scheinen durch ihre vielfältigen biologischen Eigenschaften die Kanzerogenese in den verschiedenen Phasen, hauptsächlich jedoch in der Promotionsphase, zu beeinflussen (Tab. 2-27) (*Hill* und *Grubbs* 1982, *Sporn* 1983, *Welsch* 1986).

Tab. 2-27: Biologische Eigenschaften einzelner Carotinoide (nach *Wolf* 1992)

Carotinoid	Provitamin-A-Status	antikanzerogene Aktivität	Induktion der Kommunikation zwischen Zellen	Inhibition der Lipidperoxidation
ß-Carotin	++++	++++	++++	++
Canthaxanthin	–	++++	++++	+++
Lutein	–	+	+++	+++
α-Carotin	++	++	+	+
Lykopin	–	+	++	++

Wirkungen: - keine, + schwache, ++ mittlere, +++ starke, ++++ sehr starke

Folgende Mechanismen zur protektiven Wirkung der Carotinoide in der Initiations- und der Promotionsphase der Kanzerogenese werden derzeit diskutiert:

I. Initiations-Phase
  – Hemmung von Phase I-Enzymen

II. Promotions-Phase
  – Antioxidative Wirkung
  – Kontrolle der Zellvermehrung
  – Beeinflussung der
    Zelldifferenzierung
  – Immunologische Wirkung.

Hemmung von Phase I-Enzymen
Die niedrigen Konzentrationen, bei denen Carotinoide antikanzerogen wirksam sind, lassen vermuten, daß sie auch katalytisch wirken. Verschiedene Studien weisen auf eine Hemmung der Monooxygenasen in der Initiationsphase hin (*Welsch* et al. 1986, *De Flora* und *Ramel* 1988).

Antioxidative Wirkung
Die antioxidative Wirkung (Kap. 2.4, S. 83) stellt wahrscheinlich den wichtigsten Schutzmechanismus der Carotinoide dar. Durch die antioxidativen Eigenschaften werden die DNA sowie die Zellmembranen vor oxidativer Schädigung geschützt (*Machlin* und *Bendich* 1987, *Graham* 1990). Im Tierversuch wurde bei einem durch ein Kanzerogen und Sonnenlicht induzierten Tumor die Kanzerogenese beispielsweise durch antioxidative Wirkungen des β-Carotins in der Promotionsphase inhibiert (*Santamaria* et al. 1984, *Kornhauser* et al. 1986). Carotinoide wirken jedoch generell nur bei niedrigem Sauerstoffdruck antioxidativ (*Burton* und *Ingold* 1984) Da besonders für β-Carotin eine Schutzwirkung gegen Lungenkrebs beschrieben wird, in der Lunge jedoch der Sauerstoffdruck für eine antioxidative Wirkung der Carotinoide zu hoch ist, muß die antikanzerogene Wirkung in diesem Organ auf anderen Mechanismen beruhen.

Kontrolle der Zellvermehrung
Es ist bekannt, daß **Vitamin A** die Zellvermehrung kontrolliert und dadurch wahrscheinlich die Entwicklung von Tumorzellen hemmt. Möglicherweise werden Carotinoide mit Provitamin-A-Wirkung zuerst in Vitamin A umgewandelt, bevor sie die Zellvermehrung beeinflussen. Die Kontrolle von Zellvermehrung und Zellwachstum durch Carotinoide und Vitamin A erfolgt durch Beeinflussung der interzellulären Kommunikation über **gap-junctions** (Abb. 2-21, S. 50). Carotinoide und Vitamin A erhöhen die Kommunikation zwischen den Zellen über diese gap-junctions und schützen u.a. dadurch vor unkontrolliertem Zellwachstum. *In vitro* korrelierte die antikanzerogene Wirkung der Carotinoide eng mit einer gesteigerten interzellulären Kommunikation. Diese Steigerung war bei einzelnen Carotinoiden unterschiedlich stark und unabhängig von der Provitamin-A-Aktivität (*Bertram* et al. 1991, *Zhang* et al. 1991).

Beeinflussung der Zelldifferenzierung
Vitamin A besitzt eine regulierende Funktion bei der epithelialen Zelldifferenzierung und kann die Entwicklung von Tumorzellen beeinträchtigen. Es bindet vermutlich an spezifische Zellkern-Rezeptoren und aktiviert dadurch Gene, die für die Zelldifferenzierung verantwortlich sind (*Lippman* et al. 1987). Außerdem unterdrückt Vitamin A die Wirkung von Kanzerogenen, die bereits mit den Zellen in Kontakt gekommen sind, und hemmt dadurch die Tumorpromotion (*Wattenberg* 1985). Auf diese Weise können Carotinoide mit Provitamin-A-Wirkung die Kanzerogenese hemmen.

Immunologische Wirkung
Ein weiterer protektiver Wirkmechanismus beruht darauf, daß Carotinoide in der Lage sind, das Immunsystem zu beeinflussen (Kap. 2.9, S. 110). Besonders für **ß-Carotin** und **Canthaxanthin** wurden immunstimulierende Wirkungen nachgewiesen, was zu einer Hemmung bzw. Verminderung des Tumorwachstums beitragen könnte (*Bendich* 1988, *Krinsky* 1991).
Bei Mäusen steigerten β-Carotin und Canthaxanthin die Immunantwort und verringerten dadurch signifikant das Wachstum eines induzierten Tumors. Bei Hamstern konnte gezeigt werden, daß β-Carotin die Anzahl

der Makrophagen im Tumorgewebe erhöht und die Monozyten zur Bildung von Proteinen mit biologischer Aktivität stimuliert, die die Tumorentstehung verhindern (*Abril* et al. 1989, *Moriguchi* und *Kishimo* 1990).

2.2.3.2 Phytosterine

Es gibt zahlreiche Hinweise, daß Phytosterine im Dickdarm protektiv gegen Krebs wirken (*Messina* 1991). Epidemiologische Studien ergaben einen Zusammenhang zwischen einer hohen alimentären Phytosterinaufnahme und einem niedrigen Risiko für Dickdarmkrebs (*Nair* et al. 1984, *Hirai* et al. 1986). Vegetarier, deren Phytosterinaufnahme über der der übrigen Bevölkerung liegt, weisen höhere **ß-Sitosterinkonzentrationen** im Stuhl auf als Nicht-Vegetarier. Sie haben ein geringeres Krebsrisiko als die Allgemeinbevölkerung.

Bei Nagetieren verminderte vor allem β-Sitosterin signifikant die Inzidenz von chemisch induziertem Dickdarmkrebs (*Raicht* et al. 1980). Bei Ratten war eine von der Konzentration abhängige Hemmung der Dickdarmzellproliferation durch β-Sitosterin zu beobachten. Bereits 0,2 % β-Sitosterin in der Nahrung hemmte die Proliferation der Dickdarmzellen (*Deschner* et al. 1982). Ein Nahrungsanteil von 1 % β-Sitosterin wirkte ebenfalls stark antikanzerogen und wurde von den Tieren ohne Nebenwirkungen toleriert (*Messina* 1991).

Mechanismen
Die Mechanismen, durch die Phytosterine die Tumorentstehung hemmen können, sind bisher noch nicht vollständig geklärt. Die Ergebnisse von Tierversuchen weisen darauf hin, daß der antikanzerogene Mechanismus nicht auf einer Beeinflussung der Entgiftungsenzyme (Phase II-Enzyme) für Kanzerogene beruht (*Raicht* et al. 1980). Vermutlich wirken Phytosterine protektiv, indem sie **sekundäre Stoffwechselprodukte** (sekundäre Gallensäuren, Abbauprodukte von Cholesterin) im Magen-Darm-Trakt beeinflussen. Phytosterine binden im Darm primäre Gallensäuren und verringern dadurch die Entstehung von sekundären Gallensäuren. Es wird angenommen, daß se-

kundäre Gallensäuren eine Tumorentwicklung stärker fördern als primäre Gallensäuren (Kap. 3.1, S. 119). Sowohl Tierversuche als auch klinische Studien lassen vermuten, daß ein hohes Verhältnis von Lithochol- zu Desoxycholsäure (zwei sekundäre Gallensäuren) im Stuhl ein Risikofaktor für Dickdarmkrebs ist (*Janezic* und *Rao* 1992). Tierstudien haben außerdem gezeigt, daß sekundäre Gallensäuren und bakterielle Abbauprodukte von Cholesterin wie Coprostanol, Cholestanon und Cholestanol im Dickdarmlumen die Zellproliferation steigern und dadurch als Promotoren der Krebsentstehung wirken (*Hiramatsu* et al. 1983, *Janezic* und *Rao* 1992).

Phytosterine hemmen die Dickdarmzellproliferation wahrscheinlich dadurch, daß sie die Bildung von Cholesterin-Abbauprodukten und sekundären Gallensäuren im Magen-Darm-Trakt und damit auch die Konzentration dieser Produkte im Stuhl vermindern (*Andriamiarina* et al. 1989, *Janezic* und *Rao* 1992). Durch eine verlangsamte Zellproliferation bleibt den zellulären Reparaturmechanismen genügend Zeit, um den durch das Kanzerogen ausgelösten DNA-Schaden zu beseitigen.

Weiterführende Untersuchungen an Mäusen befaßten sich mit der hemmenden Wirkung von Phytosterinen auf verschiedene Phasen des **Zellzyklus** in den Dickdarmzellen, nämlich auf die S-Phase, in der die DNA verdoppelt wird, und die Mitose-Phase. Die Mitose-Phase wurde bereits durch sehr niedrige Mengen an Phytosterinen gehemmt, für eine Verlangsamung der S-Phase wurden jedoch bedeutend höhere Mengen benötigt (*Robblee* et al. 1989, *Janezic* und *Rao* 1992). Eine Verlangsamung der S-Phase bedeutet eine Hemmung der DNA-Synthese, die Zellproliferation erfolgt langsamer, es bleibt wiederum mehr Zeit für eine DNA-Reparatur, wodurch eine Tumorauslösung weniger wahrscheinlich wird (*Raicht* et al. 1980, *Deschner* et al. 1982).

Phytosterine greifen auch direkt in den **Cholesterinstoffwechsel** ein. Sie vermindern die Cholesterinresorption im Dünndarm, was zu einem veränderten Profil der primären Gallensäurensynthese führt (*Jane-*

zic und *Rao* 1992). Aufgrund ihrer Ähnlichkeit mit Cholesterin wird gegenwärtig davon ausgegangen, daß Phytosterine die Membranen der Dickdarmzellen und dadurch ihre Morphologie beeinflussen (*Raicht* et al. 1980). Vermutlich werden Phytosterine an Stelle von Cholesterin in die Membran von Dickdarmepithelzellen eingebaut, wodurch sie gegen Hyperproliferation geschützt sind (*Janezic* und *Rao* 1992).

2.2.3.3   Saponine

Saponine können aufgrund ihrer biologischen Eigenschaften antikanzerogene Effekte ausüben (*Messina* und *Barnes* 1991). Vermutlich wirken einzelne Saponine über verschiedene Mechanismen, da auch ihre biologischen Eigenschaften, in Abhängigkeit von der Art und der Konzentration, sehr unterschiedlich sind. Bisher gibt es jedoch nur sehr wenige Untersuchungen über die Mechanismen der antikanzerogenen Wirkung der Saponine.

Mechanismen
Saponine können speziell das **Dickdarmkrebsrisiko** verringern (*Messina* 1991). *In vitro* und *in vivo* wurde nachgewiesen, daß Saponine die Proliferationsrate der Dickdarmzellen sowie Wachstum und DNA-Synthese verschiedener Tumorzellarten hemmen (*Aswal* et al. 1984, *Yindi* 1984, *Sati* et al. 1985). Bei einem Saponingehalt der Nahrung von 1% normalisierte sich im Tierversuch die gesteigerte Dickdarmzellproliferation, die durch Kanzerogene induziert wurde (*Messina* 1991). In diesen Konzentrationen waren die Saponine im Tierversuch gut verträglich. In Zellkulturen zeigten sie gegen humane Schleimhautzellen des Nasen- und Rachenraums sowie des Gebärmutterhalses eine antiproliferative Wirkung (*Aswal* et al. 1984). Auf langsam wachsende Tumore hatten Saponine jedoch keine Wirkung (*Sati* et al. 1985).

Neben den beobachteten Schutzwirkungen vor Krebs wurden antibiotische (Kap. 2.3, S. 78) und entzündungshemmende (Kap. 2.10.1, S. 115) Eigenschaften von Saponinen nachgewiesen. Möglicherweise spielen sie bei der antikanzerogenen Wirkung ebenfalls eine Rolle. Es werden zwei Mechanismen diskutiert, über die Saponine vor Krebs schützen könnten:

- Bindung von Gallensäuren und Cholesterin (Kap. 2.7, S. 99)
- Stimulation des Immunsystems (Kap. 2.9, S. 110).

Bindung von Gallensäuren und Cholesterin
Ein vermuteter antikanzerogener Mechanismus der Saponine beruht auf ihrer Fähigkeit, primäre Gallensäuren sowie Cholesterin zu binden und dadurch die Entstehung von sekundären Gallensäuren zu reduzieren. Möglicherweise induzieren sie auch die Adsorption von Gallensäuren an Ballaststoffe und tragen auf diese Weise zu einer Verringerung der intestinalen Konzentration dieser Mutagene bei (*Oakenfull* und *Potter* 1986). Die Reduzierung des Cholesteringehaltes in den Zellmembranen könnte – ähnlich wie bei den Phytosterinen – zu einem Schutz vor Hyperproliferation führen.

Stimulation des Immunsystems
Saponine können das Immunsystem stimulieren (Kap. 2.9, S. 110) und dadurch möglicherweise tumorhemmend wirken (*Maharaj* et al. 1986, *Chavali* und *Campbell* 1987). Eine Verstärkung der Immunantwort wird dadurch induziert, daß Saponine an das Cholesterin in den Membranen immunkompetenter Zellen binden (*Bayham* et al. 1962, *Bomford* 1982). Dadurch könnten auch tumorzerstörende Immunzellen wie Natürliche Killerzellen oder zytotoxische T-Lymphozyten in ihrer Aktivität stimuliert werden (*Bomford* 1982, *Huang* et al. 1982, *Maharaj* et al. 1986).

2.2.3.4   Glucosinolate

Für die Abbauprodukte der Glucosinolate, die Isothiozyanate, Thiozyanate und Indole, wurden in zahlreichen tierexperimentellen Studien antikanzerogene Wirkungen nachgewiesen.

Isothiozyanate und Thiozyanate

Isothiozyanate und Thiozyanate entstehen durch enzymatischen Abbau aus Glucosinolaten (Kap. 2.1.4, S. 21). Zu den wichtigsten antikanzerogen wirkenden Isothiozyanaten und Thiozyanaten zählen Phenethyl-Isothiozyanat, Benzyl-Isothiozyanat, Benzyl-Thiozyanat und Sulforaphan.

Im *Tierversuch* zeigten verschiedene Isothiozyanate und Thiozyanate eine hemmende Wirkung auf die Krebsentstehung in Magen, Brust, Leber und Lunge bei Ratten und Mäusen (*Wattenberg* 1978, *Morse* et al. 1992a und 1992b). **Phenethyl-Isothiozyanat** hemmte *in vivo* und *in vitro* die genotoxische Wirkung von Nitrosaminen (*Ishizaki* et al. 1990, *Doerr-O'Rourke* et al. 1991, *Murphy* et al. 1991). Ein Hydrolyse-Produkt der Isothiozyanate, das Goitrin, schützte Ratten vor der Entstehung von Leberkrebs (*Chang* und *Bjeldanes* 1985).

Isothiozyanate und Thiozyanate können die Kanzerogenese sowohl im frühen als auch in einem späteren Stadium beeinflussen. Ihre **Wirksamkeit** ist abhängig vom *Zeitpunkt* der Verabreichung des Kanzerogens (*Morse* et al. 1990 und 1992a). Bei Mäusen wurde die Tumorbildung verhindert, wenn Isothiozyanate zeitlich vor oder gleichzeitig mit dem Kanzerogen gegeben wurden (*Morse* et al. 1992a).

Benzyl-Thiozyanat verhütete bei Ratten einen chemisch induzierten Brustkrebs zu nahezu 90%, wenn es eine Woche vor dem Kanzerogen verabreicht wurde (*Wattenberg* 1977 und 1981). Eine Tumorhemmung wurde auch beobachtet, wenn 4 h vor der Kanzerogen-Verabreichung **Benzyl-Isothiozyanat** oder **Phenethyl-Isothiozyanat** gefüttert wurden. Die Häufigkeit der Verabreichung des Isothiozyanates hatte dabei keinen signifikanten Einfluß auf die Hemmung der Kanzerogenese (*Morse* et al. 1992b).

Eine Behandlung des chemisch induzierten Lungenkrebses bei Mäusen, nachdem der DNA-Schaden erfolgte, ergab dagegen für Phenethyl-Isothiozyanat keine protektive Wirkung. Im Gegensatz dazu verhinderte Benzyl-Isothiozyanat die Tumorbildung auch, wenn es direkt nach dem Kanzerogen-Kontakt verabreicht wurde. Bei der Behandlung mit Benzyl-Isothiozyanat nach der Tumorbildung wurden allerdings sehr hohe Mengen benötigt, um eine geringe, aber nicht signifikante Hemmung zu erreichen; dabei wurden mit den eingesetzten hohen Konzentrationen auch starke Nebenwirkungen beobachtet (*Morse* et al. 1992a).

Eine Verabreichung nach der Tumorinitiation scheint also – wenn überhaupt – nur eine sehr schwache hemmende Wirkung auf die Lungenkrebsentstehung bei Mäusen zu haben und dann nur in solchen Mengen, die bereits gesundheitsschädlich wirken (*Morse* et al. 1990). Als Bestandteil von Kohlgewächsen können sie in solch hohen Konzentrationen nicht aufgenommen werden.

Aufgrund der antikanzerogenen Wirkungen in Tierversuchen wurde beim *Menschen* der Isothiozyanat- und Thiozyanatgehalt der Nahrung näher untersucht. Dabei wurde festgestellt, daß die Zufuhr dieser Stoffe innerhalb einzelner Bevölkerungsgruppen stark schwankt und auch von der Jahreszeit abhängig ist. Eine Aufteilung zwischen den Glucosinolaten und ihren einzelnen Abbauprodukten wurde dabei nicht oder nur selten vorgenommen (*Sones* et al. 1984, *Wattenberg* und *Bueding* 1986).

Es wurde festgestellt, daß die **Serumkonzentrationen von Thiozyanaten** durch Ernährung, besonders durch den Verzehr der Isothiozyanat- und Thiozyanat-haltigen Gemüse der Art „Brassica" sowie durch das Rauchen, beeinflußt wird (*Heliövaara* et al. 1981, *Olea* und *Parras* 1992). Über die antikanzerogene Wirkung von Thiozyanaten und Isothiozyanaten beim Menschen wurden bisher keine Ergebnisse veröffentlicht.

Mechanismen

Die starke Abhängigkeit der antikanzerogenen Wirkung der Isothiozyanate und Thiozyanate vom Zeitpunkt der Verabreichung weist darauf hin, daß sie während der **Initiationsphase** die Krebsentstehung beeinflussen. Im einzelnen werden für die Isothiozyanate und Thiozyanate folgende protektive Mechanismen diskutiert:

- Kompetitive Hemmung von
  Phase I-Enzymen
- Induktion von Phase II-Enzymen.

Kompetitive Hemmung von Phase I-Enzymen

Da sowohl Isothiozyanate und Thiozyanate als auch inaktive Kanzerogene als Substrat für bestimmte Phase I-Enzyme (**Cytochrom P450 I**) fungieren, könnte die protektive Wirkung dieser Glucosinolatderivate auf einer kompetitiven Hemmung beruhen (*Ioannides* et al. 1993).

Die intrazelluläre Konzentration der eingesetzten Isothiozyanate und Thiozyanate lag in der Regel weit über der der eingesetzten inaktiven Kanzerogene, so daß die Glucosinolatabkömmlinge bevorzugt vom Isoenzym Cytochrom P450 I metabolisiert werden und eine Aktivierung der Kanzerogene nur in geringem Umfang erfolgen kann. Als Folge käme es in Anwesenheit hoher Isothiozyanat- und Thiozyanatkonzentrationen zu einer verringerten Tumorinitiation.

Induktion von Phase II-Enzymen

Bestimmte Isothiozyanate und Thiozyanate können Phase II-Enzyme induzieren und dadurch die Kanzerogenese verhindern (*Sparnins* et al. 1982, *Zhang* et al. 1992). Dazu zählen **Sulforaphan** (kommt in hohen Konzentrationen in Brokkoli vor) und Benzyl-Isothiozyanat, die in vielen Untersuchungen die Aktivität der Quinon-Reduktase und der Glutathion-S-Transferase *in vivo* selektiv induzierten (*Prochaska* 1988, *Zhang* et al. 1992). Die Aktivität der Quinon-Reduktase wird von *Zhang* et al. (1992) als Indikator für eine antikanzerogene Wirkung von Inhaltsstoffen der Kohlgewächse verwendet.

In einer weiteren Studie konnten sie für Sulforaphan auch nach **oraler** Zufuhr eine protektive Wirkung gegen chemisch induzierten Brustkrebs bei Mäusen nachweisen (*Zhang* et al. 1994). Auch für das antikanzerogen wirkende **Goitrin** wurde eine steigernde Wirkung auf die Aktivität der Glutathion-S-Transferase und der Epoxid-Hydrolase, einem weiteren Phase II-Enzym, gemessen (*Chang* und *Bjeldanes* 1985).

Indole

Für die Indol-Glucosinolate wurden *in vitro* antigenotoxische und *in vivo* antikanzerogene Wirkungen nachgewiesen (*Wattenberg* et al. 1986, *Bailey* et al. 1987, *Morse* et al. 1988, *Dashwood* et al. 1989, *Fong* et al. 1990). Die einzelnen Indole wirkten bei unterschiedlichen Krebsarten protektiv. Oft wurden in Untersuchungen über den Einfluß von Indolen auf die Krebsentstehung auch Indol-haltige Gemüse wie z.B. Blumenkohl und Rosenkohl eingesetzt. Das **Indol-3-Carbinol** ist in diesen Gemüsen in besonders hohen Konzentrationen enthalten. Es wurde auch in isolierter Form am häufigsten bei Untersuchungen über den Einfluß von Indolen auf die Kanzerogenese eingesetzt.

Bei Ratten bewirkten die Indole bzw. Indol-reiche Gemüsearten eine Wachstumshemmung der durch Aflatoxin B_1 induzierten Lebertumore (*Stoewsand* et al. 1978, *McDanell* und *McLean* 1989). Neuere Untersuchungen belegen eine protektive Wirkung des Indol-3-Carbinols auch bei spontan auftretendem Krebs in der Schleimhaut der Gebärmutter von Ratten (*Kojima* et al. 1994). Weitere tierexperimentelle Untersuchungen ergaben, daß die Wirkung vom Zeitpunkt der Indol-Gabe abhängig war. Eine Indol-3-Carbinol Fütterung vor der Aflatoxin-B_1-Gabe führte dazu, daß die Bindung von Aflatoxin B_1 an die DNA verhindert wurde, wodurch die Kanzerogenese um 90% gehemmt wurde (*Nixon* et al. 1984). Die Verabreichung von Indol-3-Carbinol nach Aflatoxin-B_1-Gabe führte dagegen zu einer starken Förderung der Leberkanzerogenese (*Bailey* et al. 1987).

Folgende Wirkmechanismen für die in Tierversuchen festgestellten Zusammenhänge zwischen Indolen und einzelnen Krebsarten werden diskutiert:

- Modulation der Aktivität von
  Phase I-Enzymen
- Induktion von Phase II-Enzymen
- Beeinflussung des
  Östrogenstoffwechsels
- Antioxidative Wirkung.

Modulation der Aktivität von Phase I-Enzymen

Cytochrom P450-abhängige Enzyme katalysieren meist Reaktionen, bei denen Prokanzerogene zu Kanzerogenen aktiviert werden. Dieser Mechanismus wird vermutlich durch Indole beeinflußt. Als zentraler Mechanismus wird angenommen, daß Reaktionsprodukte von Indol-3-Carbinol als Inhibitoren der Enzyme wirken (*Fong* et al. 1990).

Ein Isoenzym der Cytochrom P450-abhängigen Monooxygenasen ist die *Aryl-Hydrocarbon-Hydroxylase*, deren Aktivitätsänderung durch Indole im Tierexperiment untersucht wurde. Auch hierbei war Indol-3-Carbinol von allen untersuchten Indolen der stärkste Inhibitor (*Wattenberg* 1972, *Evarts* und *Mostafa* 1981).

In einer neueren Studie wurde jedoch auch eine Aktivierung von bestimmten Isoenzymen beobachtet. Um festzustellen, auf welche Weise Indole die Aktivität dieser Isoenzyme induzieren und ob es sich hierbei um Indole oder um ihre Abbauprodukte handelt, wurde der Einfluß von Indolen auf die Biosynthese dieser Enzyme untersucht. Dazu wurde die Konzentration der mRNA des Cytochrom Isoenzyms P450 IA1 im Dickdarm und in der Leber der Ratte vor und nach Verabreichung von Indolen gemessen. Die Verabreichung von Indol-3-Carbinol mit der Nahrung steigerte die Konzentration der mRNA für Cytochrom P450 IA1 im Dickdarm und in der Leber (*Vang* et al. 1990).

Induktion von Phase II-Enzymen

Die Induktion der Aktivität folgender Phase II-Enzymsysteme stellt einen weiteren protektiven Wirkmechanismus der Indole dar (*Wattenberg* et al. 1976, *Stoewsand* et al. 1978, *Sparnins* et al. 1982, *Aspry* und *Bjeldanes* 1983):

- Glutathion-S-Transferase
- Epoxid-Hydrolase
- Quinon-Reduktase.

Eine Aktivitätssteigerung dieser Enzyme führte zur Inaktivierung der Kanzerogene. Die Stärke der Induktion dieser Enzyme

durch einzelne Indole korrelierte positiv mit der Stärke der Hemmung der Kanzerogenese (*Wortelboer* et al. 1992).

In einer Humanstudie wurde der Einfluß von **Rosenkohl** auf den Plasmagehalt der Glutathion-S-Transferase untersucht. Eine Gruppe der Untersuchungsteilnehmer verzehrte über drei Wochen täglich 300 g Rosenkohl. Nach Beendigung der Studie war bei der Versuchsgruppe der Gehalt an alpha-Glutathion-S-Transferase im Plasma signifikant erhöht im Vergleich mit der Kontrollgruppe, die eine Glucosinolat-freie Kost verzehrte (*Bogaards* et al. 1992). Die erhöhte Produktion von alpha-Glutathion-S-Transferase weist auf eine gesteigerte Entgiftungswirkung von Phase II-Enzymen durch die Zufuhr von Indol-haltigen Lebensmitteln hin.

Beeinflussung des Östrogenstoffwechsels

Brustkrebs gilt als häufigste Krebs-Todesursache bei Frauen in den alten Bundesländern (*Statistisches Bundesamt 1993, S. 468*). Inwieweit die Ernährung bei der Entstehung von Brustkrebs eine Rolle spielt, ist gegenwärtig noch nicht eindeutig geklärt. Über eine hormonelle Beeinflussung werden auch die Östrogene mit der Brustkrebsentstehung in Verbindung gebracht. Es gibt Hinweise, daß Indole den Östrogenstoffwechsel beeinflussen und dadurch eine protektive Wirkung auf Östrogen-bezogene Krebsarten wie Brustkrebs ausüben können (*Longcope* 1990, *Michnovicz* und *Bradlow* 1990).

Bei Frauen ist für die Östrogen-Aktivität hauptsächlich *Östradiol* verantwortlich. Aus Östradiol kann durch Hydroxylierung am C-16α-Atom **16α-Hydroxyöstron**, durch Hydroxylierung am C-2-Atom **Catechol-Östrogen** entstehen. Das 16α-Hydroxyöstron besitzt eine stärkere Östrogen-Wirkung und somit eine stärkere **Brustkrebsfördernde Wirkung** als Catechol-Östrogen. Welches der beiden Produkte in größeren Mengen entsteht, wird durch äußere Einflüsse bestimmt. Die Bildung von Catechol-Östrogen wird von einer Cytochrom P450-abhängigen Monooxygenase katalysiert (*Longcope* 1990). Diese Monooxygenase wird durch Indole, besonders stark durch Indol-3-Carbinol, induziert (*Michnovicz* und *Bradlow* 1990). Dadurch entsteht mehr Catechol-Östrogen, das als schwächeres Östrogen eine **protektive Wirkung** auf Östrogen-bezogene Krebsarten zu haben scheint.

In *Tierversuchen* wurde dieser Einfluß der Indole auf den Östrogenstoffwechsel und auf hormonabhängige Krebsarten nachgewiesen. Dabei wurde eine positive Beziehung zwischen der Aktivität der 16α-Hydroxylase und der Häufigkeit von Brustkrebs beobachtet (*Bradlow* et al. 1991). Eine erhöhte Catechol-Östrogen-Synthese wirkte dagegen protektiv auf Östrogen-abhängige Krebsarten. Die Synthese von Catechol-Östrogen konnte durch **Indol-3-Carbinol** gesteigert werden (*Michnovicz* und *Bradlow* 1990), ebenso der Cytochrom P450-Gehalt in Lebermikrosomen (*Michnovicz* und *Bradlow* 1991). Im Verlauf der acht Monate dauernden Studie sank die Brustkrebsinzidenz und die Anzahl der Tumore signifikant ab. Zusätzlich war bei hohen Indol-3-Carbinol-Gaben die Tumorlatenz, d. h. die Zeitdauer zwischen dem Initiationsereignis und dem Auftreten eines sichtbaren Tumors, verzögert (*Michnovicz* und *Bradlow* 1991).

Inzwischen konnte diese Arbeitsgruppe durch *in vitro*-Untersuchungen die postulierte Hypothese weiter stützen. Die Ergebnisse zeigen, daß Indol-3-Carbinol das Wachstum von humanen Brustkrebszellen spezifisch hemmt sowie die C-2-Hydroxylierung des Östrogens stimuliert (*Tiwari* et al. 1994).

Der Einfluß von Indolen auf den Östrogenstoffwechsel wurde auch bei Frauen untersucht. In klinischen Studien war eine erhöhte Konzentration an 16α-Hydroxyöstron mit einem höheren Risiko für Brust- und Gebärmutterschleimhautkrebs verbunden, während bei einer erhöhten Catechol-Östrogen-Konzentration ein niedrigeres Risiko für Östrogen-bezogene Tumore ermittelt wurde (*Michnovicz* et al. 1986). Bei Frauen mit Brustkrebs wurde zudem eine erhöhte Aktivität der 16α-Hydroxylase fest-

gestellt (*Schneider* et al. 1982). Eine erhöhte Aktivität der Östradiol-2-Hydroxylase korrelierte dagegen mit einer niedrigen Inzidenz von Brust- und Gebärmutterschleimhautkrebs bei Frauen (*Michnovicz* et al. 1986).

In *klinischen Studien* konnte gezeigt werden, daß die Catechol-Östrogen-Synthese durch den Verzehr von Indol-3-Carbinol erhöht wird (*Michnovicz* und *Bradlow* 1990). Bei einer sieben Tage dauernden Studie wurden täglich 500 mg Indol-3-Carbinol (entspricht etwa der Menge in 400 g Weißkohl) der Nahrung zugesetzt. Bei Frauen konnte dadurch das Ausmaß der Catechol-Östrogen-Synthese um 50–70% gesteigert werden (*Michnovicz* und *Bradlow* 1990). Die Aufnahme von Indol-3-Carbinol erhöhte nicht nur die Synthese, sondern auch die Ausscheidung des Endproduktes Catechol-Östron über den Urin (*Michnovicz* und *Bradlow* 1991). Untersuchungen über Brustkrebs und Lebensgewohnheiten zeigten, daß die Catechol-Östrogen-Synthese auch durch andere exogene Faktoren, z.B. Rauchen und Dioxin, gesteigert wird. Frauen, die diesen Faktoren ausgesetzt waren, zeigten eine niedrigere Inzidenz für Östrogen-bezogene Krebsarten (*Baron* et al. 1984, *Michnovicz* et al. 1986, *Bertazzi* et al. 1989).

Die Ergebnisse der vorgestellten Studien weisen darauf hin, daß Indole, die in Kohlgemüse vorkommen, den Östrogen-Stoffwechsel beeinflussen können und dadurch möglicherweise eine protektive Wirkung auf Östrogen-bezogene Krebsarten wie Brustkrebs und Gebärmutterschleimhautkrebs haben (*Michnovicz* und *Bradlow* 1990).

Möglicherweise kann die Inzidenz von Brustkrebs durch eine direkte Stimulation der Östradiol-2-Hydroxylase über die Ernährung vermindert werden (*Bradlow* et al. 1991). Die Steigerung der Catechol-Östrogen-Synthese wirkt jedoch nur dann protektiv, wenn daraus eine Verminderung der **Gesamt-Östrogen-Aktivität** resultiert, und nicht, wenn gleichzeitig eine allgemeine Erhöhung der Östrogen-Produktion, z.B. durch eine hohe Proteinzufuhr, erfolgt (*Anderson* et al. 1984, *Longcope* 1990).

Antioxidative Eigenschaften

Die antioxidativen Eigenschaften der Indole werden in Kap. 2.4 (S. 83) beschrieben. Im Tierversuch wurde zwischen diesen antioxidativen Eigenschaften und der krebsschützenden Wirkung der Indole kein Zusammenhang festgestellt (*Fong* et al. 1990).

2.2.3.5 Phenolsäuren

Natürlich vorkommende pflanzliche Phenolsäuren sind u.a. Ellagsäure, Ferulasäure, Gallussäure und Kaffeesäure. Für sie wurden antimutagene und antikanzerogene Wirkungen gegen zahlreiche Umwelt-Kanzerogene wie polyzyklische aromatische Kohlenwasserstoffe, Mykotoxine und Nitrosamine festgestellt (*Dixit* und *Gold* 1986, *Mukhtar* et al. 1986, *Mandal* et al. 1987). Die Zugabe von Gerbsäure zu Lebensmitteln hemmte die Bildung von kanzerogenen **heterozyklischen Aminen** während der Nahrungszubereitung (*Fukuhara* et al. 1981). Die Kaffeesäure erwies sich als ein potenter Inhibitor der endogenen **Nitrosamin-Bildung** beim Menschen (*Stich* et al. 1983). Bisher wurden jedoch keine Studien beim Menschen durchgeführt, in denen die Phenolsäurenaufnahme und deren Einfluß auf die Entwicklung verschiedener Krebsarten untersucht wurde.

Im Gegensatz dazu gibt es zahlreiche Tierstudien zur protektiven Wirkung der Phenolsäuren. Bei Ratten hemmte Ellagsäure nach oraler Zufuhr chemisch induzierten **Speiseröhrenkrebs** (*Daniel* und *Stoner* 1991). Dazu wurde das Kanzerogen (ein Nitrosamin) zwei Wochen nach Beginn der Studie einmal wöchentlich über 15 Wochen mit der Diät verabreicht. Nach weiteren zehn Wochen war die Anzahl der Tumore in den Speiseröhren der Ratten im Vergleich mit der Kontrollgruppe signifikant vermindert (*Mandal* und *Stoner* 1990). Auch für Kaffeesäure und Ferulasäure wurde eine hemmende Wirkung auf induzierten Krebs im **Magen** von Mäusen nachgewiesen (*Wattenberg* 1980).

Phenolsäuren können die Krebsentstehung auch an Organen hemmen, die nicht zum Verdauungstrakt gehören (*Stich* und *Rosin* 1984). So erwies sich Ellagsäure als starker Inhibitor von chemisch induziertem **Hautkrebs** bei Mäusen. Ellagsäure, Ferulasäure und Chlorogensäure hemmten die künstlich erzeugte Entstehung von **Lungenkrebs**, wenn sie intraperitoneal injiziert wurden. Bei oraler Verabreichung hemmte dagegen nur Ellagsäure die Kanzerogenese in der Lunge (*Mukhtar* et al. 1984).

Mechanismen

Für die antikanzerogene Wirkung der Phenolsäuren sind die phenolischen Hydroxyl-Gruppen verantwortlich (*Wattenberg* et al. 1980, *Das* et al. 1987b). Phenolsäuren können sowohl die Initiation als auch die Promotion der Kanzerogenese hemmen, und zwar über folgende Mechanismen (*Wattenberg* 1985, *Huang* et al. 1988):

– Hemmung von Phase I-Enzymen
– Wechselwirkung mit dem aktivierten Kanzerogen
– Wechselwirkung mit der DNA
– Induktion von Phase II-Enzymen
– Antioxidative Wirkung.

Hemmung von Phase I-Enzymen

Phenolsäuren können Phase I-Enzyme hemmen und dadurch die Aktivierung von Prokanzerogenen verhindern (*Stich* und *Rosin* 1984, *Ayrton* et al. 1992). Ellagsäure beeinträchtigte nicht nur die Aktivität dieser Enzymgruppe, sie verminderte darüber hinaus bei Mäusen den Gesamt-Cytochrom P450-Gehalt in Lunge und Leber (*Kato* et al. 1986). Wurden Mikrosomen aus der Haut von Mäusen gleichzeitig mit einem Prokanzerogen und Gerbsäure behandelt, war die Bildung von aktiven Kanzerogenen um 30–60% und die Aktivität der Cytochrom P450-abhängigen Monooxygenase um 92% vermindert, im Vergleich zur Behandlung der Mikrosomen ohne Gerbsäure (*Das* et al. 1987a).

Kaffeesäure, Chlorogensäure und Gallussäure verhinderten die durch Cytochrom P450-abhängige Enzyme katalysierte Umwandlung von Aflatoxin B_1 in die als Kanzerogen wirksame Form. Die Entstehung von Leberkrebs wurde dadurch im Tierversuch signifikant vermindert (*Stich* et al. 1984).

Wechselwirkung mit dem aktivierten Kanzerogen

Die antikanzerogene Wirkung der Phenolsäuren beruht wahrscheinlich teilweise auch darauf, daß sie direkt mit dem aktivierten Kanzerogen in Wechselwirkung treten und eine kovalente Bindung eingehen, wodurch aus dem Kanzerogen biologisch inaktive Produkte entstehen (*Wood* et al. 1982, *Das* et al. 1985, *Davis* 1989, *Birt* und *Bresnik* 1991). Dieser Mechanismus wurde *in vitro* für Ellagsäure nachgewiesen.

Ferulasäure, Kaffeesäure, Chlorogensäure und Ellagsäure treten auch mit **polyzyklischen aromatischen Kohlenwasserstoffen**, die als starke Kanzerogene gelten, in direkte Wechselwirkung und unterdrücken dadurch die Krebsentstehung in Abhängigkeit von der Dosis. Ellagsäure hemmte dabei 80–300mal stärker die Kanzerogenese im Vergleich zu den anderen Phenolsäuren (*Wood* et al. 1982).

Wechselwirkung mit der DNA

Ellagsäure unterbindet die Krebsentstehung in der Initiationsphase wahrscheinlich auch dadurch, daß sie die Bindung von aktivierten Kanzerogenen an die DNA verhindert. Es wurden kovalente Bindungen der Ellagsäure an der DNA nachgewiesen, wodurch Bindungsstellen für die Kanzerogene maskiert waren (*Dixit* und *Gold* 1986, *Teel* et al. 1986, *Ayrton* et al. 1992). Dies wurde *in vitro* für Zellen verschiedener Organe gezeigt (Tab. 2-28). Zur Zeit ist noch unbekannt, ob die hemmende Wirkung von chemisch induziertem Krebs auf die Ellagsäure selbst oder auf ihre Stoffwechselprodukte zurückzuführen ist (*Daniel* und *Stoner* 1991).

Für Gerbsäure wurde eine vergleichbare Wirkung festgestellt. Sie schützte ebenfalls vor einer kovalenten Bindung des Kanzerogens an die DNA (*Das* et al. 1987b).

Tab. 2-28: Zellen, deren DNA in vitro durch kovalente Bindungen mit Ellagsäure vor DNA-Schäden geschützt wurde

Zelltyp	Spezies
Speiseröhre	Ratte
Thymus	Kalb
Leber	Maus
Haut	Maus
Lunge	Maus

Induktion von Phase II-Enzymen

Die antikanzerogene Wirkung von Phenolsäuren beruht wahrscheinlich auch teilweise auf der Induktion von Phase II-Enzymen. Im Tierversuch wurde gezeigt, daß Ellagsäure die Aktivität der Glutathion-S-Transferase stimuliert (*Das* et al. 1985).

Antioxidative Wirkung

Phenolsäuren besitzen antioxidative Eigenschaften (Kap. 2.4, S. 83) und hemmen dadurch möglicherweise die Kanzerogenese. Die Applikation eines aktivierten Kanzerogens auf die Haut von Mäusen führte zur Bildung von reaktionsfähigen sauerstoffhaltigen Molekülen. Die Hemmung der Tumorpromotion ließ sich in diesem Versuch durch die antioxidative Aktivität der Phenolsäuren erklären (*Huang* et al. 1988, *Huang* und *Ferraro* 1992).

2.2.3.6 Flavonoide

Es gibt zahlreiche Hinweise auf antikanzerogene Wirkungen der Flavonoide *in vivo*, denen vereinzelt Ergebnisse über eine kanzerogene Wirkung aus *in vitro*-Versuchen gegenüberstehen (*Ogawa* et al. 1987). Beim Menschen wird eine hohe Aufnahme von Flavonoiden durch Gemüse und Obst für ein niedriges **Magen-, Dickdarm-** und **Brustkrebsrisiko** verantwortlich gemacht (*Kühnau* 1976b, *Graham* et al. 1978, *Wiltrout* und *Hornung* 1988).

Auch in *Tierexperimenten* wurden antikanzerogene Wirkungen der Flavonoide beobachtet. Bei Ratten schützte beispielsweise

Quercetin vor Dickdarmkrebs. Dabei wurde von den Ratten eine Konzentration an Quercetin toleriert, die etwa zehnmal höher lag als die niedrigste antikanzerogen wirkende Konzentration (*Bokkenheuser* et al. 1991). Bei Mäusen verminderte Quercetin die Hautkrebsinzidenz und die Anzahl der Hauttumore pro Maus. Wurde Quercetin mit dem Futter verabreicht, wirkte es ebenfalls krebshemmend, es war aber nicht so wirkungsvoll wie bei einer lokalen Applikation. Aus diesen Ergebnissen wurde geschlossen, daß Flavonoide die Promotion bei chemisch induzierter Kanzerogenese hemmen (*Fujiki* et al. 1986). *In vitro* verhinderten Flavonoide das Zellwachstum und die Zellproliferation von menschlichen Brustkrebszellen (*Markaverich* et al. 1988).

Mechanismen
In vitro und *in vivo* wurde festgestellt, daß die Wirkung der Flavonoide von ihrer chemischen Struktur abhängt. Flavonoide mit **Methylgruppen** wie Tangeretin und Nobiletin wirken antikanzerogen; andere Flavonoide mit vielen Hydroxylgruppen, wie die Flavonole sowie ihre Glykoside, weisen dagegen meist keine antikanzerogenen Eigenschaften auf. Die antikanzerogen wirkenden Flavonoide hemmten in zahlreichen Untersuchungen die Kanzerogenese sowohl in der Initiations- als auch in der Promotionsphase, wofür verschiedene Mechanismen diskutiert werden:

– Hemmung von Phase I-Enzymen
– Induktion von Phase II-Enzymen
– Direkte Wechselwirkung mit der DNA
– Modulation des Immunsystems
– Antioxidative Wirkung.

Hemmung von Phase I-Enzymen
Bestimmte Flavonoide sind starke Inhibitoren der Cytochrom P450-abhängigen Monooxygenasen. Bei Ratten wurde eine dosisabhängige Hemmung dieser Enzymgruppe durch Quercetin, Morin und Kaempferol beobachtet. Andere Flavonoide zeigten dagegen keine oder sogar eine aktivitätssteigernde Wirkung auf die Monooxygenasen

(*Siess* et al. 1992). Flavon stimulierte beispielsweise diese Monooxygenasen dosisabhängig, Tangeretin war dagegen inaktiv (*Fiala* et al. 1985).

Induktion von Phase II-Enzymen
Es wird angenommen, daß ein protektiver Mechanismus der Flavonoide ihrer Fähigkeit zuzuschreiben ist, Phase II-Enzyme zu induzieren. Einige Flavonoide induzieren diese Enzyme dosisabhängig. Bereits bei 20 mg/d zeigten Flavon, Flavanon und Tangeretin bei Ratten eine solche induzierende Wirkung; diese Konzentration entspricht etwa der Menge, die der Mensch täglich verzehrt (*Hertog* et al. 1992).

Direkte Wechselwirkung mit der DNA
Die antikanzerogene Wirkung der Flavonoide beruht wahrscheinlich auch auf einer direkten Wechselwirkung zwischen Flavonoid und DNA. Flavonoide können sich an die DNA anlagern, da sie strukturelle Ähnlichkeit mit Nukleotiden aufweisen, ohne jedoch zu einer Schädigung der DNA zu führen (*Wiltrout* und *Hornung* 1988). Sie **maskieren** die Bindungsstellen für Kanzerogene und schützen die DNA auf diese Weise vor einer Reaktion mit dem aktivierten Kanzerogen (*Stavric* und *Matula* 1992).

Modulation des Immunsystems
Natürliche Flavonoide zeigen *in vitro* eine **immunsuppressive Wirkung** (Kap. 2.9, S. 110). Sie könnten dadurch möglicherweise die Entstehung von Tumoren fördern. Jedoch konnte in keinem *in vivo*-Versuch eine kanzerogene bzw. tumorfördernde Wirkung der Flavonoide nachgewiesen werden. Im Gegensatz dazu stimulierten synthetische Flavonoide wie Flavon-8-Essigsäure im Tierversuch die Produktion des Zytokins Interferon-alpha, welches für die Zerstörung von Tumorzellen von Bedeutung ist. Die erhöhte Interferon-alpha-Produktion verzögerte bei Mäusen die Promotionsphase bei der Entstehung von Lungenkrebs (*Finlay* et al. 1988, *Wiltrout* und *Hornung* 1988). Dies ist vermutlich auf die dabei beobachtete Aktivierung der Natürlichen Killerzellen zurückzuführen (*Middleton* und *Kandaswanni*

1992). Die Induktion von Interferon-alpha sowie die Hemmung der Krebsentstehung *in vivo* wurde *in vitro* nicht beobachtet. Das weist darauf hin, daß nicht das Flavonoid selbst, sondern seine Abbauprodukte die Interferonbildung induzieren und dadurch für die antikanzerogene Wirkung verantwortlich sind (*Finlay* et al. 1988).

Antioxidative Wirkung
Flavonoide haben antioxidative Eigenschaften (Kap. 2.4, S. 83), die vom Grad der Hydroxylierung des Benzol-Rings abhängen; sie hemmen möglicherweise die Krebsentstehung, indem sie oxidationsempfindliche Vitamine, die selbst eine antikanzerogene Wirkung ausüben, schützen (*Stavric* und *Matula* 1992). Die wirkungsvollsten Flavonoide sind Quercetin, Rutin und Myricetin (*Robak* et al. 1986).

2.2.3.7 Protease-Inhibitoren

Für einige im Pflanzenreich weit verbreitete Protease-Inhibitoren wurden antikanzero-gene Eigenschaften nachgewiesen (*Messadi* et al. 1986, *Billings* et al. 1987, *Witschi* und *Kennedy* 1989, *St. Clair* et al. 1990). Der hinsichtlich dieser Wirkung am besten untersuchte Protease-Inhibitor ist der **Bowman-Birk-Inhibitor** aus Sojabohnen. Die Ergebnisse vieler Studien lassen vermuten, daß dieser Protease-Inhibitor die Entwicklung verschiedener Krebsarten wie **Dickdarm-, Mundhöhlen-, Lungen-, Leber- und Speiseröhrenkrebs** beeinflußt (*Weed* et al. 1985, *Messadi* et al. 1986, *Witschi* und *Kennedy* 1989, *Billings* et al. 1990). Daneben wurde noch bei weiteren Protease-Inhibitoren (z.B. aus Kartoffeln) eine Hemmung der physikalisch oder chemisch induzierten Tumorauslösung nachgewiesen (*Kennedy* und *Little* 1978, *Kennedy* et al. 1985, *Baturay* und *Kennedy* 1986, *Billings* et al. 1987). Die meisten dieser Protease-Inhibitoren wirkten im Tierversuch bereits in sehr geringen Mengen antikanzerogen (Tab. 2-29). Eine protektive Wirkung wurde gegen Krebs unterschiedlicher Organe nachgewiesen (Tab. 2-30).

Tab. 2-29: Protease-Inhibitoren mit antikanzerogener Aktivität

Inhibitor	Vorkommen	wirksame Konzentration *in vitro*	Quelle
Bowman-Birk-Inhibitor	Sojabohnen	$1,3 \times 10^{-10}$ M	Yavelow et al. 1985
Chymotrypsin-Inhibitor	Kartoffeln	$2,5 \times 10^{-7}$ M	Billings et al. 1987

Tab. 2-30: Protease-Inhibitoren und ihre Wirksamkeit gegen Krebs

Organ/Lokalisation	Tier	Quelle
Bowman-Birk-Inhibitor:		
Leber	Maus	St. Clair et al. 1991
Magen-Darm-Trakt	Maus	St. Clair et al. 1991
Dickdarm	Maus	Weed et al. 1985
Mundhöhle	Hamster	Messadi et al. 1986
Kunitz-Inhibitor:		
Mundhöhle	Hamster	Messadi et al. 1986

Protease-Inhibitoren werden im Magen-Darm-Trakt nicht verdaut. Etwa 90% der oral zugeführten Protease-Inhibitoren können noch im Dünndarm und Dickdarm von Tieren als biologisch aktive Proteine nachgewiesen werden (*Yavelow* et al. 1983). Der restliche Teil wird intakt resorbiert (*Billings* et al. 1992). Der Sojabohnen-Protease-Inhibitor *Edipro A* beispielsweise verhinderte nach oraler Verabreichung eine spontane Leberkrebsentstehung in Mäusen (*Becker* 1981, *St. Clair* et al. 1990). Als Inhibitoren der Tumorbildung in der Haut von Mäusen wurden ebenfalls Protease-Inhibitoren identifiziert (*Witz* et al. 1980).

Auch die Entstehung von Lungenkrebs bei Mäusen wurde durch die Verabreichung des Bowman-Birk-Inhibitors beeinflußt. Die Anzahl der Lungentumore war dabei signifikant niedriger als bei den Kontrolltieren, die nur mit dem Kanzerogen behandelt wurden. Der Bowman-Birk-Inhibitor war auch in der Lage, die Entwicklung von Lungentumoren in Mäusen nach der Tumorinitiation zu blockieren. Eine antikanzerogene Wirkung gegenüber Lungenkrebs wurde sogar beobachtet, wenn die Verabreichung von Protease-Inhibitoren unterbrochen wurde. Sie müssen also nicht ständig anwesend sein, um eine antikanzerogene Wirkung auf die Lungenzellen auszuüben (*Witschi* und *Kennedy* 1989).

Aus Ergebnissen von Tierversuchen wurde die Menge an Protease-Inhibitoren extrapoliert, die beim *Menschen* zu einer antikanzerogenen Wirkung führen müßte (*St. Clair* et al. 1990, *Kennedy* et al. 1993). Daraus ergab sich, daß ein 70 kg schwerer Mann täglich 636 mg Protease-Inhibitoren aus einer gemischten Kost bzw. 216 mg Protease-Inhibitoren aus Sojabohnen aufnehmen müßte. Das ist etwa doppelt so viel, wie durch eine normale westliche Ernährung zugeführt werden. Die Menge an Protease-Inhibitoren aus Sojabohnen entspricht der durchschnittlich in Japan verzehrten Menge (*Kennedy* et al. 1993).

Bei einigen Populationen, z.B. bei den **Adventisten des Siebten Tages** und **Vegetariern**, ist die Aufnahme der Protease-Inhibitoren aus der Nahrung höher (über 330 mg) als bei der übrigen Bevölkerung (*Armstrong* und *Doll* 1975, *Phillips* 1975, *Mills* et al. 1988). Bei ihnen wurden niedrigere Krebsraten beobachtet, die möglicherweise z.T. auf die antikanzerogene Wirkung von Protease-Inhibitoren in der Nahrung zurückzuführen sind. Vegetarier zeigten beispielsweise ein niedrigeres Risiko für Brust-, Dickdarm- oder Prostatakrebs. Personen, die sich mit einem hohen Anteil an Getreide ernährten, zeigten ebenfalls eine niedrige Dickdarmkrebshäufigkeit (*Armstrong* und *Doll* 1975, *Correa* 1981).

Diese Ergebnisse könnten jedoch auch durch viele andere sekundäre Pflanzenstoffe erklärt werden oder durch den geringeren Verzehr von Fett bzw. eine niedrigere Nahrungsenergieaufnahme, vielleicht auch einfach durch eine insgesamt gesündere Lebensweise, wie z.B. Nichtrauchen. So zeigte eine Untersuchung an Rauchern, daß Bestandteile des Zigarettenrauchs die Protease-Inhibitoren zerstören können (*Janoff* et al. 1979).

Mechanismen

Zahlreiche Studien haben gezeigt, daß Protease-Inhibitoren sowohl die durch Strahlung als auch die chemisch induzierte Kanzerogenese dosisabhängig hemmen. Sie wirken sowohl während der **Initiation** als auch während der **Promotion** der Kanzerogenese (*Kennedy* und *Little* 1981, *Kennedy* 1985, *Wattenberg* 1985). Es wird daher angenommen, daß Protease-Inhibitoren über unterschiedliche Mechanismen wirken. So konnte beispielsweise gezeigt werden, daß der Bowman-Birk-Inhibitor die strahleninduzierte Tumorauslösung spezifisch in der Initiationsphase, der Sojabohnen-Trypsin-Inhibitor spezifisch in der Promotionsphase hemmt (*Kennedy* und *Little* 1981).

Für die antikanzerogene Wirkung wird der Bereich des Moleküls verantwortlich gemacht, der auch für die Chymotrypsin-Hemmung zuständig ist (*Yavelow* et al. 1985 und 1987). Bereits sehr geringe Mengen an Chymotrypsin-Inhibitoren reichen aus, um die Zelltransformation zu blockieren (*Kennedy* 1985).

Protease-Inhibitoren konnten im dargestellten Versuch die Zelltransformation auch lange Zeit nach dem Kontakt der Zelle mit dem Kanzerogen verhindern. Dies läßt vermuten, daß Protease-Inhibitoren die induzierte Kanzerogenese in verschiedenen Stadien wieder rückgängig machen können (*Kennedy* 1985).

Über die **Mechanismen** der protektiven Wirkung von Protease-Inhibitoren gibt es drei Hypothesen:

- Hemmung der Krebsentstehung durch Verminderung der Aminosäurenverfügbarkeit
- Hemmung von tumorspezifischen Proteasen, die an der Krebsentstehung beteiligt sind
- Antioxidative Wirkung.

Hemmung der Krebsentstehung durch Verminderung der Aminosäurenverfügbarkeit

Die meisten Protease-Inhibitoren werden im Magen nicht inaktiviert oder verdaut, sondern gelangen als biologisch aktive Substanzen ins Duodenum, wo sie sich mit Chymotrypsin und/oder Trypsin verbinden (*Yavelow* et al. 1983). Dadurch werden die Proteasen inaktiviert, die Proteinresorption und dadurch die Verfügbarkeit von Aminosäuren für das Wachstum der Krebszellen wird vermindert. Ein Mangel an Aminosäuren, besonders an Leucin, Phenylalanin und Tyrosin, hemmte das Wachstum von Leber- und Brusttumoren bei Mäusen (*Troll* et al. 1987). Dieser Mechanismus wird für die antikanzerogene Wirkung gegenüber Krebsarten verantwortlich gemacht, die die Organe außerhalb des Verdauungstraktes betreffen (*Troll* et al. 1987).

Hemmung von tumorspezifischen Proteasen, die an der Krebsentstehung beteiligt sind

Eine kompetitive Hemmung von tumorspezifischen Proteasen, die an der Krebsentstehung beteiligt sind, wird vor allem für die **Dickdarmkrebsentstehung** diskutiert. Stoffwechselversuche mit dem Bowman-Birk-Inhibitor lassen vermuten, daß antikanzerogen wirkende Protease-Inhibitoren während der Darmpassage mit der Dickdarmwand in Wechselwirkung treten (*Yavelow* et al. 1983 und 1985).

Es wird angenommen, daß die im Speisebrei enthaltenen Protease-Inhibitoren die von Tumorzellen produzierten Proteasen hemmen, indem sie deren katalytisches Zentrum verändern oder blockieren. Die von Tumorzellen gebildeten Proteasen scheinen am weiteren Verlauf der Kanzerogenese beteiligt zu sein. Die Art der Inhibitor-Wirkung hängt von der Art der Proteasen ab, die gehemmt werden. Proteasen sind wie folgt an der Kanzerogenese beteiligt:

- Beteiligung an der Reparatur der DNA
- Beteiligung an der Blutgerinnung
- Mitwirkung an der Bildung von Metastasen
- Hervorrufen von Membranveränderungen.

Die genauen Mechanismen der Proteasen bei der Initiation von Krebs sind bisher nicht bekannt. Es wird vermutet, daß Proteasen bei DNA-Schäden zu einer ungenügenden oder fehlerhaften Reparatur beitragen. Protease-Inhibitoren können möglicherweise die Fehlerentstehung bei der **Reparatur der DNA** verhindern, indem sie diese Proteasen hemmen (*Baturay* und *Kennedy* 1986). Ein weiterer gegenwärtig diskutierter Mechanismus geht davon aus, daß Protease-Inhibitoren die **Transkription von Genen** modulieren, welche für die Reparatur der DNA benötigt werden (*Chang* et al. 1985).

Untersuchungsergebnisse über die Wirkung des Bowman-Birk-Inhibitors auf die Expression von Oncogenen im Rattendarm lassen vermuten, daß Proteasen auch eine **Synthese der mRNA** von Oncogenen induzieren und daß Protease-Inhibitoren, wie z.B. der Bowman-Birk-Inhibitor, diesen Reaktionsweg unterbrechen und damit die RNA-Expression von Oncogenen hemmen können (*St. Clair* und *St. Clair* 1991). Im Tierversuch verhindert eine intraperitoneale Verabreichung des Bowman-Birk-Inhibitors vollständig die strahleninduzierte Expression von Oncogenen.

In Krebszellen wurden erhöhte Konzentrationen von Serin- und Thiol-Proteasen festgestellt, die das Bindegewebe zerstören und dadurch die Bildung von Metastasen fördern (*Chang* et al. 1985). Auch im Serum des Menschen wurden Protease-Inhibitoren festgestellt, die wahrscheinlich endogen gebildet wurden. Es ist bekannt, daß diese endogenen Protease-Inhibitoren beispielsweise Entzündungsprozesse regulieren.

Oral aufgenommene Protease-Inhibitoren könnten die gastrointestinale Barriere überwinden und dadurch in Organen, die nicht zum Verdauungstrakt zählen, die Krebsentstehung verhindern, indem sie Proteasen neoplastischer Zellen direkt hemmen. Letzteres wird gestützt durch die Beobachtung, daß der Bowman-Birk-Inhibitor in Mäusen die Leberkrebsentstehung hemmte, wenn er oral verabreicht wurde (*Witschi* und *Kennedy* 1989, *St. Clair* und *St. Clair* 1991).

Für einige Proteasen wird auch vermutet, daß sie zu Membranveränderungen beitragen, da Proteasen in den Zellmembranen identifiziert wurden, die durch den Bowman-Birk-Inhibitor gehemmt werden konnten. Diese Proteasen wirken möglicherweise als Rezeptoren für Kanzerogene (*Yavelow* et al. 1985 und 1987).

Antioxidative Wirkung

Einige Protease-Inhibitoren verhindern die Bildung von Sauerstoffradikalen und hemmen dadurch die Krebsentstehung (*Troll et al.* 1970, *Yavelow* et al. 1983). Die antioxidative Wirkung ist in Kap. 2.4 (S. 83) ausführlich beschrieben.

Potentiell **antinutritive Wirkungen** der Protease-Inhibitoren dürfen jedoch nicht ignoriert werden. Der Verzehr von rohen Sojabohnen bewirkte beispielsweise bei einigen Tieren wie Ratten, Mäusen und Meerschweinchen eine Wachstumshemmung und eine Vergrößerung der Bauchspeicheldrüse; bei Hunden, Schweinen, Kälbern und Affen wurde dies nicht beobachtet. Vermutlich spielen sie beim Menschen ebenfalls keine bedeutende Rolle (*Messina* und *Messina* 1991). Die Tatsache, daß verschiedene Bevölkerungsgruppen (Vegetarier, Japaner) Protease-Inhibitoren in hohen Konzentrationen ohne nachteilige Wirkungen verzehren, läßt den Schluß zu, daß sie in diesen Konzentrationen keine relevanten antinutritiven Wirkungen besitzen (*Kennedy* et al. 1993).

2.2.3.8 Terpene

Die derzeit bekannten Monoterpene (einige Hundert Monoterpene sind bekannt; *Gould* et al. 1990) mit antikanzerogenen Eigenschaften sind **D-Limonen** sowie **D-Carvon**, die Hauptbestandteil von Zitrus- bzw. von Kümmelöl sind (*Solzin* 1977, *Shaw* 1979). Im *Tierversuch* hemmen Zitrusöl, D-Limonen und D-Carvon die Magen-, Brust- und Lungenkrebsbildung, wenn sie zeitlich vor dem Kanzerogen verabreicht werden (*Wattenberg* 1983 und 1985, *Hocman* 1989). Eine lokale Applikation von D-Limonen auf die Haut von Mäusen verhinderte die Entwicklung chemisch induzierter Hauttumore (*van Duuren* et al. 1986). Bei Ratten verringerte es die Anzahl chemisch induzierter Brusttumore (*Elson* et al. 1988, *Elegbede* et al. 1993).

In einer Untersuchung über die Wirkung von Terpenen auf die Tumorpromotion wurde Ratten, die bereits Brusttumore aufwiesen, oral eine Konzentration von 10% D-Limonen im Futter verabreicht. D-Limonen bewirkte eine erhöhte Rückbildung der primären Brusttumore. Bei transplantierten Brusttumoren wirkten jedoch weder Terpene noch Zitrusöle antikanzerogen (*Elegbede* et al. 1986).

Mechanismen

Diese Untersuchungen weisen darauf hin, daß D-Limonen und wahrscheinlich auch andere Monoterpene sowohl in der **Initiations-** als auch in der **Promotionsphase** der Kanzerogenese protektiv wirken (*Elson* et al. 1988, *Gould* et al. 1990, *Elson* und *Yu* 1994). Für die antikanzerogene Wirkung der Terpene sind vermutlich deren Allyl-Gruppen verantwortlich (*Wattenberg* et al. 1989b). Der genaue Mechanismus ist jedoch noch nicht geklärt. Eine direkte zytotoxische Wirkung auf Tumorzellen kann aufgrund einer fehlenden protektiven Wirkung gegenüber transplantierten Tumoren ausgeschlossen werden. In neueren Arbeiten wird ein Einfluß von D-Limonen auf die Aktivierung von Oncogenen diskutiert. D-Limonen verhinderte die Inkorporation von Farnesylpyrophosphat in Proteine des Zellkerns, wodurch eine Aktivierung von Oncogenen wie z. B. dem ras-Oncogen verhindert wird (*Elson* und *Yu* 1994, *Gould* et al. 1994). Weitere mögliche Mechanismen umfassen:

– Hemmung von Phase I-Enzymen
– Induktion von Phase II-Enzymen.

Hemmung von Phase I-Enzymen

Monoterpene hemmen möglicherweise Phase I-Enzyme. Die Ergebnisse einiger Studien weisen darauf hin, daß dieser Mechanismus teilweise für die antikanzerogene Wirkung dieser Substanzen verantwortlich ist. D-Limonen und D-Carvon verringerten im Tierversuch die kanzerogene Wirkung verschiedener Nitrosamine (*Gould* et al. 1990, *Wattenberg* 1990 und 1991). Wirken die Monoterpene, wenn sie zeitlich vor dem inaktiven Karzinogen verabreicht werden, hemmen sie wahrscheinlich die Enzyme, die die Aktivität der Prokarzinogene katalysieren.

Im Tierversuch wurde diese Fragestellung näher untersucht. Dazu wurde weiblichen Mäusen eine Stunde vor der Applikation des Prokanzerogens D-Limonen oder D-Carvon oral verabreicht. Beide Monoterpene zeigten eine stark hemmende Wirkung auf die Magenkrebsbildung und auf das Auftreten von Lungenadenomen (*Wattenberg* et al. 1989a und 1989b).

Induktion von Phase II-Enzymen

Monoterpene induzieren eine Steigerung der Glutathion-S-Transferase-Aktivität sowie der Glucuronyl-Transferase und verhindern dadurch die Entwicklung von Tumorzellen. Dieser Mechanismus konnte für D-Limonen in verschiedenen Geweben der Maus sowie der Ratte nachgewiesen werden (*Gould* et al. 1990, Wattenberg 1990, *Elegbde* et al. 1993). Eine weitere Untersuchung zeigte, daß die Supplementierung von Tierfutter mit D-Limonen-reichem Zitrusöl ebenfalls eine Induktion der Glutathion-S-Transferase-Aktivität in Leber und Dünndarmmukosa bewirkt (*Wattenberg* 1983).

2.2.3.9 Phytoöstrogene

Die wichtigsten Phytoöstrogene mit antikanzerogener Wirkung sind die **Isoflavonoide** und die **Lignane**. Isoflavonoide sind in Sojabohnen, Lignane in ballaststoffreichen Lebensmitteln wie Vollkorn und daraus hergestellten Produkten enthalten (*Adlercreutz* 1990a, *Messina* 1991) (Tab. 2-31).

Tab. 2-31: Antikanzerogen wirkende Phytoöstrogene

Isoflavonoide	Lignane
Genistein	Matairesinol
Daidzein	Lariciresinol
Formononetin	Isolariciresinol
Methylequol	Secoisolariciresinol
Dihydroxyisoflavan	

Die mengenmäßig am häufigsten in Nahrungspflanzen vorkommenden Isoflavonoide sind die Glykoside von Genistein, Daidzein und Formononetin (*Price* und *Fenwick* 1985). Die aufgrund ihrer Häufigkeit und Menge wichtigsten Pflanzenlignane sind Matairesinol und Secoisolariciresinol.

Epidemiologische Studien weisen auf eine protektive Wirkung dieser Substanzen hin, besonders bei **hormonbezogenen Krebsarten** wie Brust-, Gebärmutterschleimhaut- und Prostatakrebs. Bei einer Ernährung, die reich an Sojabohnenprodukten, Vollkornprodukten und anderen ballaststoffreichen Lebensmitteln ist, z.B. einer traditionellen japanischen oder vegetarischen Ernährung, werden seltener hormonbezogene Krebsarten festgestellt (*Setchell* und *Adlercreutz* 1988, *Adlercreutz* et al. 1991a). Bei Urin-Untersuchungen dieser Personengruppen wurden jedoch nur sehr geringe Mengen der oben aufgeführten pflanzlichen Isoflavonoide und Lignane gemessen (Tab. 2-31). Das würde bedeuten, daß nur wenig dieser Stoffe in ihrer ursprünglichen Form resorbiert werden. Andere Lignane und Isoflavonoide, die spezifisch für Säugetiere wie z.B. den Menschen sind, waren dagegen in hohen Mengen im Urin enthalten.

Untersuchungen ergaben, daß die pflanzlichen Lignane und Isoflavonoide im Magen-Darm-Trakt bakteriell umgewandelt werden, bevor sie resorbiert werden. Aus den isoflavonischen Phytoöstrogenen *Formononetin* und *Daidzein* entstehen dabei *Equol* und *O-Desmethylangolensin* (*Adlercreutz 1984, Adlercreutz* et al. 1988). Aus den pflanzlichen Lignanen *Matairesinol* und *Secoisolariciresinol* entstehen durch bakterielle Umwandlung *Enterolacton* und *Enterodiol* (*Setchell* und *Adlercreutz* 1988).

Eine Bestimmung der Isoflavonoide und Lignane im Urin bei Frauen in den USA und Finnland ergab für **Enterolacton** die höchste Konzentration (*Adlercreutz* 1990a). Die Aufnahme von pflanzlichen Isoflavonoiden und Lignanen korrelierte positiv mit der Ausscheidung der entsprechenden Substanzen im Urin von Säugetieren und Mensch (*Adlercreutz* et al. 1986).

Bei *Frauen* in den USA und Finnland sowie bei Japanerinnen wurde deren Ernährungsweise, die Ausscheidung von Isoflavonoiden und Lignanen im Urin sowie die **Häufigkeit hormonabhängiger Krebsarten** untersucht. Frauen in Finnland und den USA wurden nach ihren Ernährungsgewohnheiten in Lakto-Vegetarierinnen und Mischköstlerinnen unterteilt; in den USA wurde zudem eine Gruppe von Frauen in die Untersuchungen aufgenommen, die sich makrobiotisch ernährte.

Makrobiotikerinnen und **Lakto-Vegetarierinnen** schieden hohe Konzentrationen an Isoflavonoiden und Lignanen mit dem Urin aus. Frauen, die eine **Mischkost** verzehrten, zeigten im Vergleich eine niedrige Enterolacton-Ausscheidung und hatten zudem von allen untersuchten Gruppen auch das höchste Risiko für Brustkrebs. Die besonders niedrigen Lignan-Ausscheidungen im Urin von Brustkrebs-Patientinnen in den USA und in Finnland unterstützen die Hypothese, daß Lignane protektiv gegen Brustkrebs wirken, wobei jedoch unklar ist, inwieweit die Krebserkrankung die Lignan-Ausscheidung beeinflußte (*Adlercreutz* et al. 1982, 1988 und 1991b).

Frauen und Männer in **Japan**, die eine *traditionelle* Kost mit vielen Isoflavonoid-haltigen Sojabohnenprodukten verzehrten, zeigten eine niedrige Mortalitätsrate für hormonbezogene Krebsarten (*Adlercreutz* 1991). Ein Vergleich der Ausscheidung von Isoflavonoiden und Lignanen von japanischen und finnischen Frauen ergab für die japanischen Frauen eine etwas höhere Ausscheidung von Lignanen, während die Ausscheidung von Isoflavonoiden um das zehnfache höher war. Sie korrelierte positiv mit der Sojabohnen-Aufnahme. Möglicherweise ist die niedrige Mortalitätsrate für Brust- und Prostatakrebs in Japan u.a. auf den hohen Verzehr von Sojabohnen zurückzuführen (*Setchell* und *Adlercreutz* 1988, *Adlercreutz* et al. 1991a).

Auch im *Tierversuch* wurde eine positive Beziehung zwischen Isoflavonoid- und Lignan-Aufnahme sowie der Konzentration von Säugetier-Isoflavonoiden und -Lignanen im Urin der Tiere beobachtet (*Axelson* et al. 1980 und 1984). Außerdem wurde das Auftreten von Brustkrebs bei diesen Tieren durch sojabohnenreiche Mahlzeiten gehemmt. Auch Leinsaat hemmte bereits in geringen Mengen die Kanzerogenese bei Ratten und Affen und bewirkte parallel dazu einen extrem hohen Anstieg der Konzentrationen von Enterolacton und Enterodiol im Urin (*Axelson* et al. 1982b, *Setchell* und *Adlercreutz* 1988).
In vitro wurden die von Darmbakterien umgewandelten Isoflavonoide und Lignane aus Zellkulturflüssigkeiten sehr schnell von Zellen aufgenommen. In der Zellkultur hemmten sie auch das Krebszellwachstum (*Adlercreutz* et al. 1991b).

Mechanismen
Da Lignane und Isoflavonoide sowohl vor hormonbezogenen als auch vor einigen nicht hormonbezogenen Krebsarten wie z.B. Dickdarmkrebs schützen, sind wahrscheinlich verschiedene Mechanismen für ihre protektive Wirkung verantwortlich. Die Lignane Enterolacton, Enterodiol und Matairesinol und die Isoflavonoide Daidzein, Genistein, Equol und O-Desmethylangolensin zeigten alle eine schwache **Östrogen-Akti-**

vität. Sie scheinen den Hormonstoffwechsel und die Hormonproduktion zu beeinflussen. Lignane und Isoflavonoide wirken außerdem zytotoxisch, was wahrscheinlich ebenfalls die Krebsentstehung hemmt (*Adlercreutz* 1990a). Neben der antioxidativen Wirkung werden folgende protektive Mechanismen diskutiert:

Hemmung der hormonbezogenen Kanzerogenese durch:

– Anti-Östrogen-Wirkung
– Stimulation der Produktion von SHBG (Sex-Hormone-Binding Globulin)
– Stimulation der Synthese von inaktiven Östrogenen.

Hemmung der hormonunabhängigen Kanzerogenese durch:

– Hemmung der Kanzerogenaktivierung
– Beeinflussung des Gallensäuren- bzw. Cholesterinstoffwechsels
– Hemmung der Blutgefäßbildung.

Anti-Östrogen Wirkung

Lignane und Isoflavonoide sind schwache Östrogene. Die Östrogen-Aktivität der Phytoöstrogene macht etwa 0,1% der Aktivität der Steroid-Östrogene aus. Solche schwachen Östrogene zeigen oft Anti-Östrogen-Wirkung, weil sie die Rezeptoren für starke Östrogene blockieren und dadurch den Hormonstoffwechsel beeinflussen.

Eine Studie bei Frauen vor der Menopause zeigte bei hohem Verzehr von Isoflavonoid-haltigen Sojabohnenprodukten einen längeren Menstruationszyklus, verursacht durch einen veränderten Hormonstoffwechsel, wodurch das Risiko von Östrogen-bezogenen Krebsarten vermindert wird (*Messina* 1991). Vergleichbare Beobachtungen wurden auch bei dem Verzehr von **Leinsamen** gemacht (*Phipps* et al. 1993).

Für Daidzein und Equol konnte eine Östrogen-Rezeptor-Bindung *in vitro* nachgewiesen werden (*Tang* und *Adams* 1980). Die Isoflavonoide und Lignane maskieren die Östrogen-Rezeptoren und verhindern da-

durch die Bindung von stärkeren Östrogenen, wodurch die Östrogen-Antwort ausbleibt (*Messina* 1991).

Östrogene stimulierten beispielsweise das Wachstum der Gebärmutter bei der Ratte, indem sie dort die RNA-Synthese steigerten. Eine verminderte Östrogen-Wirkung war an einer niedrigen RNA-Synthese meßbar. Wurden Östradiol und Equol gleichzeitig verabreicht, war die Wachstumsrate niedriger als bei alleiniger Gabe von Östradiol (*Tang* und *Adams* 1980). Das gleiche wurde auch für Enterolacton beobachtet. Es verminderte *in vivo* die Östrogen-stimulierte RNA-Synthese in der Gebärmutter der Ratte, wenn es 22 Stunden vor der Östradiol-Gabe verabreicht wurde (*Waters* und *Knowler* 1982). Diese Studien lassen vermuten, daß Enterolacton und Equol sich in Anwesenheit von Östradiol wie Anti-Östrogene verhalten.

Stimulation der Produktion des SHBG

Das **SHBG** (Sex-Hormone-Binding Globulin) ist ein in der Leber gebildetes Protein, das im Plasma Geschlechtshormone bindet. Je höher die Konzentration dieses Proteins, desto mehr Geschlechtshormone liegen in gebundener Form vor und um so geringer ist die Konzentration an biologisch aktiven freien Östrogenen und Androgenen (*Adlercreutz* et al. 1987 und 1988, *Adlercreutz* 1990a, *Adlercreutz* et al. 1991b).

Die Ergebnisse einiger Studien weisen darauf hin, daß Isoflavonoide und Lignane die Synthese von SHBG in der Leber stimulieren. Besonders Enterolacton steigerte die Synthese dieses Proteins, wenn es in physiologischen Konzentrationen zusammen mit Östradiol verabreicht wurde (*Adlercreutz* et al. 1992b). Die Plasma-SHBG-Konzentration korrelierte bei **finnischen Frauen** verschiedener Altersgruppen positiv mit der Ausscheidung von Isoflavonoiden und Lignanen über den Urin. Auch bei **Vegetarierinnen** wurden sehr hohe SHBG-Werte bei einer hohen Enterolacton-, Gesamt-Lignan-, Gesamt-Isoflavonoid- und Gesamt-Diphenol-Ausscheidung über den Urin festgestellt (*Adlercreutz* et al. 1992a).

Der Verzehr einer **westlichen Mischkost** verringert die Konzentration des SHBG im

Blut und trägt dadurch zu einer erhöhten Konzentration biologisch aktiver, freier Geschlechtshormone bei (*Adlercreutz* 1990a). Die niedrigsten Plasma-SHBG-Werte wurden bei **Patientinnen mit Brustkrebs** gemessen. Sie zeigten auch gleichzeitig die niedrigste Enterolacton- und Equol-Ausscheidung (*Adlercreutz* et al. 1982 und 1989).

Finnische Frauen, die vor oder nach der Menopause an Brustkrebs erkrankten, hatten ebenfalls eine niedrige Plasma-SBHG-Konzentration und eine niedrige Ausscheidung von Lignanen und Isoflavonoiden (*Adlercreutz* et al. 1988). In vielen Studien wurde gezeigt, daß eine hohe Plasma-SHBG-Konzentration die Aufnahme der Geschlechtshormone in Organe wie die Leber vermindert (*Adlercreutz* et al. 1991b).

Stimulation der Synthese von inaktiven Östrogenen

Östradiol ist das wirksamste Östrogen bei jungen Frauen (Kap. 2.2.3.4, S. 58). Östradiol wird in Östron umgewandelt, das über zwei Stoffwechselwege zu $16\,\alpha$-Hydroxyöstron und anschließend zu Östriol oder zu Catechol-Östrogen metabolisiert werden kann.

Das **Catechol-Östrogen** besitzt eine geringere Östrogen-Aktivität als $16\,\alpha$-Hydroxyöstron oder Östriol. Eine hohe Konzentration an Östriol wird als Risikofaktor für Brust- und Gebärmutterschleimhautkrebs angesehen (*Adlercreutz* et al. 1992b). Eine Untersuchung an **finnischen Frauen** bezüglich ihrer Ernährungsweise, ihres Hormonstatus und ihres Brustkrebsrisikos zeigte bei allen Frauen eine statistisch signifikante negative Beziehung zwischen Plasma-SHBG und $16\,\alpha$-Hydroxyöstron im Urin; Frauen mit Brustkrebs und Frauen, die eine Mischkost verzehrten, zeigten dabei die höchsten Werte für Östriol und die niedrigste SHBG-Konzentration (*Adlercreutz* 1990a).

Hemmung der Kanzerogenaktivierung

Es wird angenommen, daß Phytoöstrogene auch Cytochrom P450-abhängige Enzyme hemmen können. *In vitro* wurde festgestellt, daß Enterolacton an das aktive Zentrum der Cytochrom P450-abhängigen Enzyme bin-

det, wodurch die Aktivierung des Prokanzerogens gehemmt wird (*Setchell* und *Adlercreutz* 1988).

Aus epidemiologischen Daten geht hervor, daß eine positive Korrelation zwischen **Brust-** und **Dickdarmkrebs** besteht (*Drasar* und *Irving* 1973, *Reddy* et al. 1980). Es wird vermutet, daß Östrogene, die die Brustkrebsentwicklung fördern, auch eine stimulierende Wirkung auf Dickdarmkrebszellen haben (*D'Istria* et al. 1986).

Beeinflussung des Gallensäuren- bzw. Cholesterinstoffwechsels

Sekundäre Gallensäuren sind mit hoher Wahrscheinlichkeit an der **Dickdarmkrebsentstehung** beteiligt. Eine Beeinflussung des Gallensäurenstoffwechsels bedeutet damit auch eine Beeinflussung der Dickdarmkrebsentstehung. Enterolacton und Enterodiol hemmten *in vitro* dosisabhängig die Aktivität des Enzyms Cholesterin-7α-Hydroxylase, welches entscheidend für die Synthese primärer Gallensäuren aus Cholesterin ist (*Sangtivi* et al. 1984). Da primäre Gallensäuren durch die Dickdarmflora zu sekundären Gallensäuren umgewandelt werden und diese in Verdacht stehen, Dickdarmkrebs zu fördern, könnte die Enzymhemmung zu einer Verringerung des Dickdarmkrebsrisikos beitragen (*Thompson* 1993).

Hemmung der Blutgefäßbildung

Die Entstehung neuer Blutgefäße ist für die Nährstoffversorgung von Tumoren und somit für deren Wachstum von großer Bedeutung. Neuere Untersuchungen weisen für **Genistein** eine hemmende Wirkung auf die Bildung neuer Blutgefäße nach (*Fotsis* et al. 1993). Isoflavonoide könnten u.a. durch diesen Mechanismus die beobachtete antikanzerogene Wirkung ausüben.

Lignane und Isoflavonoide haben weitere biologische Eigenschaften, die ebenfalls für ihre antikanzerogenen Wirkungen mitverantwortlich sein dürften. Es ist jedoch schwierig, diese antikanzerogenen Wirkungen einzelnen Mechanismen zuzuordnen. Lignane sind beispielsweise auch schwache **Antioxi-**

dantien und wirken dadurch möglicherweise im Darm als Inhibitoren der Kanzerogenese (*Setchell* und *Adlercreutz*. 1988) (Kap. 2.4, S. 83). Daneben spielen wahrscheinlich auch antibakterielle, antivirale und fungizide Eigenschaften eine Rolle (*Ayres* und *Loike* 1990, S. 90ff.). *In vitro* zeigten Lignane sowohl antimitotische als auch zytotoxische Wirkungen (*Barclay* et al. 1976, *Hartwell* 1976).

Phytoöstrogene werden über die Nahrung zusammen mit **Ballaststoffen** aufgenommen; Lignane sind beispielsweise Bestandteile der Getreideballaststoffe. Die Hauptquellen für Phytoöstrogene, wie Leinsaat, Getreidevollkorn, Sojabohnen und Gemüse, sind ebenfalls wichtige Quellen für die Zufuhr weiterer sekundärer Pflanzenstoffe sowie von Ballaststoffen. Somit ist die antikanzerogene Wirkung einer ballaststoffreichen Kost teilweise auf die Phytoöstrogene, zu einem großen Teil jedoch auf die Ballaststoffe selbst und auf die übrigen im natürlichen Verbund mit ihnen vorliegenden sekundären Pflanzenstoffe zurückzuführen.

2.2.3.10 Sulfide

Liliengewächse wie Zwiebeln, Knoblauch, Schnittlauch, Schalotten und Lauch enthalten Schwefel- bzw. Sulfid-haltige Inhaltsstoffe, die antikanzerogene Wirkungen ausüben. Hinweise auf eine das Tumorwachstum hemmende Wirkung der Sulfide wurden im Tierversuch für verschiedene Organe wie Dickdarm, Speiseröhre, Magen und Lunge festgestellt (*Sparnins* et al. 1986, *Wargovich* 1987, *Sparnins* et al. 1988, *Wargovich* 1988, *Wattenberg* et al. 1989b). Auch beim *Menschen* wurden Zusammenhänge zwischen dem Verzehr von Zwiebeln und dem Auftreten von **Magenkrebs**, der in vielen geographischen Regionen zu den häufigsten Krebsarten zählt, beobachtet. Fall-Kontroll-Studien in China, Hawaii und Griechenland zeigten, daß ein hoher Verzehr an Zwiebeln und anderen Liliengewächsen einen Schutz vor Magenkrebs bietet (*Haenszel* et al. 1972, *Trichopoulos* et al. 1985, *You* et al. 1989).

In einem Knoblauchanbaugebiet im Norden Chinas, wo viel **Knoblauch** verzehrt wird, war die Mortalitätsrate für Magenkrebs im Vergleich zu der Bevölkerung Gesamtchinas mit einem geringeren Knoblauchverzehr signifikant niedriger (Cancer Control Office 1980). Diese Beobachtungen führten zur Durchführung einer klinischen Studie, bei der die Zusammenhänge näher untersucht wurden: Über zwei Jahre hinweg wurden in China bei 564 Patienten, die an Magenkrebs erkrankt waren, und bei 1131 Kontrollpersonen Ernährungserhebungen durchgeführt.

Personen mit der höchsten **Zufuhr an Zwiebelgemüse** zeigten nur 49% des Risikos von Personen mit der niedrigsten Zufuhr. Magenkrebs-Patienten verzehrten mit 13,5 kg Gemüse aus der Familie der Liliengewächse pro Jahr 3 kg weniger als die Teilnehmer der Kontrollgruppen. Jedes Zwiebelgemüse zeigte eine Schutzwirkung, jedoch mit abnehmender Tendenz für Schalotten, Knoblauch und chinesischen Schnittlauch. Es wird vermutet, daß das Magenkrebsrisiko bei Personen, die bereits in jüngeren Jahren (ab 35–49 Jahre) regelmäßig große Mengen an Zwiebelgemüse verzehren, niedriger ist als bei Personen, die dieses Gemüse nicht oder nur selten zu sich nehmen (*You* et al. 1989).

Auch in den USA wurde ein Zusammenhang zwischen dem Verzehr von Zwiebelgemüse und Magenkrebs festgestellt. Die Bewohner eines Zwiebel-Anbaugebietes im Bundesstaat Georgia, die eine über dem landesüblichen Verzehr liegende Menge an **Zwiebeln** verzehrten, zeigten Magenkrebsraten, die nur halb so hoch waren wie die der Gesamtbevölkerung (*Riggan* et al. 1983).

In *Tierexperimenten* wurde durch Zwiebelgemüse bzw. deren Extrakte das Auftreten von Tumoren in verschiedenen Organen gehemmt. Wurde Mäusen nach einer Transplantation von Blasenkrebszellen ein Extrakt aus **Schnittlauch** verabreicht, war bereits nach zwei Behandlungen die Tumorinzidenz signifikant niedriger als bei den Kontrollen, die keine Extrakte erhielten (*Lau* et al. 1986, *Marsh* et al. 1987).

Eine Untersuchung über den Einfluß von **Knoblauch** auf induzierten Brustkrebs bei Ratten zeigte, daß Knoblauch in Abhängigkeit von der Dauer und dem Zeitpunkt der Verabreichung die Brustkrebsinzidenz um 64–84% verringerte (*Ip* et al. 1992). In einer weiteren Studie konnte gezeigt werden, daß die orale Zufuhr von frischem Knoblauch die chemisch-induzierte DNA-Schädigung in Brustzellen der Ratte unterdrückte (*Amagase* und *Milner* 1993).

Inhaltsstoffe von Knoblauch scheinen also das Wachstum von Tumoren zu hemmen. In verschiedenen anderen Tumormodellen wurde gezeigt, daß die protektive Wirkung von frischen Liliengewächsen hauptsächlich auf folgende Schwefel-haltige Inhaltsstoffe zurückzuführen ist (*Wargovich* 1987, *Wattenberg* et al. 1989b):

- Diallyl-Sulfid
- Diallyl-Disulfid
- Allyl-methyl-Disulfid
- Allyl-methyl-Trisulfid
- Allyl-Mercaptan.

Diallyl-Sulfid, Diallyl-Disulfid, Allyl-methyl-Sulfid und Allyl-methyl-Disulfid schützten Mäuse vor Magenkrebs und Ratten vor Brustkrebs. Im Dickdarm der Maus und in der Speiseröhre der Ratte hemmten diese Substanzen ebenfalls die Kanzerogenese (*Wargovich* 1987, *Sparnins* et al. 1988). Im Dickdarm bzw. Mastdarm wurde durch Diallyl-Sulfid die Krebsrate um 74% gesenkt (*Wargovich* 1987). Im Gegensatz zur hohen Wirksamkeit von Zwiebelgemüse im Magen-Darm-Trakt wurde im Respirationstrakt nur bei einzelnen Sulfiden eine Hemmung der Lungenkrebsbildung festgestellt; insgesamt war die Hemmung jedoch gering (*Wattenberg* et al. 1989b).

Die Ergebnisse lassen auf eine **Induktion von Enzymen** im Magen-Darm-Trakt durch Allium-Verbindungen schließen, welche an der Inaktivierung bzw. Neutralisierung von Kanzerogenen beteiligt sind. Ein weiteres Sulfid mit antigenotoxischer Wirkung ist das in Kohlgewächsen vorkommende S-Methyl-L-Cysteinsulfoxid (*Marks* et al. 1993).

Alle antikanzerogen wirksamen Sulfide enthalten eine oder mehrere **Allyl-Gruppen**, die an Schwefel gebunden sind. Die Allyl- und die Schwefel-haltigen Gruppen sind für die Funktionen der Verbindungen entscheidend. Wenn die Allyl-Gruppe durch eine Propyl-Gruppe ersetzt wurde, zeigten die Verbindungen keine protektive Wirkung mehr. Wie stark die Sulfide die Kanzerogenese hemmten, hing von der Anzahl der Allyl-Gruppen und dem *Zeitpunkt* der Verabreichung ab. Wurden die Sulfide 2–4 Tage vor der Kanzerogen-Behandlung verabreicht, so verhinderten alle untersuchten Sulfide den chemisch induzierten Magen- oder Lungenkrebs (*Sparnins* et al. 1988).

Die induzierte Kanzerogenese im Dickdarm und Magen wurde in diesem Modell um so stärker gehemmt, je mehr Allyl-Gruppen die Sulfide enthielten (*Wattenberg* et al. 1989b). Wurden Diallyl-Sulfid und Allyl-methyl-Trisulfid 3 Stunden vor dem Kanzerogen verabreicht, hemmte Allyl-methyl-Trisulfid die Krebsentstehung im Magen und Diallyl-Sulfid die Tumorbildung im Dünndarm von Mäusen und in der Speiseröhre von Ratten (*Sparnins* et al. 1988). Wurden die Substanzen jedoch erst 30 Min. vorher gegeben, zeigten nur noch Diallyl-Disulfid und Allyl-Mercaptan eine starke Hemmwirkung, nicht aber Diallyl-Sulfid, Allyl-methyl-Disulfid und Allyl-methyl-Trisulfid.

Dies läßt vermuten, daß die Freisetzung von Allyl-Mercaptan aus Disulfiden von Bedeutung ist. Die Wirkungslosigkeit von Diallyl-Sulfid bei kurzfristiger Verabreichung könnte darauf beruhen, daß es unter den gegebenen Bedingungen nicht in Allyl-methyl-Disulfid umgewandelt werden konnte. Die protektive Wirkung der Sulfide unterschied sich auch in den einzelnen Organen. In der Lunge verhinderten Mono- und Disulfide die Krebsentstehung, Trisulfide waren nahezu inaktiv (*Wattenberg* et al. 1989b). Dies weist darauf hin, daß die Anzahl der Schwefelatome im Molekül bestimmt, in welchen Organen die Sulfide protektiv wirken (*Sparnins* et al. 1988). Ein weiteres Beispiel für Sulfide mit antikanzerogener Wirkung sind die **Dithiolthiene** (*Groopman* et al. 1992, *Kensler* et al. 1992).

Mechanismen

Der Einfluß des Zeitpunkts der Verabreichung auf die Kanzerogenese gibt Hinweise auf den protektiven Wirkmechanismus der Sulfide. Eine wirksame Hemmung der Kanzerogenese bei Verabreichung der Sulfide kurze Zeit vor dem Kanzerogen würde bedeuten, daß der Mechanismus auf einer Hemmung der Kanzerogen-Aktivierung beruht (*Brady* et al. 1988). Daß einzelne Sulfide, wie z.B. Diallyl-Sulfid, direkt wirkende Kanzerogene nicht hemmen, weist ebenfalls auf eine Beeinflussung dieser Enzymsysteme hin. Wahrscheinlich ist, daß mehrere Mechanismen für einzelne Sulfide in Frage kommen, da sowohl die **Initiation** als auch die **Promotion** beeinträchtigt wurden (*Hayes* et al. 1987). Neben der antioxidativen Wirkung werden folgende protektive Mechanismen diskutiert:

- Hemmung von Phase I-Enzymen
- Induktion von Phase II-Enzymen
- Beeinflussung des Immunsystems
- Antibakterielle Wirkungen.

Hemmung von Phase I-Enzymen

Diallyl-Sulfid zeigte bei Mäusen eine maximale Hemmung der chemisch induzierten Dickdarmzellschädigung, wenn es 3 Stunden vor dem Kanzerogen verabreicht wurde. Auch für Leberkrebs wurde bei Nagetieren eine protektive Wirkung von Diallyl-Sulfid beobachtet. Als Mechanismus für die Schutzwirkung wird aufgrund dieser Ergebnisse die Hemmung der Aktivierung des Prokanzerogens in der Leber vermutet. **Diallyl-Sulfid** erwies sich *in vitro* als kompetitiver Inhibitor eines Isoenzyms der Cytochrom P450-abhängigen Enzyme (P450 IIE1), das an der oxidativen Metabolisierung einiger Kanzerogene beteiligt ist. Diallyl-Sulfid blockierte selektiv nur die Cytochrom P450-abhängigen Enzyme, d.h. es kann nur die Aktivierung *bestimmter* Kanzerogene verhindern (*Brady* et al. 1988).

Induktion von Phase II-Enzymen

Einige antikanzerogen wirkende Sulfide aus Liliengewächsen sind gleichzeitig wirkungsvolle Stimulantien von Phase II-Enzymen (*Sparnins* et al. 1986 und 1988). Verschiedene Sulfide zeigten im Tierversuch sowohl eine Hemmung der Tumorentwicklung als auch eine Induktion der Glutathion-S-Transferase (*Sparnins* et al. 1988). **Allyl-methyl-Trisulfid** verminderte beispielsweise chemisch induzierten Magenkrebs um 70% und steigerte gleichzeitig die Aktivität der Glutathion-S-Transferase in Mäusen (*Sparnins* et al. 1986). Auch für die anderen Allyl-Sulfide wurde eine Induktion der Glutathion-S-Transferase im Magen mit nachfolgender Abnahme der Magenkrebsrate nachgewiesen.

Substanzen, die die Aktivität eines Phase II-Enzymsystems wie der Glutathion-S-Transferase induzieren, beeinflussen häufig auch andere Phase II-Enzyme. Es kann davon ausgegangen werden, daß die induktiven Wirkungen auf Phase II-Enzyme zumindest teilweise für die Hemmung der Kanzerogenese verantwortlich sind (*Wattenberg* et al. 1989b).

Beeinflussung des Immunsystems

Inhaltsstoffe von **Knoblauch** beeinflussen die spezifische und unspezifische Immunantwort. Über diesen Mechanismus beeinträchtigen sie das Wachstum von transplantierten Tumoren und vermindern dadurch die Inzidenz bestimmter spontan auftretender Tumore (*Lau* et al. 1990, Kap. 2.9, S. 110).

Antibakterielle Wirkungen

Die antibakteriellen Eigenschaften von Knoblauch (Kap. 2.3, S. 78) sind seit langer Zeit bekannt (*Block* 1985). Möglicherweise wird die Tumorentwicklung auch über diese antibakteriellen Eigenschaften gehemmt. Hierbei wird vermutet, daß Sulfide das bakterielle Wachstum im Magen und dadurch die bakterielle Nitratreduktion hemmen. Die Umwandlung von Nitrat zu Nitrit wird vermindert, wodurch die endogene Bildung von kanzerogen wirkenden Nitrosaminen herabgesetzt wird.

Neben diesen Mechanismen werden auch die **antioxidativen Eigenschaften** als potentieller Mechanismus gegen eine Krebsentstehung diskutiert (*Perchellet* et al. 1986;

Kap. 2.4, S. 83). Sulfide hemmen die Krebsentstehung möglicherweise auch über eine direkte Entgiftung der Kanzerogene, entweder in den Organen, in denen sie antikanzerogen wirken oder in Geweben, die das Kanzerogen passieren muß, bevor es die betreffenden Organe erreicht; denkbar wäre auch eine Kombination von beiden (*Sparnins* et al. 1988).

Eine kürzlich publizierte Untersuchung weist auf einen weiteren protektiven Mechanismus hin. Bei *Tieren* führte die orale Zufuhr sowohl von unerhitztem Knoblauch als auch von Knoblauchextrakten zu einer signifikanten Verringerung von Addukten zwischen der DNA und einem zugesetzten Kanzerogen (*Amagase* und *Milner* 1993).

Werden DNA-Addukte nicht repariert, so entstehen bei der nächsten Zellteilung Zellen mit einer veränderten genetischen Information, die sich schließlich zu Tumorzellen entwickeln können. Dem komplexen Geschehen der Kanzerogenese entsprechend wirken Sulfide wahrscheinlich über verschiedene Mechanismen in den einzelnen Stadien der Kanzerogenese (*Sumiyoshi* und *Wargovich* 1990).

2.2.4 Zusammenfassung

Die Krebsentstehung ist ein sehr komplizierter, mehrstufiger Prozeß, der von verschiedenen Faktoren beeinflußt wird. Die Ergebnisse zahlreicher Studien weisen darauf hin, daß in den USA und in Deutschland Umweltfaktoren zu 90% der Krebsfälle beitragen (*Milner* 1989). Der Einfluß der Ernährung auf die Kanzerogenese wird dabei für alle Krebsarten auf 35% (20–60%) geschätzt (*Doll* 1992). Die Nahrung des Menschen enthält viele Bestandteile, für die eine **kanzerogene** Wirkung vermutet wird. Solche krebsauslösenden und krebsfördernden Substanzen sind natürlicherweise in der Nahrung enthalten oder entstehen bei der Nahrungszubereitung und bei der Verdauung (Tab. 2-32).

Tab. 2-32: Kanzerogene und Promotoren in der Nahrung

Nitrosamine Alkohol Fett
Substanzen in geräucherten oder gesalzenen Lebensmitteln sowie in gebratenem Fleisch

Andererseits enthält die Nahrung auch Substanzen, die über unterschiedliche Mechanismen die Kanzerogenese hemmen oder die Latenzzeit bis zum Auftreten von Tumoren verzögern (Tab. 2-33). Eine große Bedeutung wird dabei neuerdings den sekundären Pflanzenstoffen zugeschrieben.

Tab. 2-33: Antikanzerogene und Antipromotoren in der Nahrung

Sekundäre Pflanzenstoffe Vitamine Mineralstoffe Ballaststoffe Substanzen in fermentierten Lebensmitteln

Für die **antikanzerogene Wirkung** können nicht einzelne Substanzen in Lebensmitteln herausgegriffen werden, denn es ist wahrscheinlich, daß Inhaltsstoffe in Gemüse und Obst in ihrer natürlichen Zusammensetzung synergistisch oder additiv wirken. Als gesichert gilt die antikanzerogene Wirkung bestimmter Gemüse- und Obstarten sowie von Vollkornprodukten (Abb. 2-23).

Frisches, unerhitztes Gemüse und Obst zeigten bei allen Untersuchungen die stärkste protektive Wirkung und ihr Verzehr korrelierte in fast allen epidemiologischen Studien invers mit dem allgemeinen Krebsrisiko. Aufgrund der Ergebnisse dieser Studien hat das „Committee on Diet, Nutrition and Cancer" 1982 Ernährungsrichtlinien herausgegeben, die 1989 aktualisiert wurden und die nach heutigem Kenntnisstand das Krebsrisiko wahrscheinlich reduzieren (Tab. 2-34).

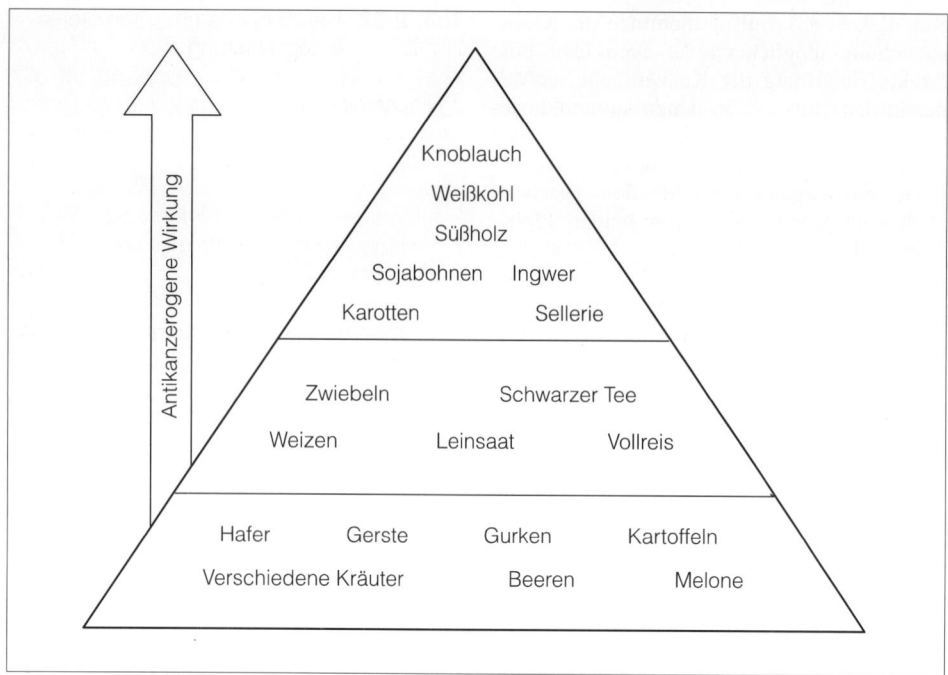

Abb. 2-23: Lebensmittel mit antikanzerogenen Wirkungen (nach *Caragay* 1992)

Tab. 2-34: Ernährungsempfehlungen zur Verringerung des Krebsrisikos (*National Research Council* 1989, S. 688)

– weniger Fett essen
  (< 30% der Gesamtenergiezufuhr)
– täglicher Verzehr von verschiedenen
  Gemüse- und Obstarten (v.a. grüne
  und gelbe Gemüse und Zitrusfrüchte,
  mindestens 5 Portionen)
– vermehrt Vollkornprodukte verzehren
– wenig gepökelte, geräucherte oder
  stark gebratene tierische Produkte essen
  wenig oder keinen Alkohol trinken

Eine überwiegend pflanzliche Kost, die reich an Gemüse, Obst sowie Vollkornprodukten und Hülsenfrüchten und arm an Fett und tierischen Produkten ist, entspricht dabei den Anforderungen dieser Richtlinien. Zusätzlich sollte darauf geachtet werden, daß Gemüse und Obst täglich auch in frischer, unerhitzter Form verzehrt werden.

Die Umsetzung dieser Ernährungsempfehlungen stellt keinen absoluten Schutz vor Krebs dar, sondern trägt zu einer **Risikoverminderung** bei, an Krebs zu erkranken. Aus den in Kap. 2.2 dargestellten Zusammenhängen sollte auch nicht der Schluß gezogen werden, daß die Zufuhr von sekundären Pflanzenstoffen in **isolierter** Form einen besonderen Schutz vor Krebs gewährleistet bzw. zur Therapie von Krebs eingesetzt werden könnte. Vielmehr sollte die tägliche Kost abwechslungsreich sein, um einen möglichst hohen Anteil verschiedener sekundärer Pflanzenstoffe an der gesamten Nahrung zu gewährleisten.

2.3 Antimikrobielle Wirkungen der sekundären Pflanzenstoffe

Aus der Geschichte der Naturheilkunde ist zu erfahren, daß seit Jahrtausenden bestimmte Nahrungs- und Gewürzpflanzen zur Behandlung von Infektionen mit Bakterien,

Pilzen oder Viren eingesetzt wurden. Im Papyrus *Ebers*, einer heilkundlichen Schrift aus der Zeit um 1550 v. Chr., ist speziell **Knoblauch** als Mittel zur Behandlung von Infektionen aufgeführt. Auch Aristoteles und Hippokrates schätzten die antimikrobielle Wirkung des Knoblauchs genau so wie die römischen Ärzte. *Louis Pasteur* berichtete 1858, daß Knoblauch antibakteriell wirkt, und noch während der zwei Weltkriege wurde Knoblauch als Antiseptikum gegen Wundbrand verwendet (*Block* 1985, *Koch* und *Hahn* 1988, S. 121).

Die wissenschaftlichen Untersuchungen zur Aufklärung der antimikrobiellen Wirkmechanismen von sekundären Pflanzenstoffen in Knoblauch und anderen Pflanzen fanden ihren Höhepunkt in den 1940er und 1950er Jahren. Mit der Entdeckung der Sulfonamide sowie der mikrobiellen Antibiotika und deren erfolgreichem Einsatz in der Therapie von Infektionen nahm das Interesse an antimikrobiell wirksamen Substanzen in Nahrungspflanzen schnell ab. Dementsprechend liegen keine aktuellen Forschungsergebnisse zu diesem Thema vor. Lediglich Knoblauch bildet eine Ausnahme, da dessen antimikrobiell wirksame Inhaltsstoffe auch einen Einfluß auf Blutfette, Blutviskosität und Blutgerinnung ausüben.

Mehrere **sekundäre Pflanzenstoffe** mit unterschiedlichen chemischen Strukturen zeigen eine wachstumshemmende Wirkung gegenüber Bakterien, Pilzen, Hefen und Viren (Tab. 2-35).

Tab. 2-35: Sekundäre Pflanzenstoffe mit antimikrobiellen Wirkungen

Sekundäre Pflanzenstoffe	Beispiel	Vorkommen
Sulfide	Allicin	Knoblauch
Isothiozyanate, Thiozyanate	Benzylisothiozyanat Benzylthiozyanat	Kresse, Senf, Meerrettich
Phenolsäuren	Gallussäure, Kaffeesäure	Getreide, Obst, Gemüse
Flavonoide	Quercetin	Gemüse, Obst
Saponine	Tomatin	Tomate

Die älteren Untersuchungen zur antimikrobiellen Wirkung von sekundären Pflanzenstoffen können heutigen wissenschaftlichen Kriterien kaum standhalten und gelten als wenig aussagekräftig. Trotzdem sollen die wichtigsten Arbeiten zur antimikrobiellen Wirksamkeit von sekundären Pflanzenstoffen vorgestellt werden. Hervorzuheben ist, daß antimikrobiell wirksame sekundäre Pflanzenstoffe nicht in erster Linie zur Therapie von Infektionskrankheiten von Bedeutung sein können, sondern vielmehr als prophylaktische Möglichkeit, Infektionen in der Entstehungsphase zu beeinflussen.

Sulfide
S-Alkyl-L-Cysteinsulfoxide in **Zwiebelgewächsen** sind Vorstufen von Sulfiden mit antimikrobieller Wirkung. Sie werden durch in den Zwiebelgewächsen vorhandene Enzyme zu den wirksamen S-Alkylthio- bzw. S-Alkenylthiosulfinaten umgewandelt. Diese Sulfinate hemmen in vitro in Verdünnungen von 1:10.000 bis 1:100.000 das Wachstum von Staphylokokken und anderen Bakterien über einen Zeitraum von mindestens 24 Stunden (*Virtanen* 1962).
Das **S-Allyl-L-Cysteinsulfoxid** (auch **Alliin** genannt) ist dabei die wirksamste Alkylverbindung. Durch die Aktivität des in Knoblauch vorhandenen Enzyms Alliinase entsteht daraus Diallylthiosulfat, welches auch **Allicin** genannt wird (Abb. 2-24; *Block* 1985). Allicin ist für den typischen Geruch von Knoblauch verantwortlich und kommt in Zwiebeln – obwohl das Alliin ebenfalls vorhanden ist – nicht vor. Das Alliin der Zwiebel besitzt die gleiche chemische Zusammensetzung wie das Alliin des Knoblauchs, jedoch unterscheiden sie sich bezüg-

lich der räumlichen Anordnung der Moleküle. Dies hat zur Folge, daß Zwiebel-Alliinase nicht die Entstehung von Allicin katalysiert, sondern die Synthese des tränenauslösenden Faktors Propanthialsulfoxid (*Block* 1985). Knoblauch enthält etwa 0,65 (0,09–1,15) Gewichtsprozent Alliin (*Gaßmann* 1992a).

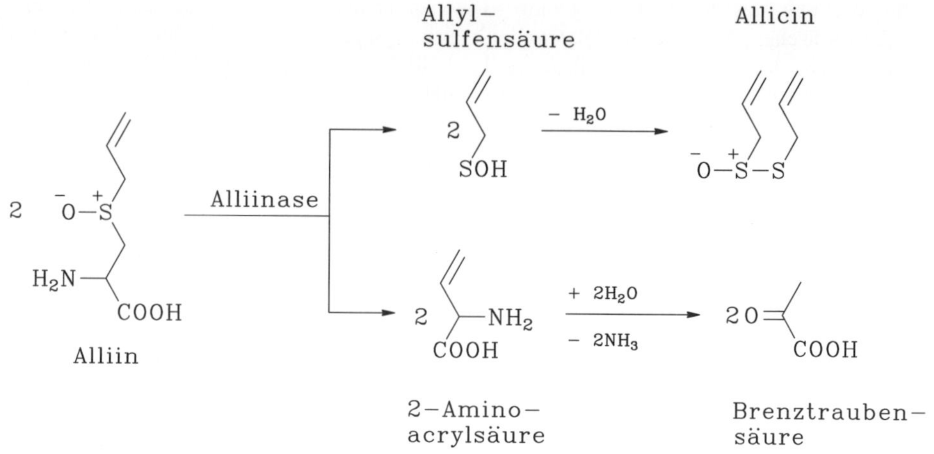

Abb. 2-24: Entstehung von Allicin aus Alliin (*Gaßmann* 1992a)

Knoblauchsaft unterdrückt in vitro noch in einer Verdünnung von 1:125.000 das Wachstum von Gram-positiven und Gram-negativen Bakterien (Staphylokokken, Streptokokken, Vibrionen), Bazillen sowie Pilzen und Hefen (*Adetumbi* und *Lau* 1983, *Block* 1985). Dabei entspricht 1 mg Allicin in seiner antimikrobiellen Aktivität der von 15 I.E. Penicillin (= 10 µg Penicillin G) (*Koch* und *Hahn* 1988, S. 121). Die antimykotische Wirkung ist vermutlich auf das **Ajoen**, einen Abkömmling des Allicins, zurückzuführen (*Koch* und *Hahn* 1988, S. 128).

Die Darmbakterien des Menschen sind in der Lage, aus antimikrobiell unwirksamen S-Alkyl-L-Cysteinsulfoxiden wirksame S-Alkylthiosulfinate zu bilden. Ein regelmäßiger Verzehr von Zwiebelgewächsen könnte somit mit einer antimikrobiellen Wirkung im Darmtrakt und dadurch mit einem regulierenden Einfluß auf die Darmflora verbunden sein, was die prophylaktische bzw. therapeutische Wirkung von Zwiebelgewächsen bei Darminfektionen möglicherweise begründet (*Virtanen* 1962).

Bemerkenswert ist, daß v.a. pathogene Darmbakterien durch Knoblauch gehemmt werden und die physiologische Darmflora unbeeinträchtigt bleibt (*Koch* und *Hahn* 1988, S. 122).

Folgende Mechanismen der antimikrobiellen Wirkung von **Allicin** werden diskutiert (*Adetumbi* und *Lau* 1983):

– Zelluläre Proteine der Mikroorganismen könnten durch Oxidation der funktionellen Thiolgruppen zu Disulfiden inaktiviert werden
– Die Wirkungen von Sulfhydrylgruppen, z.B. in Cystein und Glutathion, könnten durch eine Reaktion mit Allicin kompetitiv gehemmt werden.

Über die weiteren in Zwiebelgewächsen in großer Anzahl und Vielfalt vorhandenen Sulfide liegen keine Kenntnisse zur antimikrobiellen Wirkung bzw. zu deren Wirkmechanismen vor. Diese Sulfide kommen zwar auch in Kohlpflanzen vor (z.B. S-Methyl-L-Cysteinsulfoxid), da jedoch die

Alliinase fehlt, kann kein antimikrobiell wirksames Thiosulfinat entstehen (*Virtanen* 1962).

Isothiozyanate, Thiozyanate
Pflanzen der Gattung Kreuzblütler (z.B. Brokkoli, Senf, Meerrettich und Kresse) enthalten Isothiozyanate (Senföle) und Thiozyanate mit antimikrobieller Wirkung. **Benzyl-Isothiozyanat** ist unter allen bekannten Senfölen das gegenüber Bakterien und Pilzen wirksamste Antibiotikum (*Virtanen* 1962). Es entsteht wie das Benzylthiozyanat durch enzymatische Aktivität der Myrosinase aus einer gemeinsamen Vorstufe, dem Glucotropaeolin, das z.B. in Garten- und Kapuzinerkresse, nicht jedoch in Kohlgewächsen, vorkommt (Abb. 2-25).

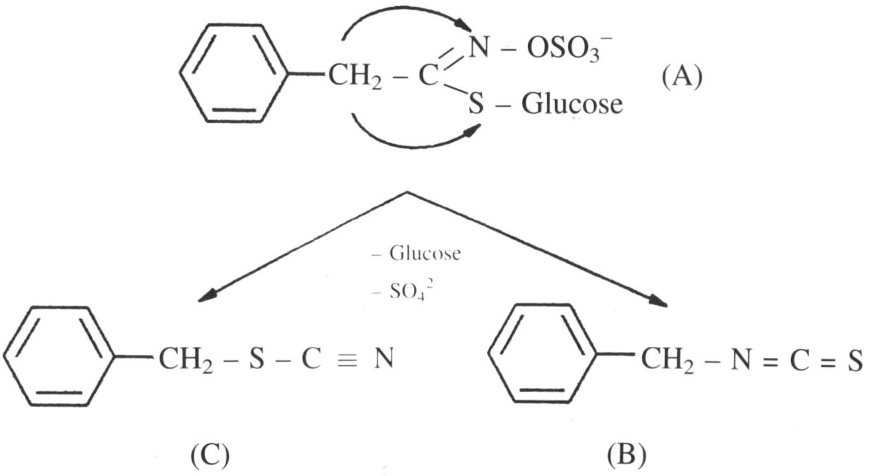

Abb. 2-25: Enzymatischer Abbau des Glucotropaeolins (A) zu Benzyl-Isothiozyanat (B) und Benzyl-Thiozyanat (C) (*Virtanen* 1962)

Der Verzehr von 10–40 g Blättern der **Garten-** oder **Kapuzinerkresse** oder der gleichen Menge **Meerrettichwurzeln** beinhaltet die Aufnahme von 20–80 mg antimikrobiell wirksamen Inhaltsstoffen. Diese Mengen führen dazu, daß in den ableitenden Harnwegen therapeutisch wirksame Konzentrationen (20–100 µg Senföle/ml) an diesen Substanzen vorliegen. Diese Mengen können leicht im Rahmen einer normalen Ernährung aufgenommen werden. Die therapeutischen Wirkungen dieser Mengen sollen bei Infektionen der Harnwege gesichert sein. Die Ausscheidung erreicht nach 4–6 Stunden ihr Maximum und ist nach 10–24 Stunden beendet.
In *Tierexperimenten* wurde festgestellt, daß durch Benzylisothiozyanat Virusinfektionen unterdrückt werden. Dabei wirkte das Senföl nicht direkt zytotoxisch auf das Virus, sondern hemmte die Virusvermehrung durch eine Beeinträchtigung des Virusstoffwechsels (*Winter* 1959).
Für die Abtötung von Bakterien wie z.B. *E. coli* waren dreimal täglich 20–30 g frische Kresseblätter nötig, was über den Rahmen einer normalen Verzehrsmenge hinausgeht (*Winter* 1957). Daraus wurde geschlossen, daß mit frischen Pflanzen keine erfolgreiche Therapie von Infektionen durchgeführt werden kann. Der regelmäßige Verzehr von Kresse oder Meerrettich eignet sich möglicherweise jedoch zur Vorbeugung von bestimmten Infektionen als Bestandteil einer „antimikrobiellen Ernährung", besonders für Personen mit einer erhöhten Anfälligkeit.
Senföle werden aufgrund ihrer guten Fettlöslichkeit im Duodenum restlos resorbiert,

weshalb die Darmflora in den unteren Darmabschnitten – wie sonst bei Antibiotikabehandlung häufig üblich – nicht beeinträchtigt wird. Senföle werden wahrscheinlich in der Leber an Glutathion gebunden. Das Konjugat wird in ein Mercaptursäure-Derivat überführt, welches in den Harn gelangt. Dort kann ein Teil wieder in N-Acetyl-Cystein und antimikrobiell aktives Senföl gespalten werden (*Nahrstedt* 1990). Dies erklärt, weshalb die antimikrobielle Wirkung hauptsächlich auf die Harnwege begrenzt ist. Auf dem deutschen Arzneimittelmarkt gibt es ein Medikament, dessen Wirkstoffe überwiegend aus Benzylisothiozyanat bestehen und das zur Therapie von Infektionen eingesetzt wird.

Flavonoide

Von den Flavonoiden wirken v.a. die **methylierten** Flavonoide, die besonders in Zitrusöl vorkommen (z.B. Nobiletin, Tangeretin, Sinesetin), in niedrigen Konzentrationen antimikrobiell. Teilweise sind sie bereits in einer Konzentration von 2,5 ng/ml wirksam (*Kühnau* 1976b). Methylierte Flavonoide werden im Darm weniger leicht abgebaut als hydroxylierte Flavonoide und werden deshalb in höheren Mengen als diese resorbiert.

Einzelne Flavonoide sind v.a. gegen Viren wirksam. So zeigte **Quercetin** nach oraler Zufuhr bei Mäusen eine protektive Wirkung gegen Tollwut- und andere Viren. Im Vergleich mit dem in der Klinik zur Behandlung von Virusinfektionen eingesetzten Medikament Acyclorvir besitzt Quercetin jedoch nur 1% von dessen Wirkung (*Selway* 1986). Dementsprechend sind sehr hohe Quercetinmengen nötig, um einen gleichen Effekt zu erzielen, die nicht allein durch den Verzehr von pflanzlichen Lebensmitteln aufzunehmen sind. Ähnlich wie bei den Senfölen kommt deshalb den Flavonoiden vermutlich eine Bedeutung bei der Vorbeugung vor Infektionskrankheiten zu.

Die antivirale Wirkung der Flavonoide besteht in einer **direkten Virusinaktivierung**. Vermutlich wird sowohl die Permeabilität der Mikrobenmembran als auch die Aktivität der in den Membranen vorhandenen Enzyme, wie Phospholipase A_2, Cyclooxygenase oder Lipoxygenase, beeinflußt. Dies könnte schließlich zu einer Beeinträchtigung des Mikrobenwachstums führen (*Havsteen* 1983).

Phenolsäuren

Wie im Kap. 2.1.5 (S. 24) *Polyphenole* erläutert, werden unter dem Begriff „Phenolsäuren" sowohl die eigentlichen Phenolsäuren als auch die Hydroxyzimtsäuren dargestellt. Intensiv untersucht wurde die antivirale Wirkung von **Fruchtextrakten** (Tab. 2-36) bzw. von darin vorhandenen Tanninen, die auch als Gerbsäuren bezeichnet werden und im wesentlichen aus Gallussäure und Glukose bestehen (Kap. 2.1.5, S. 24).

Tab. 2-36: Überlebensrate von Polioviren[1] nach einer Behandlung[2] mit Fruchtextrakten (*Konowalchuk* und *Speirs* 1976)

Frucht-extrakt	unverdünnt %	verdünnt[3] %
Heidelbeeren	< 1	< 1
Moosbeeren	< 1	3
Himbeeren	< 1	< 1
Erdbeeren	< 1	< 1
Trauben	< 1	< 1
Pfirsiche	< 1	20
Pflaumen	2	2

[1] $(8,5 \times 10^3$ plaque forming units)
[2] (24 h, 4^0 C)
[3] (1:10)

Die geprüften, unverdünnten Fruchtextrakte hemmten die Polioviren fast vollständig. Eine Verdünnung der Fruchtextrakte (1:10) war ebenfalls antiviral sehr wirksam. Allerdings war die antivirale Wirkung der Fruchtextrakte nur bei bestimmten Viren zu beobachten. Weitere Untersuchungen identifizierten die Gerbsäure als eine in allen Fruchtextrakten vorhandene Phenolsäure, die antiviral wirkte (*Konowalchuk* und *Speirs* 1976). Die Autoren vermuten, daß die entgegengesetzte elektrostatische Ladung von Gerbsäuren und Virushülle für die antivirale Wirkung wichtig sei.

Moosbeeren (engl.: cranberries) sind in Nordamerika beheimatet und ihr Saft ist dort ein sehr beliebtes Getränk. Moosbeerensaft wurde in der Naturheilkunde sehr häufig zur Prävention und Therapie von Harnwegsinfektionen eingesetzt (*Sobota* 1984). In einer klinischen Studie wurden die Auswirkungen von Moosbeerensaft auf die Entstehung von Harnwegsinfektionen untersucht. Für eine Kolonisation und Infektion der Harnwegsepithelien ist das Anhaften von Bakterien an die Epithelzellen (Adhärenz) eine Voraussetzung. Die Adhärenz korreliert mit der Virulenz der Bakterien; je stärker die Adhärenz, um so höher ist die Virulenz der Bakterien.

Die Studienteilnehmer mußten etwa einen halben Liter **Moosbeerensaft** trinken und drei Stunden später wurde der Einfluß des Urins auf die Adhärenz von *E. coli* auf Harnwegsepithelien ermittelt. Es zeigte sich, daß der Urin nach Konsum von Moosbeerensaft die bakterielle Adhärenz signifikant unterdrückte. Dabei wurden durch Moosbeerensaft bzw. durch den Urin nicht die Epithelzellen der Harnwege beeinträchtigt, sondern die Oberflächenstrukturen der Bakterien. Bei der Wirkung auf die bakterielle Adhärenz wurden keine Unterschiede zwischen frisch hergestelltem und industriell hergestelltem Moosbeerensaft festgestellt (*Sobota* 1984).

In einer neuen Studie tranken ältere Frauen täglich etwa 300 ml Moosbeerensaft. Diese Gruppe hatte nach sechs Monaten ein um 58% geringeres Risiko, an Harnwegsinfektionen zu erkranken als die Kontrollgruppe (*Avorn* et al. 1994).

Eine Wirkung auf die bakterielle Adhärenz wurde neben Moosbeeren auch durch **Heidelbeeren** nachgewiesen (*Ofek* et al. 1991). Auch hier könnten wiederum Phenolsäuren an der antibakteriellen Wirkung beteiligt sein.

Die antimikrobielle Wirkung von **Möhren** soll u.a. auch durch die darin vorhandenen Hydroxyzimtsäuren Ferula- und Kaffeesäure bedingt sein (*Virtanen* 1962).

Saponine

Für Saponine wurde von einer Arbeitsgruppe, die systematisch eine große Anzahl von Saponinen auf antimikrobielle Wirkungen untersuchte, eine hemmende Wirkung auf das Wachstum von **Pilzen** berichtet, die für alle untersuchten Saponine charakteristisch war (*Tschesche* und *Wulff* 1965 und 1975). Die Wirkung der Saponine gegen Pilze wurde mit einer Komplexbildung zwischen Saponinen und Sterinen der Pilzmembran erklärt. Die antimikrobielle Wirkung der Saponine ließ sich durch Zugabe von Cholesterin aufheben. Da Saponine nur in sehr geringem Umfang im Darm resorbiert werden, ist es wahrscheinlich, daß sie ihre stärkste antifungale Wirkung im Darm ausüben. Die Tatsache, daß im Darm bei jedem Verdauungsprozeß Cholesterin vorhanden ist, führt jedoch zu dem Schluß, daß eine antimikrobielle Wirkung der Saponine für den Menschen keine Relevanz besitzen dürfte.

Zusammenfassung

Sekundäre Pflanzenstoffe wie Sulfide, Senföle und Polyphenole besitzen eine antimikrobielle Wirkung, die v.a. bei überwiegend pflanzlicher Ernährung einen Schutz vor Infektionen wie z.B. Erkältungskrankheiten bieten kann. Unter besonderer Berücksichtigung von pflanzlichen Nahrungsmitteln, die reich an diesen sekundären Pflanzenstoffen sind, läßt sich eine „antimikrobielle Diät" zusammenstellen, die in Zeiten eines erhöhten Infektionsrisikos möglicherweise eine präventive Maßnahme darstellt bzw. bei einer vorhandenen Infektion die Abwehrleistung des Immunsystems ergänzen könnte.

2.4 Antioxidative Wirkungen der sekundären Pflanzenstoffe

Antioxidantien sind Schutzstoffe, die eine Oxidation von im Körper vorhandenen Molekülen verhindern, indem sie Elektronen abgeben oder Wasserstoffionen aufnehmen, ohne selbst in reaktionsfähige Moleküle umgewandelt zu werden. Moleküle, die Oxidationen leicht auslösen können, sind z.B. der moleku-lare Sauerstoff sowie sauerstoffreiche Ver-bindungen (**Oxidantien**) und eine Gruppe von Atomen oder Molekülen, die als **freie Radikale** bezeichnet werden (Abb. 2-26). Radikale sind äußerst reaktionsfähig, da sie in ihrer Elektronenhülle ein oder zwei unge-paarte Elektronen aufweisen. Aufgrund die-ser Eigenschaften üben Oxidantien und Ra-dikale spezifische Funktionen im Körper aus wie z.B. die intrazelluläre Abtötung von Mikroorganismen durch phagozytierende Zellen des Immunsystems. Allerdings stel-len diese Verbindungen auch eine Gefahr für körpereigene Strukturen dar.

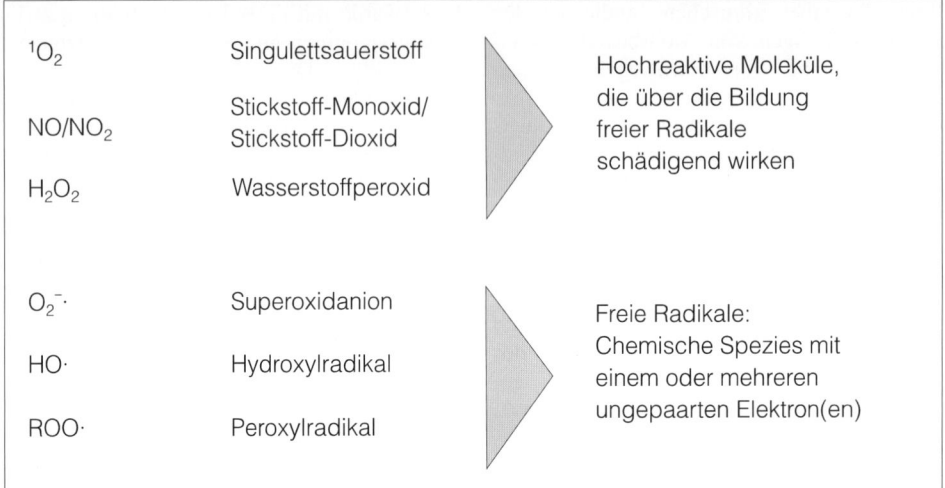

Abb. 2-26: Oxidantien und freie Radikale (*Kübler* 1989)

Für alle auf Sauerstoff angewiesenen Lebe-wesen ist die endogene Bildung von Radi-kalen unvermeidlich. Eisen, Kupfer und an-dere Metalle, die einzelne Elektronen auf-nehmen und abgeben können, dienen dabei als Katalysatoren. Radikale können auch durch ultraviolette Strahlung entstehen und aus der Umwelt über die Nahrung, die Atemluft sowie über das Rauchen aufge-nommen werden (Abb. 2-27).

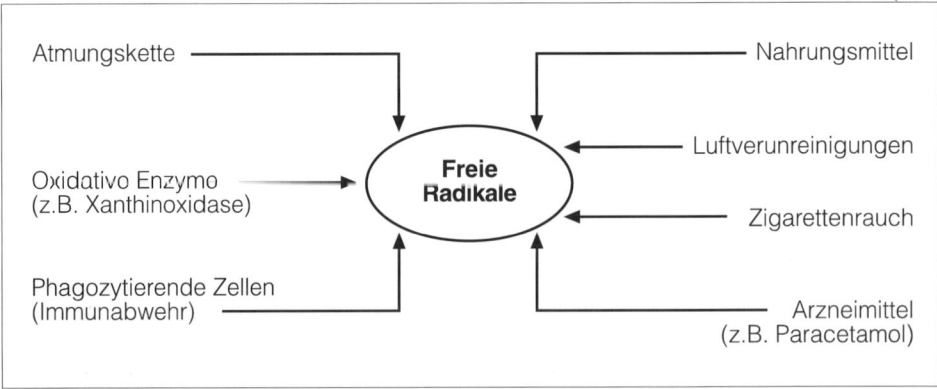

Abb. 2-27: Entstehung von freien Radikalen (*Kübler* 1989)

Reagiert ein Radikal mit einem anderen Atom oder Molekül, bedeutet dies die Abgabe bzw. Aufnahme eines einzelnen Elektrons. Dadurch kann sich ein weiteres Radikal bilden. Dieser Vorgang ist unbegrenzt wiederholbar, es kommt zu einer Kettenreaktion. Ein typisches Beispiel hierfür ist die **Peroxidation von mehrfach ungesättigten Fettsäuren**. Diese Fettsäuren sind bevorzugte Reaktionspartner von Radikalen und molekularem Sauerstoff, da sie aufgrund ihrer Doppelbindungen leicht angreifbar sind. Begünstigt wird deren Oxidation auch dadurch, daß sie Bestandteile von fettlöslichen Bereichen in der Zellmembran sind, in denen Sauerstoff sehr gut löslich ist. Die Peroxidation ungesättigter Fettsäuren läuft nach dem folgenden allgemeinen Reaktionsschema ab:

Tab. 2-37: Auswirkungen der Peroxidation von Membranlipiden (*Kinsella* et al. 1993)

– Zerstörung von Membran-Rezeptoren
– Veränderung der selektiven Membran-Permeabilität
– Oxidation von LDL und dadurch Begünstigung der Atherosklerose
– Beeinflussung der Makrophagen-Funktion (Aufnahme von LDL, Immunmodulation)
– Beeinflussung der Thrombozyten-Funktion
– Protein-Polymerisation
– DNA-Schädigung
– Beeinflussung der Arachidonsäure-Kaskade.

1. Reaktion einer mehrfach ungesättigten Fettsäure (Lipid mit Wasserstoff = LH) mit einem Radikal (R$^{.}$) oder mit molekularem Sauerstoff, der als Diradikal auftritt. Wasserstoff wird auf das Ausgangsradikal übertragen, es entsteht ein Fettsäureradikal (L$^{.}$).

$$R^{.} + LH \longrightarrow L^{.} + RH$$

2. Das entstandene Fettsäureradikal (L$^{.}$) kann sich mit molekularem Sauerstoff zu einem Peroxidradikal (LOO$^{.}$) verbinden.

$$L^{.} + O_2 \longrightarrow LOO^{.}$$

3. Dieses Peroxidradikal bildet dann mit einer weiteren Fettsäure ein Fettsäureperoxid (LOOH) und ein neues Fettsäureradikal.

$$LOO^{.} + LH \longrightarrow LOOH + L^{.}$$

Durch die Oxidation von Lipiden werden die Membranen in ihrer Funktion beeinträchtigt. Radikale und sauerstofffreie Verbindungen schädigen nicht nur ungesättigte Fettsäuren, sondern sie denaturieren Proteine und beeinträchtigen die Struktur von Kohlenhydraten sowie von Nukleinsäuren (*Byers* und *Perry* 1992). Folgen der Peroxidation von Membranlipiden sowie weiterer komplexer zellulärer Strukturen zeigt Tab. 2-37.

Verschiedene **Zivilisationskrankheiten** stehen im Zusammenhang mit Peroxidationen. Relativ gut erforscht ist die Beteiligung von oxidierten Lipoproteinen an der Entstehung der **Atherosklerose**. Normalerweise sind Low-Density-Lipoprotein (LDL)-Partikel durch darin enthaltene Antioxidantien (α-Tocopherol, β-Carotin) vor Oxidationen geschützt. Bei unzureichendem Schutz kommt es zur Oxidation von mehrfach ungesättigten Fettsäuren in den LDL-Partikeln, was u.a. die Veränderung eines darin vorhandenen Proteins (dem Apoprotein B) zur Folge hat. Das Apoprotein B ist an der Bindung von LDL-Partikeln an Rezeptoren der Endothelzellen beteiligt. Oxidierte LDL-Partikel wirken zytotoxisch auf Endothelzellen und binden vermehrt an Rezeptoren der Makrophagen, welche sich vermutlich dadurch zu Schaumzellen umwandeln. Schaumzellen infiltrieren die Blutgefäßwände und tragen damit zur Plaquebildung bei (*Ross* 1986, *Steinberg* et al. 1988 und 1992). Radikale können auf diese Weise an der Entstehung von Herz-Kreislauf-Erkrankungen beteiligt sein. Kausale Zusammenhänge zwischen der Bildung von Radikalen und der Behandlung oder Prävention von Krankheiten wurden bisher auch für die Gruppe der **Krebserkrankungen** und für **Katarakte** (Grauer Star) nachgewiesen.

Antioxidative Mechanismen

Um die schädlichen Wirkungen der Radikale und Oxidantien in Grenzen zu halten, verfügt der Körper über verschiedene, sich gegenseitig ergänzende Schutzmechanismen. Tab. 2-38 faßt die nichtenzymatisch wirkenden Antioxidantien zusammen, die im Blut des Menschen nachgewiesen wurden.

Tab. 2-38: Nichtenzymatische Antioxidantien und ihre Konzentration im Blut des Menschen (*Sies* et al. 1992)

Antioxidantien	(µM/L)
Wasserlösliche Antioxidantien	
Vitamin C	30 – 150
Glutathion	1 – 2
Bilirubin	5 – 20
Harnsäure	160 – 450
Fettlösliche Antioxidantien	
Vitamin E	20 – 45
α-Carotin	0,05 – 0,1
ß-Carotin	0,3 – 0,6
Lykopin	0,5 – 1,0
Lutein	0,1 – 0,3
Zeaxanthin	0,1 – 0,2
Ubiquinol-10	0,4 – 1,0

Neben diesen Antioxidantien gibt es Enzyme, die Reaktionen katalysieren, um diese reaktionsfähigen sauerstoffreichen Verbindungen oder Radikale unschädlich zu machen, wie die Glutathion-Peroxidase, die Katalase und die Superoxid-Dismutase. Im folgenden sollen die enzymatischen und nichtenzymatischen Mechanismen sowie die Wirkung von Antioxidantien dargestellt werden.

Endogene Faktoren

Die **Superoxid-Dismutase** (SOD) ist ein gut untersuchtes enzymatisches System, welches die Umwandlung eines Superoxid-Radikals in Wasserstoffperoxid katalysiert. Das durch die Katalyse der SOD entstehende Wasserstoffperoxid wird von anderen Enzymsystemen, **Glutathion-Peroxidase** oder **Katalase**, unschädlich gemacht. Die Katalase kommt in hoher Konzentration in den Peroxisomen von Erythrozyten und Leberzellen vor:

$$2\ O_2^- + 2\ H^+ \xrightarrow{SOD} O_2 + H_2O_2$$

$$2\ H_2O_2 \xrightarrow{Katalase} 2\ H_2O + O_2$$

Neben SOD und Katalase stellen die verschiedenen Glutathion-Enzyme ein wichtiges System dar, welches die Reaktion des Glutathions mit Radikalen oder Peroxiden katalysieren kann (*Krinsky* 1992; Abb. 2-28).

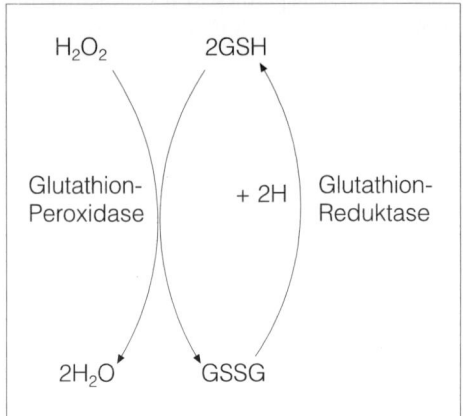

Abb. 2-28: Umwandlung von Wasserstoffperoxid zu Wasser und Regeneration von Glutathion

Glutathion-Peroxidase überträgt Wasserstoff auf Wasserstoffperoxid, wodurch Wasser und oxidiertes Glutathion in Form eines Dimers (GSSG) entstehen; GSSG wird durch die Glutathion-Reduktase wieder zu Glutathion (GSH) reduziert. Alle angeführten Enzymsysteme enthalten Metallionen als Cofaktoren. Die betreffenden Metallionen werden bei den exogenen Faktoren beschrieben.

Zusätzlich zu den Enzymsystemen verfügt der Organismus über weitere endogene Antioxidantien. Physiologische Konzentrationen von **Harnsäure**, dem Abbauprodukt des Purin-Stoffwechsels, wirken im Extrazellulärraum antioxidativ gegenüber wasserlöslichen Radikalen. Bei fettlöslichen Radikalen ist Harnsäure dagegen wirkungslos (*Ames* et al. 1981). Das Endprodukt des Häm-Abbaus, **Bilirubin**, hemmt effektiv die Lipidperoxidation (*Krinsky* 1992). Bilirubin ist als Antioxidans nahezu so effektiv wie Vitamin E (*Stocker* et al. 1991).

Exogene Faktoren

Sowohl epidemiologische als auch experimentelle Untersuchungen belegen, daß antioxidative Nahrungsbestandteile eine protektive Wirkung gegen zahlreiche Krankheiten, darunter auch Krebs und Herz-Kreislauf-Erkrankungen, aufweisen. Seitdem bekannt ist, daß freie Radikale bei der Induktion dieser Krankheiten eine Bedeutung haben, werden Bestandteile der Nahrung im Hinblick auf ihre antioxidative Wirkung genauer untersucht. Mechanismen, wie Antioxidantien im einzelnen wirken, sind jedoch erst teilweise geklärt und optimale Gewebekonzentrationen für maximalen Schutz sind noch nicht definiert.

Da die Oxidation von ungesättigten Fettsäuren nicht nur im tierischen Organismus abläuft, sondern auch zur Zersetzung von Fetten und Ölen in der Nahrung führt, spielen Antioxidantien auch für die Haltbarmachung dieser Lebensmittel eine Rolle. Neben den natürlich in Lebensmitteln vorkommenden Antioxidantien, die auch als exogene, d.h. mit der Nahrung zugeführte, Substanzen für den Körper von Bedeutung sind, werden hierbei auch synthetische Antioxidantien, z.B. BHA (Butylhydroxyanisol) und BHT (Butylhydroxytoluol), eingesetzt (*Gertz* und *Herrmann* 1983).

Essentielle Nährstoffe

Einige essentielle Nährstoffe, wie bestimmte Vitamine und Mineralstoffe, besitzen neben ihrer Hauptfunktion im Stoffwechsel auch antioxidative Wirkungen. Das Ausmaß dieser antioxidativen Wirkungen wird normalerweise an der Fähigkeit gemessen, Lipidperoxidation oder metallkatalysierte ˙Radikalreaktionen zu verhindern (*Krinsky* 1992). Die wichtigsten essentiellen Nährstoffe mit antioxidativer Wirkung sind in Tab. 2-39 dargestellt.

Vitamin E (α-Tocopherol) reagiert mit Hydroxylradikalen, wobei es Wasserstoff abgibt und damit die Kettenreaktion beendet, die sonst zu einer Schädigung der Membranen führen würde. Das so entstandene α-Tocopherolradikal reagiert dann mit einem weiteren Radikal oder wird beispielsweise durch Vitamin C wieder regeneriert. Vit-

Tab. 2-39: Essentielle Nährstoffe mit antioxidativen Wirkungen

Nährstoff	Wirkung
Vitamin E	Radikalfänger
Vitamin C	hemmt Nitrosaminbildung, regeneriert Vitamin E
Selen	Bestandteil des Glutathion-Enzymsystems

amin E wirkt vor allem bei hohem Sauerstoffpartialdruck als Antioxidans, z.B. in den feinen Verästelungen der Lunge.

Vitamin C hemmt über einen Antioxidans-Mechanismus die Bildung von krebserregenden Nitrosaminen und schützt besonders vor Krebserkrankungen des Gastrointestinaltraktes und des Pankreas (*Byers* und *Perry* 1992). Es wirkt in vielen Bereichen synergistisch mit Vitamin E.

Die Enzymsysteme, die Peroxidationen verhindern, sind auf Mineralstoffe als Cofaktoren angewiesen (Tab. 2-40).

Tab. 2-40: Mineralstoffe als Cofaktoren antioxidativ wirkender Enzyme

Enzyme	Cofaktoren
Katalase	Eisen,
SOD	Zink, Kupfer, Mangan
Glutathion-Peroxidase	Selen

Es gibt Hinweise, daß **Selen** selbst, unabhängig von seiner Wirkung als Enzymbestandteil, als Antioxidans wirkt und dadurch möglicherweise eine präventive Wirkung gegen Krebs aufweist. Für eine direkte Antioxidans-Wirkung der anderen Mineralstoffe gibt es bisher keine verläßlichen Kenntnisse.

Sekundäre Pflanzenstoffe

Neben den essentiellen Nährstoffen mit antioxidativer Wirkung rücken sekundäre Pflanzenstoffe, für die eine antioxidative

Wirkung nachgewiesen wurde, immer mehr in den Blickpunkt auf diesem Forschungsgebiet (Tab. 2-41).

Tab. 2-41: Sekundäre Pflanzenstoffe mit antioxidativen Wirkungen

Carotinoide
Polyphenole (Phenolsäuren, Flavonoide)
Phytoöstrogene
Protease-Inhibitoren
Sulfide

Tab. 2-42: Die wichtigsten antioxidativ wirkenden Carotinoide im Blut des Menschen (*Bendich* und *Olson* 1989)

Carotinoid	Provitamin-A-Wirksamkeit
Lykopin	–
α-Carotin	+
ß-Carotin	+
ß-Cryptoxanthin	+
Lutein	–
Zeaxanthin	–

Carotinoide

Carotinoide zeigen biologische Aktivitäten, die unabhängig von ihrer Provitamin-A-Wirkung sind (*Bendich* 1989). In der Pflanze besteht die Aufgabe der Carotinoide im wesentlichen darin, gegen oxidative Einflüsse zu schützen, indem sie durch Lichtenergie aktivierte Moleküle neutralisieren und damit eine Gewebsschädigung verhindern (*Bendich* 1989).

Ähnliche Schutzfunktionen der Carotinoide werden auch in tierischen und menschlichen Geweben diskutiert. Sie erwiesen sich in vitro als Fänger von energiereichem Singulett-Sauerstoff, der im Körper zu erheblichen Zell- und DNA-Schädigungen führen kann (*Bendich* 1989). Carotinoide wirken auch als Radikalfänger. Diese Eigenschaften lassen vermuten, daß die Antioxidanswirkung von Carotinoiden einen Schutzmechanismus vor Krebs und Herz-Kreislauf-Erkrankungen darstellt (*Seelert* 1992).

Die am häufigsten vorkommenden Carotinoide in Fettgewebe und Serum sind Lykopin, α-Carotin, β-Carotin, β-Cryptoxanthin, Lutein und Zeaxanthin (Tab. 2-42). Das β-Cryptoxanthin, α-Carotin und β-Carotin können in Vitamin A umgewandelt werden, Lutein und Lykopin jedoch nicht (*Parker* 1989).

Besonders gut untersucht ist die antioxidative Wirkung des **ß-Carotins**. Das β-Carotin erfüllt seine Rolle als Antioxidans unabhängig von der Provitamin-A-Wirkung und ist besonders aktiv gegen Singulett-Sauerstoff. Es wird angenommen, daß ein Molekül β-Carotin zwei Radikale abfangen und un-

schädlich machen kann (*Burton* und *Ingold* 1981, *Krinsky* 1992). Diese antioxidative Wirkung des β-Carotins erklärt möglicherweise die signifikanten Zusammenhänge zwischen β-Carotin-Aufnahme bzw. β-Carotin-Serumspiegel und der Häufigkeit verschiedener Krebsarten (*Comstock* et al. 1992, Kap. 2.2.3.1, S. 53).

Es gibt Hinweise, daß β-Carotin nur bei niedrigem Sauerstoffpartialdruck als Antioxidans wirkt, z.B. in den peripheren Geweben (*Burton* und *Ingold* 1984, *Krinsky* 1993). Folglich könnte es seine protektiven Wirkungen bei der Entstehung von Lungenkrebs – in der Lunge herrscht ein hoher Sauerstoffpartialdruck – nicht über antioxidative Mechanismen ausüben.

Theoretisch haben alle Carotinoide mit einer konjugierten Doppelbindung eine ähnliche antioxidative Wirkung wie β-Carotin. Einige von ihnen sind sogar wirkungsvollere Radikalfänger als β-Carotin, wie z.B. **Canthaxanthin** und **Astaxanthin**. Diese beiden Carotinoide gelten als wirksame Hydroxylradikalfänger. Für **Lykopin** wurde eine im Vergleich zum β-Carotin bessere Schutzwirkung gegen eine Oxidation durch Singulett-Sauerstoff nachgewiesen (*Rousseau* et al. 1992, *Sies* et al. 1992). Eine Untersuchung über Wechselwirkungen zwischen Vitamin E und Carotinoiden ergab außer für Canthaxanthin keine Hinweise auf eine synergistische Wirkung. Alimentär zugeführtes Canthaxanthin erhöhte den Schutz gegen Lipidperoxidation primär dadurch, daß es die Konzentration des α-Tocopherols in den Membranen erhöhte und weniger durch eine direkte antioxidative Wirkung (*Rousseau* et al. 1992).

Polyphenole
(Phenolsäuren und Flavonoide)

Einige Polyphenole wirken als Radikalfänger, als Chelatbildner für Metalle und als Schutz gegen eine Oxidation durch Singulett-Sauerstoff. Bestimmte Phenolsäuren inhibieren durch ihre antioxidativen Eigenschaften die Bildung kanzerogener Nitrosamine aus Nitrit und sekundären Aminen (*Brandl* und *Herrmann* 1984).

Phenol selbst ist als Antioxidans inaktiv. Voraussetzung für die Reaktivität gegenüber Lipidradikalen sind Alkyl-Gruppen in ortho- und para-Position des Phenolmoleküls (*Shahidi* und *Wanasundara* 1992). Das bei der Reaktion zwischen einem Radikal und antioxidativ wirksamen Polyphenolen entstehende Phenoxy-Radikal wird durch Wanderung des ungepaarten Elektrons im aromatischen Ring stabilisiert (Abb. 2-29).

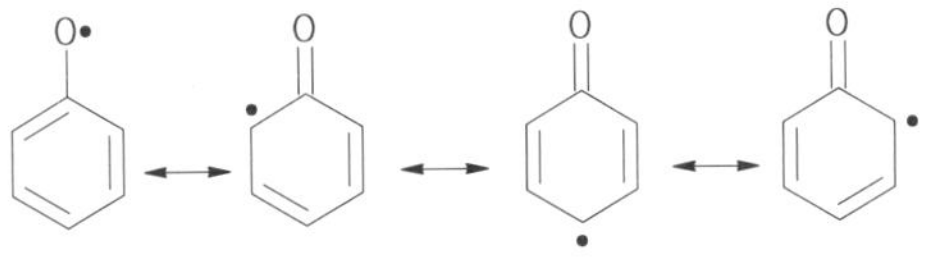

Abb. 2-29: Stabilisierung des Phenoxy-Radikals durch Wanderung des ungepaarten Elektrons im aromatischen Ring (*Shahidi* und *Wanasundara* 1992)

Phenolsäuren

Einige Phenolsäuren zeigen starke antioxidative Eigenschaften (*Graf* und *Eaton* 1993). Die Stärke dieser antioxidativen Eigenschaften hängt von der Anzahl der Hydroxylgruppen im Molekül ab. **Kaffeesäure** hemmt beispielsweise die Lipidperoxidation und gilt als Inhibitor der Hydroxylradikal-Bildung. Diese Inhibitorwirkung beruht auf der Eigenschaft, Metallionen zu binden (*Iwahashi* et al. 1990, *Reddy* und *Lokesh* 1992).

Bei der Untersuchung von Inhaltsstoffen der **Weizenkleie** wurden Ferulasäure, Vanillin-

säure, p-Kumarinsäure und Kaffeesäure für die antioxidative Wirkung der Weizenkleie verantwortlich gemacht. Die Autoren vermuten, daß Phenolsäuren untereinander und mit anderen biologisch aktiven Inhaltsstoffen, die teilweise bisher noch nicht bekannt sind, synergistisch wirken und so die starke antioxidative Wirkung des Weizenkleieextraktes, die durch die einzelnen Phenolsäuren nicht zu erklären ist, hervorrufen (*Onyeneho* und *Hettiarachchy* 1992).

Flavonoide

Neben den fettlöslichen Tocopherolen sind die Flavonoide die mengenmäßig häufigsten und wirksamsten antioxidativen Inhaltsstoffe in pflanzlichen Nahrungsmitteln. Sie sind aufgrund ihrer chemischen Struktur sowohl in hydrophilen als auch in lipophilen Systemen aktiv (*Kühnau* 1976b). Neben einer konzentrationsabhängigen Wirkung spielen Anzahl und Stellung der freien Hydroxylgruppen der Flavonoide eine wesentliche Rolle für die Stärke der antioxidativen Aktivität.

Die stärksten Antioxidantien sind die Flavonoide Quercetin, Myricetin, Quercetagetin und Gossypetin, wobei **Quercetin** das in Nahrungspflanzen am häufigsten vorkommende Flavonoid ist. Es hemmt z.B. die Autoxidation von mehrfach ungesättigten Fettsäuren (*Herrmann* 1970). Flavonoide schützen auch die Ascorbinsäure in Fruchtsäften vor Autoxidation (*Herrmann* 1976). Durch diesen stabilisierenden Einfluß auf die Ascorbinsäure besitzen sie einen „Vitamin-C-sparenden" Effekt (*Kühnau* 1976b). Die antioxidativen Eigenschaften der Flavonoide, besonders von Quercetin und Myricetin, beruhen hauptsächlich auf der Fähigkeit, Superoxidanionen abzufangen (*Robak* und *Gryglewski* 1988).

Untersuchungen über die antioxidative Wirkung von **Zitrusschalen** ergaben, daß hierfür die Flavanonglykoside Hesperidin und Naringin verantwortlich sind. Der Mechanismus der antioxidativen Wirkung dieser Flavanonglykoside soll wie folgt ablaufen: Die Hydroxylgruppen unterbrechen die als Kettenreaktion ablaufende Autoxidation, indem sie Wasserstoff abgeben und dadurch die freien Radikale abfangen (*Kroyer* 1986).

In einer kürzlich erschienenen Studie wurde der Einfluß von Polyphenolen aus **Rotwein** auf die induzierte Oxidation von LDL-Partikeln untersucht, welche bei der Atherogenese eine Rolle spielen. Dabei wurde festgestellt, daß *in vitro* eine 1000-fache Verdünnung des Rotweins (10 µmol/l Gesamtphenole) signifikant stärker die LDL-Partikel vor Oxidation schützte als eine vergleichbare Menge an α-Tocopherol (*Frankel* et al. 1993, *Kanner* et al. 1994). Die Wirkung des Rotweinextraktes war vergleichbar mit der Wirkung von 10 µmol/l Quercetin. Für dieses Flavonoid konnte bereits in früheren Studien eine antioxidative Wirkung bei LDL-Partikeln nachgewiesen werden (*De Whalley* et al. 1990). Der antioxidative Mechanismus beruht wahrscheinlich auf der Fähigkeit der Flavonoide Elektronen abzugeben (*Frankel* et al. 1993).

Diese Wirkung von Rotwein soll teilweise die Begründung für das sog. „French Paradox" sein. Mit diesem Begriff wird die Tatsache beschrieben, daß die Franzosen trotz hoher Fettzufuhr seltener an Herz-Kreislauf-Erkrankungen leiden als US-Amerikaner mit einer niedrigeren Fettaufnahme.

Antioxidativ wirksame Flavonoide sollen auch die Aktivierung von Viren und den durch oxidativen Streß ausgelösten Zelltod von Immunzellen bei HIV/AIDS unterdrükken (*Greenspan* und *Aruoma* 1994).

Curcumin

Das Curcumin als Bestandteil von Gelbwurz hemmt *in vitro* die Lipidperoxidation. Gelbwurz wird als Gewürz verwendet und ist Bestandteil von *Curry-Mischungen*. Für die Antioxidans-Wirkung spielt vermutlich die eisenbindende Eigenschaft eine wesentliche Rolle, da der hemmende Effekt von Curcumin durch Zugabe von Eisenionen vollständig rückgängig gemacht werden konnte (*Reddy* und *Lokesh* 1992). Curcumin war *in vitro* bereits in Konzentrationen wirksam, die unter der von der WHO geschätzten durchschnittlichen täglichen Aufnahme mit der Nahrung lagen (*Salimath* et al. 1986).

Phytoöstrogene

Die beiden Molekülgruppen **Lignane** und **Isoflavonoide** basieren ebenfalls auf der Struktur des Phenols, sie zeigen eine schwache antioxidative Aktivität (*Setchell* und *Adlercreutz* 1988). Das Isoflavonoid **Genistein** hemmt *in vitro* die Bildung von Wasserstoffperoxid sowie die Bildung des Superoxid-Anions, wodurch teilweise dessen antikanzerogene Wirkung (Kap. 2.2.3.9, S. 70) erklärt werden könnte (*Wei* et al. 1993).

Ein besonderes Pflanzenlignan, die katecholische Nordihydroguajaretsäure (NDGA), wurde lange Zeit in der Lebensmittelindustrie als Antioxidans verwendet. Später stellte sich heraus, daß daraus bei Ratten durch bakterielle Umwandlung ein Nierengift entsteht, was den weiteren Einsatz von NDGA als Antioxidans beendete (*Evan* und *Gardner* 1979).

Protease-Inhibitoren

Für bestimmte Protease-Inhibitoren aus Soja- und Limabohnen sowie aus Kartoffeln konnten antioxidative Wirkungen nachgewiesen werden (*Frenkel* et al. 1987, *Friedman* 1992). Die hinsichtlich dieser Wirkung sehr intensiv untersuchten Protease-Inhibitoren sind die Gruppe der **Bowman-Birk-Inhibitoren**, die vor allem in Sojabohnen enthalten sind. Die Antioxidans-Wirkung ist sowohl von der Dosis als auch von der Art des verwendeten Protease-Inhibitors abhängig (*Frenkel* et al. 1987). So zeigten Protease-Inhibitoren, die spezifisch *Chymotrypsin* hemmen, eine starke Antioxidans-Wirkung. Inhibitoren, die hingegen nur *Trypsin* hemmen, zeigten eine zu vernachlässigende oder gar keine Wirkung (Abb. 2-30).

Für die antioxidative Wirkung der Protease-Inhibitoren werden Schwefelatome verantwortlich gemacht. Der genaue Mechanismus ist noch nicht vollständig geklärt. Es wird angenommen, daß die Bildung des Superoxidanion-Radikals und des Wasserstoffperoxids dadurch verhindert wird, daß die Radikale durch die Schwefelatome der Inhibitoren oder ihrer Komplexe gebunden werden (*Friedman* 1992).

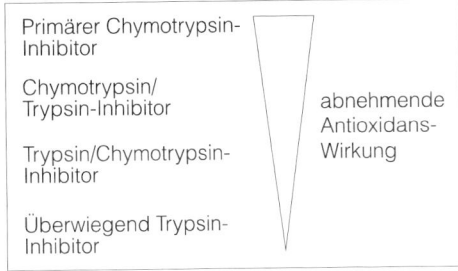

Primärer Chymotrypsin-Inhibitor	
Chymotrypsin/Trypsin-Inhibitor	abnehmende Antioxidans-Wirkung
Trypsin/Chymotrypsin-Inhibitor	
Überwiegend Trypsin-Inhibitor	

Abb. 2-30: Relative Stärke der antioxidativen Wirkung einiger pflanzlicher Protease-Inhibitoren (*Frenkel* et al. 1987, *Friedman* 1992)

Da Protease-Inhibitoren zum überwiegenden Anteil nicht resorbiert werden, schützt ihre antioxidative Wirkung vor allem die Zellen und Moleküle des Magen-Darm-Trakts (Kap. 2.1.6, S. 27).

Sulfide

Einige Sulfide, besonders die Allyl-Di- und -Trisulfide aus Zwiebeln und Knoblauch, induzieren die Synthese des *Glutathion-Enzymsystems*. Sie wirken daher in diesem Zusammenhang nicht primär als Antioxidantien, sondern stimulieren den Antioxidans-Mechanismus.

Schon seit längerer Zeit wird eine direkte antioxidative Aktivität der schwefelhaltigen, biologisch aktiven Inhaltsstoffe des **Knoblauchs** vermutet (*Gaßmann* 1992a).

Die im Tierversuch an Rattenlebermikrosomen beobachtete Membranschutzwirkung der Knoblauchextrakte wurde auf eine Hemmung der Lipidperoxidation durch antioxidative Bestandteile dieser Knoblauchextrakte zurückgeführt (*Horie* et al. 1989). Die Ergebnisse neuerer *in vivo*- und *in vitro*-Untersuchungen weisen darauf hin, daß der Knoblauchinhaltsstoff **Allicin** den Peroxidationsprozeß bei humanem LDL verzögert und dadurch protektiv gegen arterielle Erkrankungen wirkt (*Gaßmann* 1992a). Weitere Gemüse, die reich an schwefelhaltigen Inhaltsstoffen sind (rohe Zwiebeln und roher Rettich), schützten Erythrozytenmembranen vor Lipidperoxidation (*Salimath* et al. 1986).

Zusammenfassung

Die Ergebnisse zahlreicher epidemiologischer Studien zeigen Zusammenhänge zwischen einem niedrigen Antioxidantienstatus und einem hohen Risiko für Krebs, Grauen Star und Herz-Kreislauf-Erkrankungen. Es wird vermutet, daß einer der Mechanismen, der zu diesen Erkrankungen führt, eine unzureichende Neutralisation von Radikalen und anderen schädigenden Molekülen ist. Bewertet wird der Antioxidantienstatus durch die Bestimmung der Serumwerte der einzelnen Antioxidantien sowie durch die Höhe des Gemüse- und Obstverzehrs und über die Identifizierung von Inhaltsstoffen dieser Nahrungsmittel, die antioxidative Eigenschaften aufweisen.

Bisher ist noch nicht eindeutig geklärt, ob die antioxidative Wirkung von Gemüse und Obst durch

– die Vitamine,
– die Carotinoide,
– den Gehalt weiterer sekundärer Pflanzenstoffe wie Polyphenole, Sulfide und Protease-Inhibitoren,
– durch die synergistische Wirkung der einzelnen Antioxidantien oder
– durch andere Bestandteile bedingt ist, die zur Zeit noch nicht identifiziert sind.

Allgemein trägt ein hoher Gemüse- und Obstverzehr über die damit verbundene hohe Aufnahme an Antioxidantien zur Prävention von z.B. Krebs und Herz-Kreislauf-Erkrankungen bei. Dies formulieren und fordern auch die Ernährungsempfehlungen verschiedener internationaler Institutionen einschließlich der Deutschen Gesellschaft für Ernährung (*National Research Council* 1989, S. 261, *DGE* 1989).

Zu berücksichtigen ist hierbei, daß küchentechnische **Zubereitungsverfahren** den Gehalt an antioxidativ wirkenden Pflanzenstoffen beeinflussen: Flavonoide gehen z.B. durch das Schälen von Gemüse und Obst verloren. Untersuchungen über die Hitzestabilität einzelner Carotinoide ergaben bei β-Carotin Rückgänge bis zu 10%, für sauerstoffhaltige Carotinoide (Xanthophylle) jedoch Verluste bis zu 100% (*Beecher* und *Khachik* 1989, *Khachik* et al. 1992). Um derartige Verluste zu vermeiden, sollte für einen wünschenswert hohen Antioxidantienstatus auf eine ausreichende Zufuhr von **unerhitzter Frischkost** in Form von Obst und Gemüse – auch in Form von Salaten – geachtet werden.

2.5 Antithrombotische Wirkungen der sekundären Pflanzenstoffe

Die **Blutgerinnung** kann als ein Kaskadenprozeß bezeichnet werden, an dem verschiedene Glykoproteine im Serum in aufeinanderfolgenden Stufen beteiligt sind (Abb. 2-31). Bei der Gerinnung ändern die Thrombozyten (Blutplättchen) ihre Form und produzieren Faktoren, die wiederum Ausgangsstoffe für weitere, an der Blutgerinnung beteiligte Faktoren darstellen. Das Phospholipid Thromboplastin bewirkt zusammen mit Calciumionen (Faktor IV) und Proakzelerin (Faktor V) die Bildung des Akzelerins (Faktor VI), welches das in der Leber gebildete Prothrombin (Faktor II) in Thrombin überführt. Thrombin aktiviert den letzten Schritt der Blutgerinnungskaskade, eine Umwandlung von Fibrinogen (Faktor I) in Fibrin. Nun erfolgt das Zusammenziehen der Fibrinfäden und das Auspressen des Serums, was die Bildung eines Blutkuchens zur Folge hat. Die Fibrinolyse erfolgt durch proteolytische Enzyme.

Normalerweise ist das Blutgerinnungssystem im Gleichgewicht mit dem fibrinauflösenden System. Ein Ungleichgewicht im Blutgerinnungssystem kann zu einem erhöhten Herzinfarkt-Risiko beitragen. Nicht nur Stoffwechselstörungen, sondern auch die Ernährung kann die Blutgerinnung beeinflussen. Eine kürzlich veröffentlichte Studie konnte jedoch keinen Unterschied in der Thrombozytenaggregation sowie in der Blutgerinnungszeit zwischen Veganern und vergleichbaren Kontrollpersonen feststellen (*Sanders* und *Roshanai* 1992).

Als Kriterium zur Erfassung von Ernährungswirkungen auf die Blutgerinnung werden hauptsächlich die Konzentration an Fibrinogen im Plasma, die Blutgerinnungszeit sowie die fibrinolytische Aktivität bestimmt.

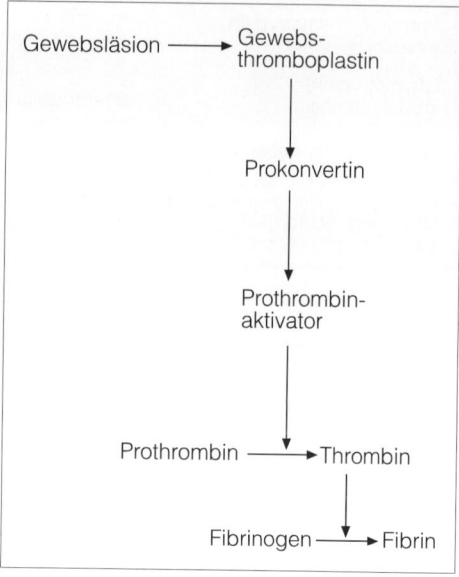

Abb. 2-31: Vereinfachtes Schema der Blutgerinnungskaskade

Lebensmittelinhaltsstoffe, die einen Einfluß auf die Blutgerinnung haben, können sowohl Makronährstoffe als auch Mikronährstoffe sein. Als Beispiel für die Makronährstoffe seien hier die **Omega-3-Fettsäuren** genannt. Als Bestandteile von Fetten und Ölen in Meeresfischen, Krusten- und Schalentieren können sie die Blutgerinnung hemmen und somit einer Thrombose vorbeugen (*National Research Council* 1989, S. 205). Geringe Mengen von Omega-3-Fettsäuren sind auch in Walnüssen, Leinsaat, Raps und Sojabohnen enthalten.

Sulfide

Schwefelhaltige Verbindungen, wie sie v.a. in **Knoblauch** und **Zwiebeln** vorkommen, besitzen eine stark hemmende Wirkung auf die Thrombozytenaggregation und eine aktivierende Wirkung auf die Fibrinolyse (*Gaßmann* 1992b). Diese Zusammenhänge wurden in zahlreichen experimentellen sowie vereinzelt in epidemiologischen Studien untersucht. Eine Studie mit Vegetariern einer in Indien lebenden Religionsgemeinschaft zeigte sehr deutlich den Einfluß von Knoblauch und Zwiebeln auf die Blutgerinnung (*Sainani* et al. 1979). Anhand des Knoblauch- und Zwiebelverzehrs wurden bei diesen Vegetariern folgende Gruppen festgelegt:

Gruppe 1:	Verzehr von mindestens 50 g Knoblauch und 600 g Zwiebeln wöchentlich
Gruppe 2:	Verzehr von maximal 10 g Knoblauch und 200 g Zwiebeln wöchentlich
Gruppe 3:	Weder Verzehr von Knoblauch noch von Zwiebeln.

Probanden der Gruppe 3 wiesen die kürzeste Blutgerinnungszeit, die höchste Fibrinogenkonzentration im Plasma und die geringste fibrinolytische Aktivität auf. Zwischen Gruppe 1 und 2 bestanden signifikante Unterschiede bezüglich der Blutgerinnungszeit sowie der Fibrinogenkonzentration. Als besonders wirksame Komponenten in Knoblauch wurden **Allicin** und **Ajoen**, ein durch Selbstkondensation aus Allicin entstehendes Sulfid (Abb. 2-32), identifiziert. Allicin kann auch zu 2-Propensulfensäure und Thioacrolein zerfallen, woraus weitere Verbindungen mit antithrombotischer Wirkung entstehen können (*Block* 1985).

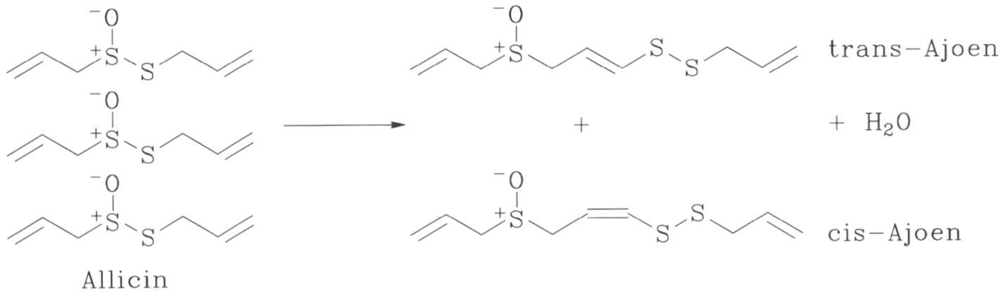

Abb. 2-32: Entstehung von Ajoen aus Allicin (*Block* 1985)

Ajoen hemmt in vitro von allen Sulfiden die Thrombozytenaggregation am stärksten und ist in seiner Wirkung vergleichbar mit dem sehr wirksamen Aspirin (Acetylsalicylsäure) (*Apitz-Castro* et al. 1986). Es blockiert die Thrombozytenaggregation u.a. vermutlich dadurch, daß es Fibrinogenrezeptoren auf Thrombozyten besetzt (*Block* 1985).

Ajoen konnte bisher weder in dehydriertem Knoblauchpulver, noch in Tabletten, Ölen oder sonstigen Extrakten nachgewiesen werden. Folglich kann eine Ajoenzufuhr nur durch den Verzehr von frischem Knoblauch erfolgen. Allicin und Ajoen wirken auf die Thrombozytenaggregation auch über eine Hemmung von Enzymen des Cyclo- bzw. Lipoxygenasesystems, welche die Bildung von Prostaglandinen, Thromboxanen sowie Prostacyclinen katalysieren (*Gaßmann* 1992b). Besonders das Thromboxan A_2 induziert die Thrombozytenaggregation.

Flavonoide

Verschiedene Flavonoide können ebenfalls die Blutgerinnung beeinflussen. Ihre Wirkung erfolgt über eine Hemmung des Arachidonsäurestoffwechsels, dessen Endprodukte die Prostaglandine und Thromboxane sind. Flavonoide können einerseits – wie die Sulfide – direkt Enzyme des Cyclo- und Lipoxygenasesystems hemmen und dadurch zu einer verringerten Thromboxan A_2-Bildung führen (*Middleton* 1988, *Middleton* und *Kandaswami* 1992). Andererseits wirken Flavonoide durch ihre antioxidativen Eigenschaften hemmend auf die Blutgerinnung (*Kinsella* et al. 1993).

Da Lipidperoxide die Thromboxan A_2-Synthese fördern, verringern Flavonoide sowie weitere in Gemüse und Obst vorkommende, antioxidativ wirkende Polyphenole die Bildung von Thromboxan A_2 und tragen so indirekt zur Hemmung der Thrombozytenaggregation bei.

In einer epidemiologischen Studie korrelierte die Flavonoidaufnahme negativ mit dem Risiko für Herz-Kreislauf-Erkrankungen. Die Personengruppe mit der höchsten Flavonoidaufnahme zeigte die niedrigste Mortalität für Herz-Kreislauf-Erkrankungen (*Hertog* et al. 1993b).

Methoxylierte Flavonoide wie **Nobiletin** verhindern die Thrombozytenaggregation effektiver als hydroxylierte Flavonoide wie **Hesperitin** (Abb. 2-33). Während die meisten Flavonoide in eßbaren Pflanzen hydroxyliert sind, enthalten Zitrusfrüchte einen hohen Anteil an methoxylierten Flavonoiden (*Robbins* 1980).

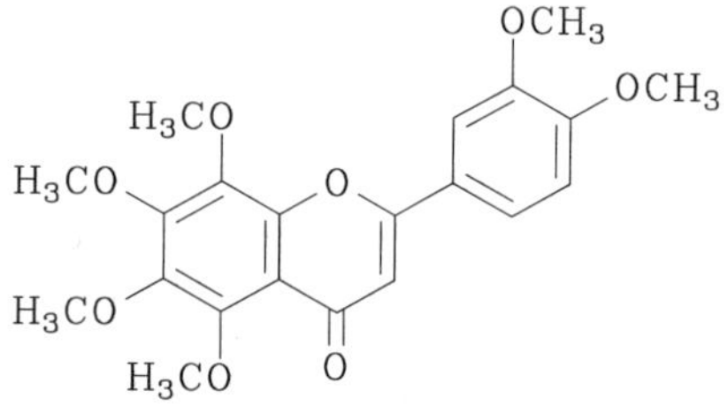

Nobiletin

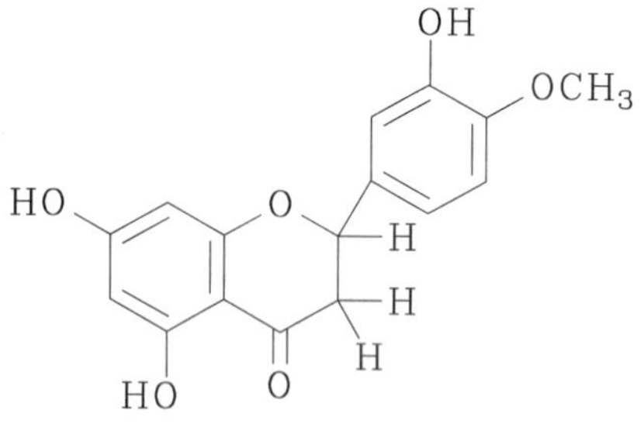

Hesperitin

Abb. 2-33: Struktur von Nobiletin und Hesperitin

Genistein, ein Vertreter der Isoflavonoide, hemmt in vitro die Bindung von Thromboxan A_2 an Rezeptoren auf Thrombozy-ten und blockiert auf diese Weise die Thrombozytenaggregation (*Nakashima* et al. 1991).

Adenosin
Aus verschiedenen in Asien weitverbreiteten Speisepilzen konnten ebenfalls verschiedene antithrombotisch wirkende Substanzen identifiziert werden. Die schwarzen **Chinamorcheln Mu-Err** weisen eine antithrombotische Wirkung auf, als wirksame Substanz wurde das Adenosin identifiziert (*Makheja* und *Bailey* 1980, *Agarwal* et al. 1982).
Die **Speisepilzspezies Auricularia** weist ebenfalls eine Blutgerinnungs-hemmende Wirkung auf, welche auf Adenosin zurückgeführt wird (*Eder* und *Weig* 1988). Adenosin stellt auch in **Honigmelonen** einen der antithrombotisch wirkenden Stoffe dar (*Altman* et al. 1985).
Adenosin wird nicht nur über die Nahrung aufgenommen, sondern ist auch eine vom Körper synthetisierte Substanz, die an dem Reaktionsweg (von ATP zu AMP) beteiligt ist. Zwiebelgewächse und verschiedene Arzneipflanzen enthalten nennenswerte Mengen an Adenosin (Tab. 2-43).

Tab. 2-43: Adenosingehalt einiger Arzneipflanzen (*Koch* und *Hahn* 1988)

Pflanze	Organ	mg/100g
Knoblauch	Zwiebel	56,0
Küchenzwiebel	Zwiebel	59,0
Arnika	Blüten	9,8
Süßsack	Blätter	7,2
Weißdorn	Früchte	4,6
Kümmel	Früchte	3,5

Ingwer hat ebenfalls einen Einfluß auf die Fließeigenschaften des Blutes. Die Synthese von Thromboxanen, welche die Thrombozytenaggregation fördern, wurde von Ingwer dosisabhängig gehemmt. Das Antikoagulans wurde als **Gingerol** identifiziert (*Srivastava* 1984), dessen chemische Struktur mit dem Aspirin verwandt ist (Abb. 2-34).

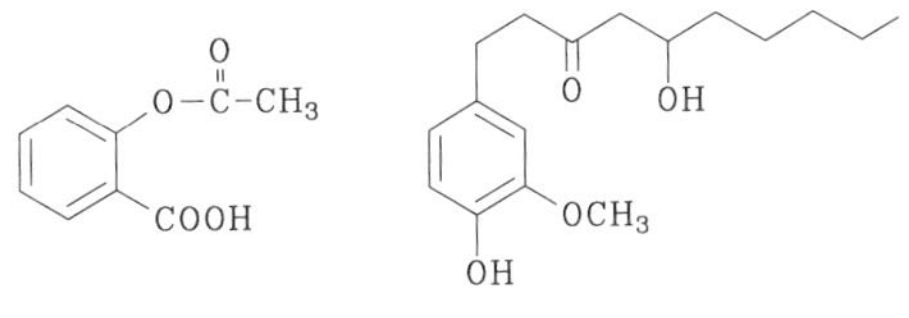

Abb. 2-34: Struktur von Gingerol und Aspirin

Neben Knoblauch und Zwiebeln beeinflussen noch weitere Gewürze wie z.B. **Chilipfeffer** die fibrinolytische Aktivität. In einer Fall-Kontroll-Studie wurde dieser Zusammenhang untersucht. Dabei wurde ein Kollektiv in Thailand (regelmäßig hoher Chilipfefferkonsum) mit einem amerikanischen Kollektiv (niedriger Chilipfefferkonsum) verglichen. Die Untersuchung zeigte, daß Personen mit einem hohen Chilipfefferkonsum eine signifikant höhere fibrinolytische Aktivität und niedrigere Plasmafibrinogenkonzentrationen aufweisen als Personen mit niedrigem Chilipfefferkonsum (*Visudhiphan* et al. 1982).

Alkyl- und **Alkenylresorcinole** kommen in großen Mengen in Roggen, weniger in Weizen und Triticale und in geringen Mengen in anderen Getreidearten vor. Sie weisen eine antithrombotische und entzündungshemmende Wirkung auf, die aufgrund struktureller Ähnlichkeit mit Phenolen möglicherweise durch ihre Wirkung als Antioxidans oder Inhibitor im Arachidonsäurestoffwechsel bedingt ist (*Hengtrakul* et al. 1991).

Zusammenfassung
Es zeigt sich, daß eine Reihe von sekundären Pflanzenstoffen antithrombotische Wirkungen ausüben kann. Dabei handelt es sich um Substanzen, die auch gleichzeitig andere gesundheitsfördernde Eigenschaften aufweisen. Da u.a. das Zusammenwirken dieser Aspekte von Bedeutung sein kann, ist eine Aufnahme dieser sekundären Pflanzenstoffe im Nahrungsverbund sinnvoll.

2.6 Blutdruck-regulierende Wirkungen der sekundären Pflanzenstoffe

Die *WHO* (Weltgesundheitsorganisation) definiert **Hypertonie** bei einem systolischen Blutdruck über 160 mmHg und einen diastolischen Blutdruck über 95 mmHg. Der **normale Blutdruck** von Erwachsenen beträgt 140 mmHg systolisch und 90 mmHg diastolisch (*Kluthe* und *Kist* 1988, S. 79). Bei einem systolischen Blutdruckwert unter 100 mmHg handelt es sich um eine **Hypotonie**.
Die Häufigkeit der Hypertonie in Deutschland wird mit 12–15% aller Erwachsenen angegeben, was insgesamt etwa sechs Mio. Menschen entspricht (*Kasper* 1991, S. 259). Bei 80–90% dieser Fälle handelt es sich um eine primäre Hypertonie, die keine organische Ursache hat und die therapeutisch beeinflußt werden kann. Bei den übrigen Fällen handelt es sich um eine symptomatische oder sekundäre Hypertonie; hierzu zählen u.a. die renale, endokrine und kardiovaskuläre Hypertonie (*Greminger* et al. 1987).

Bluthochdruck zählt zu den Hauptursachen von Herzinfarkt (Thrombose), Schlaganfall und anderen Herz-Kreislauf-Erkrankungen. Im Jahre 1989 waren die Hälfte aller Todesursachen in Deutschland (alte und neue Bundesländer) auf Krankheiten des Kreislaufsystems zurückzuführen (Tab. 2-13, S. 34); jeder fünfte Todesfall war auf akuten Herzinfarkt zurückzuführen (*Statistisches Bundesamt* 1992).

Regulation des Blutdruckes
Endogene Faktoren
Bei der Regulation des Blutdrucks spielen exogene und endogene Faktoren eine Rolle (Tab. 2-44).

Bei höher organisierten, vielzelligen Lebewesen erfolgt der Stoffaustausch der Zelle über das zirkulierende Blut. Das Blut transportiert Nährstoffe und Sauerstoff vom Darm bzw. der Lunge zu den Zellen und nimmt hier Endprodukte des Zellstoffwech-

Tab. 2-44: Blutdruck-regulierende Faktoren (nach *Frohlich* 1983)

Endogene Faktoren	Exogene Faktoren
Geschlecht	Psychosozialer Streß
Alter	Emotionaler Streß
Körpergewicht	Körperliche Aktivität
Rasse	
Veranlagung	Ernährung (hohe Zufuhr von
Nervensystem	Nahrungsenergie,
Depressorhormone	Kochsalz, Alkohol)
Nebennierenhormone	
Renin-Angiotensin-Aldosteron-System	
Elektrolytkonzentrationen (Na^+, K^+, Mg^{2+}, Ca^{2+})	
Mechanische bzw. hämodynamische Faktoren (Viskosität des Blutes, Elastizität der Gefäßwand)	
Gefäßvolumen (ändert sich z.B. durch Ablagerungen)	

sels auf. Die Entfernung der ausscheidungspflichtigen Stoffwechselendprodukte aus dem Blut erfolgt über Lunge (Kohlendioxid), Leber (toxische Substanzen wie Ammoniak) und Niere (Harnsäure, Wasser und Elektrolyte). Zu den endogenen Blutdruckregulierenden Faktoren zählen u.a. das Nervensystem, Depressorhormone, das Renin-Angiotensin-Aldosteron-System und die Nebennierenhormone (Abb. 2-35).

Obwohl oft angenommen wird, daß Natrium (Na) – ein Hauptbestandteil des Speisesalzes (NaCl) – eine Blutdruck-regulierende Wirkung hat, ist dieser Zusammenhang noch nicht eindeutig geklärt. Entscheidend für die Regulation des Blutdruckes ist vielmehr das *Verhältnis von Natrium zu Kalium* (Na^+:K^+). Die Plasmamembranen fast aller tierischer Zellen enthalten **Na^+-K^+-„Pumpen"**, die ionische Formen des Natriums gegen den Konzentrationsgradienten aus der Zelle hinaus und Kalium in die Zelle hinein pumpen (Abb. 2-36). Dieser Gradient ist nicht nur für das Zellmembranpotential verantwortlich, er kontrolliert auch das Volumen der

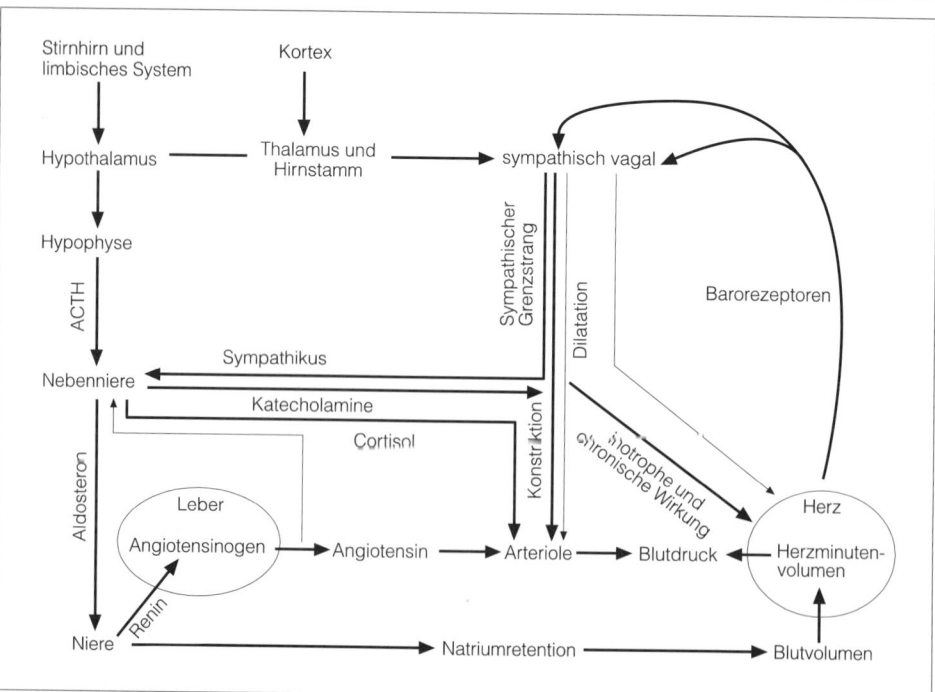

Abb. 2-35: Schematische Darstellung der Regulation des Blutdruckes

Zelle sowie des extrazellulären Raumes und ermöglicht den transmembranen Transport von Zuckern und Aminosäuren. Mit dem Ionentransport ist ein Wassertransport zur Regulation der intrazellulären Flüssigkeit gekoppelt. Dieser Flüssigkeitstransport reguliert das Blutvolumen, das wiederum den Blutdruck beeinflußt.

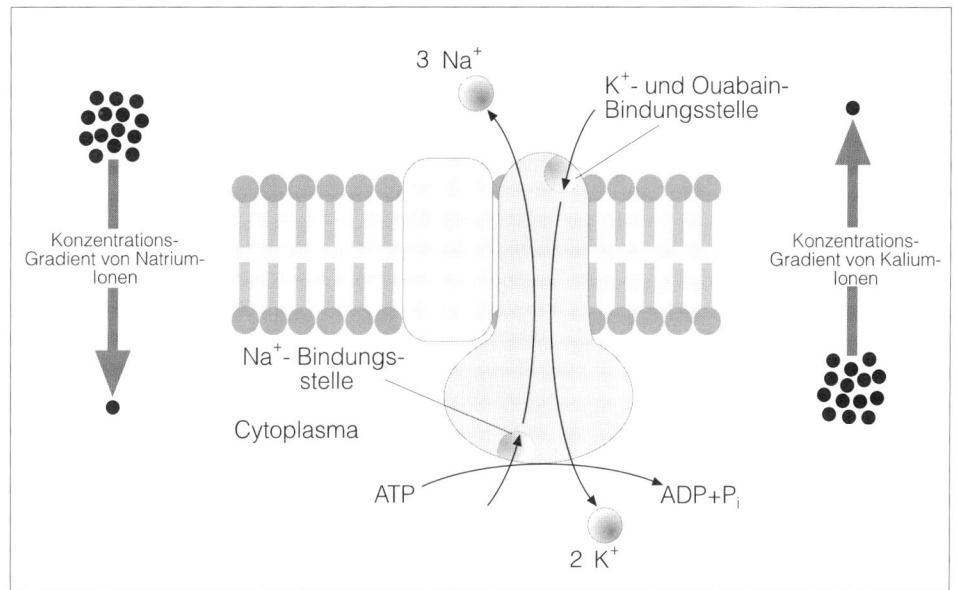

Abb. 2-36: Schematische Darstellung der Na$^+$-K$^+$-Pumpe (*Alberts* 1986, S. 320)

Exogene Faktoren
Beim Vergleich verschiedener Bevölkerungsgruppen treten weltweit sehr deutliche Unterschiede im Blutdruck auf, die neben genetischen Faktoren hauptsächlich auf kulturspezifische Aspekte zurückzuführen sind. So zeigen verschiedene Studien, daß bei Angehörigen traditioneller Kulturen wie den Khoi San im südlichen Afrika, Inuit in der Arktis, Polynesiern oder zentralamerikanischen Indianervölkern eine Abweichung von den in diesen Völkern üblichen Blutdruckwerten registriert wurde, nachdem Bestandteile einer modernen Ernährung, wie z.B isolierter Zucker, Salz, Fleisch- und Fischkonserven und andere verarbeitete Lebensmittel, Verbreitung gefunden hatten (*Sever* et al. 1980, *Poulter* et al. 1985).
Die Sterblichkeitsrate an **Herz-Kreislauf-Erkrankungen** wurde über 10–12 Jahre hinweg bei einer britischen Gruppe von fast 5.000 Vegetariern und einer nicht-ve-getarischen Vergleichsgruppe beobachtet. Die **Vegetarier** wiesen eine signifikant niedrigere Sterblichkeit an Herz-Kreislauf-Erkrankungen als die Kontrollgruppe auf, was auf die spezifische Ernährung der Vegetarier zurückgeführt wurde (*Burr* und *Butland* 1988). Weitere bei Vegetariern (Adventisten des Siebten Tages) durchgeführte Studien stellten einen niedrigeren Blutdruckwert als bei Personen mit gemischter Kost fest (*Armstrong* et al. 1979, *Melby* et al. 1994).
Die bei Vegetariern häufiger im Normbereich liegenden Blutdruckwerte könnten auf die vergleichsweise hohe Kaliumzufuhr zurückzuführen sein. Zur Diskussion stehen auch eine veränderte Ballaststoff- und Fettaufnahme, niedrigere Blutviskosität sowie ein niedrigerer Salzkonsum, der bei Vegetariern mit Werten zwischen 1,7 und 2,9 g pro Tag deutlich unter den in Deutschland üblichen Mengen von 12–15 g pro Tag liegt (*Schönhöfer-Rempt* 1988, S. 24).

Eine **ballaststoffreiche Nahrung** (Kap. 3, S. 117) kann auf mehreren Wegen zur Blutdrucksenkung beitragen (*Anderson* 1983 und 1985). Bei der Verdauung von Bohnen im Dickdarm werden die darin vorhandenen Ballaststoffe, die zu den primären Pflanzenstoffen zählen, durch Bakterien zu kurzkettigen Fettsäuren abgebaut, die eine Blutdruck-senkende Wirkung haben (*Anderson* et al. 1984, *Anderson* und *Tietyen-Clark* 1986). Pektine sind wasserlösliche Ballaststoffe, die z.B. in Bananen, Zitrusfrüchten und vor allem in Äpfeln vorkommen und ebenfalls Blutdruck-senkend wirken (*Anderson* und *Tietyen-Clark* 1986).

Bei den **sekundären Pflanzenstoffen**, die eine Blutdruck-regulierende Wirkung aufweisen, handelt es sich vorwiegend um Alkaloide, die vor allem von subtropischen und tropischen Pflanzen synthetisiert werden. Ein allgemein bekanntes Beispiel für sekundäre Pflanzenstoffe mit Blutdruck-regulierender Wirkung ist das **Koffein**, ein Purinderivat, das zu der Xanthinsubgruppe der Alkaloide zählt und das in Kaffee, Tee, Colagetränken, Kakao und somit auch in Schokolade vorkommt.

Die Blutdruck-regulierenden Wirkungen von **Kaffee** waren lange Zeit umstritten, da im Rahmen von Beobachtungen festgestellt wurde, daß Koffein den Blutdruck senken, erhöhen oder unbeeinflußt lassen kann. Die widersprüchlichen Resultate wurden nachträglich darauf zurückgeführt, daß keine systematische Unterscheidung zwischen regelmäßigen und unregelmäßigen Konsumenten von Kaffee getroffen wurde (*Curatslo* und *Robertson* 1983).

Inzwischen ist bekannt, daß bei Personen mit einem regelmäßigen Konsum von Kaffee eine Toleranz entsteht, die bewirkt, daß der Blutdruck durch das Trinken von Kaffee nicht verändert wird, während sich bei Personen, die unregelmäßig Kaffee trinken, der Blutdruck nach Kaffeekonsum erhöht.

Koffein wird im Darm schnell resorbiert; innerhalb von 30–60 Min. steigt die Konzentration im Blut auf ihren höchsten Wert und bleibt sechs bis zwölf Stunden lang meßbar (*Sienko* und *Plane* 1974, *Kasper* 1991, S.

421). Vermutlich beruhen die pharmakologischen Wirkungen von Koffein teilweise auf dessen antagonistischem Verhalten gegenüber Adenosin. Koffein und *Theophyllin*, ein Alkaloid, das in geringen Mengen in schwarzem Tee vorkommt, sind Strukturanaloge von Adenosin (Abb. 2-37). Diese können Rezeptoren blockieren und auf diese Weise eine Blutdruckerhöhung herbeiführen (*Daly* 1982).

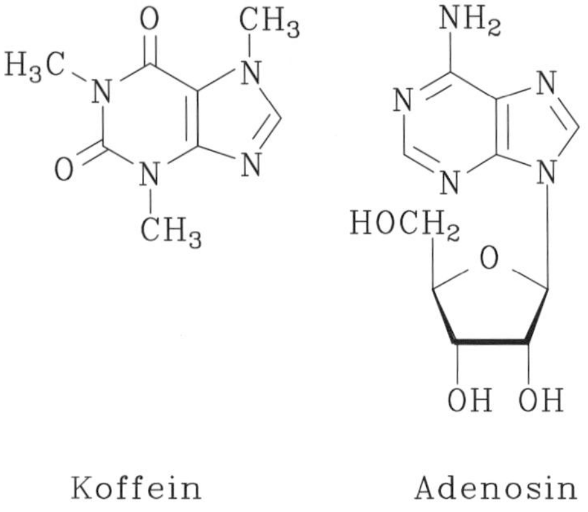

Abb. 2-37: Struktur von Koffein und Adenosin

Neben Theophyllin enthält **schwarzer Tee** auch Substanzen mit Blutdruck-senkender Wirkung, z.B. Flavonoide, die auch in grünem Tee vorkommen (*Bokuchava* und *Skobekva* 1980). In einer französischen Studie wurde Ratten zwei aus schwarzem Tee isolierte Flavonoide verabreicht, was eine Blutdrucksenkung zur Folge hatte (*Henry* et al. 1980).

Weitere Blutdruck-senkende Pflanzenstoffe wurden in **Knoblauch** identifiziert. Durch Untersuchungen an Tieren mit normalem und experimentell erzeugtem hohen Blutdruck, die enteral und parenteral gefriergetrockneten Knoblauchpreßsaft sowie ein Lauchpräparat zugeführt bekamen, konnte ein Blutdruck-senkender Effekt nachgewiesen werden (*Malik* und *Siddiqui* 1981). Klinische Beobachtungen bei Menschen belegen, daß frischer Knoblauch sowie bestimmte Knoblauchpräparate Blutdruck-senkend wirken.

Generell ist dieser Effekt nur gering und läßt sich bestenfalls bei der Behandlung einer Grenzwerthypertonie anwenden (*Weiß* 1986). Noch keine endgültige Klarheit besteht über die zugrunde liegenden Mechanismen. Als wirksame Stoffe im Knoblauch wurden u.a. Adenosin sowie Allicin identifiziert, die möglicherweise über einen Einfluß auf den Prostaglandinstoffwechsel sowie das Angiotensin-I-konvertierende Enzym wirksam sind (*Koch* und *Hahn* 1988, S. 106, *Gaßmann* 1992a und 1992b).

Als ein Problem bei der Bewertung der vorliegenden Untersuchungsergebnisse ergibt sich, daß es gegenwärtig kaum standardisierte Knoblauchextrakte gibt und somit kaum eine Vergleichbarkeit der Ergebnisse möglich ist.

Pleurotus sajor-caju ist eine Pilzart, die in Asien häufig verzehrt wird. Die Blutdruckregulierenden Wirkungen dieses Pilzes werden auf den reichen Gehalt an Kalium und Calcium zurückgeführt. Bei Experimenten mit Ratten wurde jedoch eine dosisabhängige Senkung des systolischen Blutdrucks beobachtet, die nicht mit der Elektrolytkonzentration korrelierte. Die ersten Forschungsergebnisse deuten auf eine aktive Komponente hin, die das Renin-Angiotensin-System beeinflußt (*Tam* et al. 1986).

Lakritz (Süßholzwurzel) enthält ein Saponin, Glycyrrhizin, das bei hoher Zufuhr eine Blutdruck-steigernde Wirkung bei Menschen hervorruft (*Spinks* und *Fenwick* 1990). Extrakte aus Seealgen der Gattung Laminaria (Braunalgen) induzierten bei Ratten nach parenteraler Verabreichung eine Blutdruck-senkende Wirkung, als Wirksubstanz wurde das Histamin identifiziert (*Funayama* und *Hikino* 1981).

Zusammenfassung
Als höchst komplexer biochemischer Prozeß hängt die Blutdruckregulierung von zahlreichen Faktoren ab. Meistens ist es kein einzelner Stoff, der allein eine Blutdruckänderung hervorruft. In Kaffee wurden mehr als hundert chemische Stoffe identifiziert, und es ist anzunehmen, daß nicht nur Koffein eine pharmakologische Wirkung erzeugen kann.

2.7 Cholesterin-senkende Wirkungen der sekundären Pflanzenstoffe

Cholesterin erfüllt im Organismus als Bestandteil von Zellmembranen sowie als Ausgangssubstanz für die Synthese von primären Gallensäuren und Steroidhormonen zahlreiche physiologische Funktionen. Ein überhöhter Serumcholesterinspiegel wirkt sich jedoch negativ auf den Organismus aus und wird als ein Risikofaktor für die Entstehung von Herz-Kreislauf-Erkrankungen angesehen. Die Zusammensetzung der Nahrung beeinflußt dabei teilweise den Serumcholesterinspiegel.

Tierische Lebensmittel fördern im allgemeinen eine Erhöhung des Serumcholesterinspiegels durch ihren hohen Gehalt an Gesamtfett, an gesättigten Fettsäuren sowie an Cholesterin. Im Gegensatz dazu zeichnen sich *pflanzliche Lebensmittel* durch einen in der Regel niedrigeren Gehalt an Gesamtfett und an gesättigten Fettsäuren sowie einen hohen Gehalt an mehrfach ungesättigten Fettsäuren aus; Cholesterin kommt in pflanzlichen Lebensmitteln nicht vor. Pflanzliche Lebensmittel enthalten dagegen Inhaltsstoffe mit Cholesterin-senkender Wirkung, z.B. Ballaststoffe (Kap. 3, S. 117), sowie bestimmte sekundäre Pflanzenstoffe wie Saponine, Phytosterine, Tocotrienole, Indole, Anthozyanine und Alliin.

Saponine
Saponine sind stickstofffreie Glykoside, die hauptsächlich in Hülsenfrüchten vorkommen. Die Cholesterin-senkende Wirkung von Saponinen beruht auf einem direkten sowie auf einem indirekten Effekt. Nach bisherigem Kenntnisstand erfolgt der direkte Effekt durch die Bildung eines unlöslichen Saponin-Cholesterin-Komplexes im Gastrointestinaltrakt, wodurch die Absorption des Nahrungscholesterins gehemmt wird. Zahlreiche Laborversuche mit ungereinigten Saponinextrakten, z.B. aus Luzernesamen und – sprossen, bestätigen diese Komplexbildung (*Story* et al. 1984).

Der indirekte Cholesterin-senkende Effekt der Saponine besteht in der Hemmung des *enterohepatischen Kreislaufes* der primären Gallensäuren (Abb. 2-38). **Primäre Gallensäuren** sind mengenmäßig die bedeutendsten aus Cholesterin synthetisierten Substanzen. Die primären Gallensäuren gelangen über den Gallengang in den oberen Teil des Dünndarms, wo sie mit Fettsäuren, Monoglyzeriden und Cholesterin Mizellen bilden und dadurch die Lipidresorption ermöglichen. Nach der Lipidresorption in den oberen Dünndarmabschnitten werden die primären Gallensäuren im unteren Dünndarmabschnitt (Ileum) reabsorbiert und gelangen

via Pfortader zurück zur Leber. Auf diese Weise zirkuliert der Großteil der primären Gallensäuren im enterohepatischen Kreislauf; lediglich 0,6 g pro Tag werden mit den Fäzes ausgeschieden.

Saponine binden primäre Gallensäuren und erhöhen dadurch deren fäkale Ausscheidung. Folglich kommt es in der Leber zu einer vermehrten Neusynthese der primären Gallensäuren aus dem körpereigenen Cholesterin-Pool, was zu einer Senkung des Serumcholesterinspiegels führt (*Mölgaard* et al. 1987).

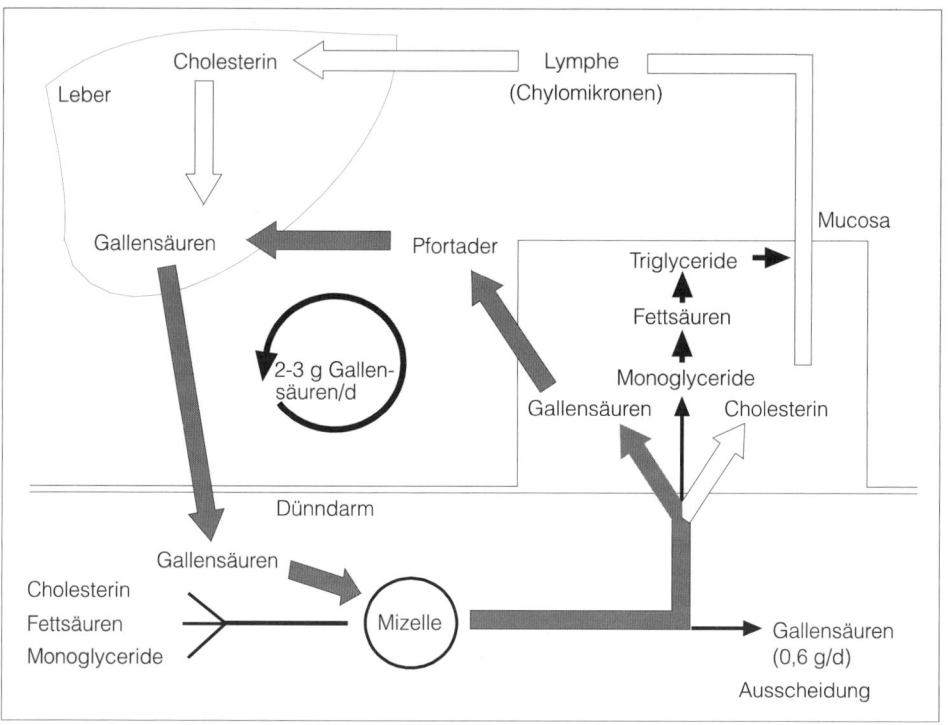

Abb. 2-38: Enterohepatischer Kreislauf der Gallensäuren

Die Hemmung der Reabsorption von primären Gallensäuren durch deren Bindung an Saponine kann aufgrund des amphibolen Charakters beider Substanzen erklärt werden. Saponine und primäre Gallensäuren bestehen sowohl aus einem hydrophoben (wasserabstoßenden) als auch aus einem hydrophilen (wasserbindenden) Teil. In wässriger Lösung bilden Saponine und primäre Gallensäuren kleine Mizellen, wobei sich

ihre hydrophoben Triterpen- oder Steroidgruppen zu kleinen Stapeln aneinander reihen (Abb. 2-39). Die Vermengung von Saponinen und primären Gallensäuren führt zur Bildung größerer, gemischter Mizellen. Die beiden hydrophoben Gruppen überlagern sich abwechselnd und es entstehen lange Reihen mit einigen hundert Molekülen (Abb. 2-39). Diese gemischten Mizellen sind zu groß, um die Darmwand passieren zu können, und stehen so nicht mehr für eine Reabsorption zur Verfügung (*Sidhu* und *Oakenfull* 1986).

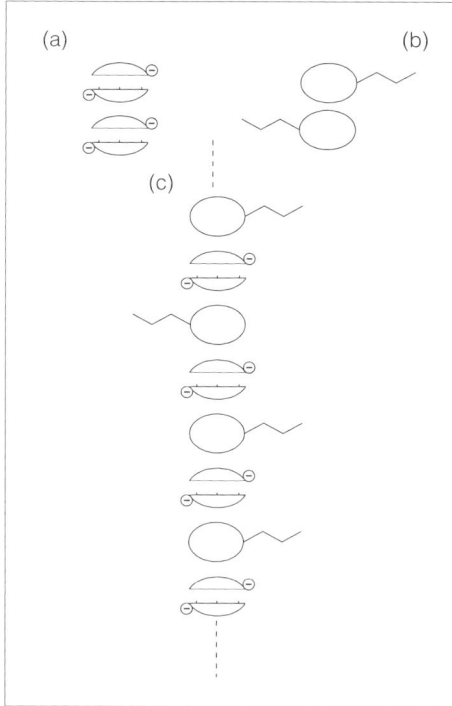

Abb. 2-39: Schematische Darstellung der Mizellenbildung aus
(a) Gallensäuren
(b) Saponinen
(c) Saponinen mit Gallensäuren
(*Sidhu* und *Oakenfull* 1986)

Eine Reihe von Untersuchungen an Nagetieren (*Malinow* et al. 1977 und 1980, *Rao* und *Kendall* 1986, *Amigo* et al. 1992) und an Affen (*Malinow* et al. 1981) bestätigen die eindeutige Serumcholesterin-senkende Wirkung von isolierten Saponinen. Im Gegensatz dazu sind die Ergebnisse aus Untersuchungen am Menschen weniger aufschlußreich, da keine isolierten Saponine eingesetzt wurden, sondern saponinhaltige Lebensmittel, die gleichzeitig weitere Substanzen mit Cholesterin-senkender Wirkung enthalten (*Thompson* 1993).
Bohnen und **Luzerne** sind reich an Saponinen und können somit für die Reduktion

des Serumcholesterinspiegels eine bedeutende Rolle spielen. Bei Patienten mit einer Hyperlipoproteinämie vom Typ II bewirkte die Gabe von täglich dreimal 40 g hitzebehandelten Luzernesamen zu einer Normalkost nach acht Wochen eine Senkung des Gesamtcholesterinspiegels im Serum um 17% und des LDL-Cholesterins um 18%. Die maximale Reduzierung des Serumcholesterinspiegels und des LDL-Cholesterins lag bei 20 bzw. 30% (*Mölgaard* et al. 1987).

Es wird vermutet, daß die Cholesterin-senkenden Mechanismen *saponinspezifisch*, d.h. je nach pflanzlichem Ursprung der Saponine, ablaufen. So sollen z.B. Saponine aus der Luzerne in erster Linie für die Hemmung der Cholesterinabsorption im Intestinaltrakt verantwortlich sein, während sich Sojabohnensaponine eher an primäre Gallensäuren und/oder Cholesterin binden und damit deren fäkale Exkretion erhöhen. Aussagen über den tatsächlichen Cholesterin-senkenden Mechanismus der Saponine sind derzeit kaum möglich, da die Isolierung der chemisch sehr komplex strukturierten Saponine sehr aufwendig ist und dementsprechend nur wenig Saponine in isolierter Form erhältlich sind.
Die Senkung des Cholesterinspiegels mit isolierten Saponinen aus Pflanzenextrakten könnte zu der Schlußfolgerung führen, daß diese besser geeignet sind als der Verzehr von saponinhaltigen Nahrungspflanzen. Saponinhaltige Lebensmittel haben jedoch gegenüber isolierten Saponinextrakten den Vorteil, daß sie weitere Cholesterin-senkende Substanzen enthalten und damit ein breiteres Wirkungsspektrum aufweisen. Außerdem sind mit dem Verzehr saponinhaltiger Lebensmittel die Folgen überhöhter Dosiermengen kaum zu befürchten.

Bei den Untersuchungen über die Wirkung isolierter Saponinextrakte wurden Gemische nicht weiter definierter Saponine in unterschiedlichen Konzentrationen eingesetzt. Dabei ist derzeit noch nicht bekannt, ab welcher Konzentration Saponinextrakte nicht mehr gesundheitsfördernd, sondern toxisch wirken, indem sie z.B. die Permeabilität der Darmwand erhöhen. Dagegen sind saponinhaltige Lebensmittel geeignet, in der **Prophylaxe** einer Hypercholesterinämie eingesetzt zu werden. Der gezielte Einsatz von saponinhaltigen Nahrungspflanzen sollte bei der Behandlung von Hypercholesterinämien einbezogen werden.

Phytosterine

Phytosterine sind dem Cholesterin verwandte Pflanzensteroide. Höhere Konzentrationen von Phytosterinen kommen hauptsächlich in Pflanzenölen vor. Kaltgepreßte, native Speiseöle, insbesondere die Keimöle, enthalten zwischen 0,2 - 2,6% Gesamtsteroide. Bei den Gesamtsteroidfraktionen bilden das β-Sitosterin gefolgt vom Campesterin und Sigmasterin die Hauptsteroide.

Obwohl die Cholesterin-senkende Wirkung der Phytosterine als gesichert gilt, kann über den Wirkmechanismus noch keine klare Aussage gemacht werden. Es wird vermutet, daß Phytosterine die Cholesterinabsorption beeinträchtigen, indem sie mit dem Cholesterin auskristallisieren (*Mattson* et al. 1982). Weiterhin gibt es Hinweise auf eine systemische Wirkung, da selbst nach intraperitonealer Injektion von Phytosterinen ein Cholesterin-senkender Effekt nachgewiesen werden konnte (*Gerson* et al. 1961, *Konlande* und *Fisher* 1969). So beeinflussen Phytosterine auch Schlüsselenzyme des Cholesterinstoffwechsels in der Leber (*Laraki* et al. 1993).

Eine effektive **Hemmung der Cholesterinabsorption** ist allerdings nur dann zu erreichen, wenn die Phytosterine *gleichzeitig* mit dem Cholesterin in der Nahrung vorhanden sind, d.h. gleichzeitiger Verzehr von tierischen (z.B. Fleisch oder Eier) und pflanzlichen Lebensmitteln (z.B. Gemüse, Vollkornprodukte oder Hülsenfrüchte) was bei einer üblichen Mahlzeit, die u.a. Salate und Gemüse beinhaltet, auch der Fall ist.

Nach neueren Untersuchungen läßt sich eine Hemmung der Cholesterinabsorption bereits mit einer Phytosterinaufnahme von etwa 3 g pro Tag erzielen, darüber liegende Konzentrationen zeigten keine weiteren Wirkungen. Bei einer Gabe von 1 g β-Sitosterin als Teil einer Versuchskost, die 492 mg Cholesterin enthielt, konnte eine

Hemmung der Cholesterinabsorption von etwa 50% festgestellt werden (*Mattson* et al. 1982).

In einem *Tierexperiment* wurden u.a. die Wirkungen von Phytosterinen auf verschiedene Cholesterinfraktionen untersucht. Die Anreicherung eines Futters mit 10% Butter, 1,25% Cholesterin und 5% Phytosterinen zeigte nach 18 Tagen einen um etwa 68% niedrigeren Gesamtcholesterinspiegel und einen 90% niedrigeren LDL- und VLDL-Cholesterinspiegel als bei der Diät ohne Phytosterine (*Hirai* et al. 1984). Isolierte Phytosterine werden bereits seit einiger Zeit bei Hypercholesterinämie therapeutisch eingesetzt (*Mattson* et al. 1982).

Tocotrienole

Die Tocotrienole sind vor allem in Samen von Gerste, Hafer und Roggen sowie in Ölen zu finden (*Spiller* 1991). Besonders reich an Tocotrienolen ist das Öl der **Gerste** mit 648 mg/kg (*Wang* et al. 1993). Palm-, Gersten- und Haferöl enthalten 10–20% α-Tocopherol, 15–20% α-Tocotrienol, 30–35% γ-Tocotrienol und 20–25% δ-Tocotrienole (*Qureshi* et al. 1991b, *Wang* et al. 1993). Im Samen befinden sich die Tocotrienole hauptsächlich in dessen Randschichten. Sie sind eng mit dem Vitamin E (α-Tocopherol) verwandt und leiten sich vom 2-Methyl-6- Hydroxy-Chroman-Ring ab. Im Gegensatz zu den Tocopherolen enthalten die Tocotrienole am C-2 Atom des Chromanrings eine ungesättigte isoprenoide Seitenkette (Abb. 2-40).

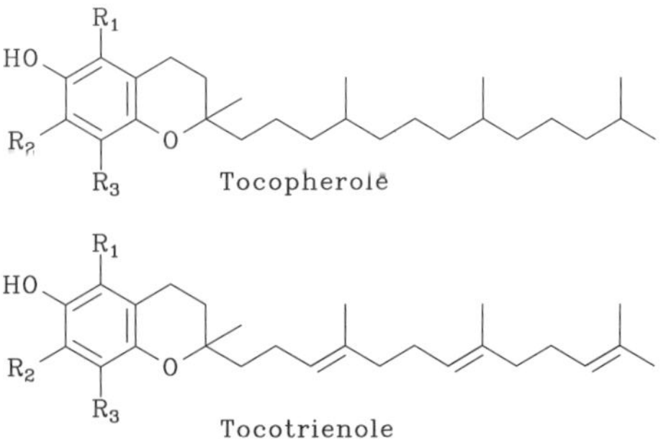

Abb. 2-40: Strukturformeln von Tocopherolen und Tocotrienolen

Durch die ungesättigte Seitenkette weisen Tocotrienole eine weitaus geringere biologische Vitamin-E-Wirkung auf als die Tocopherole.

Die Wirkung der Tocotrienole bezieht sich in erster Linie auf die Hemmung der Cholesterinsynthese in der Leber (Abb. 2-41).

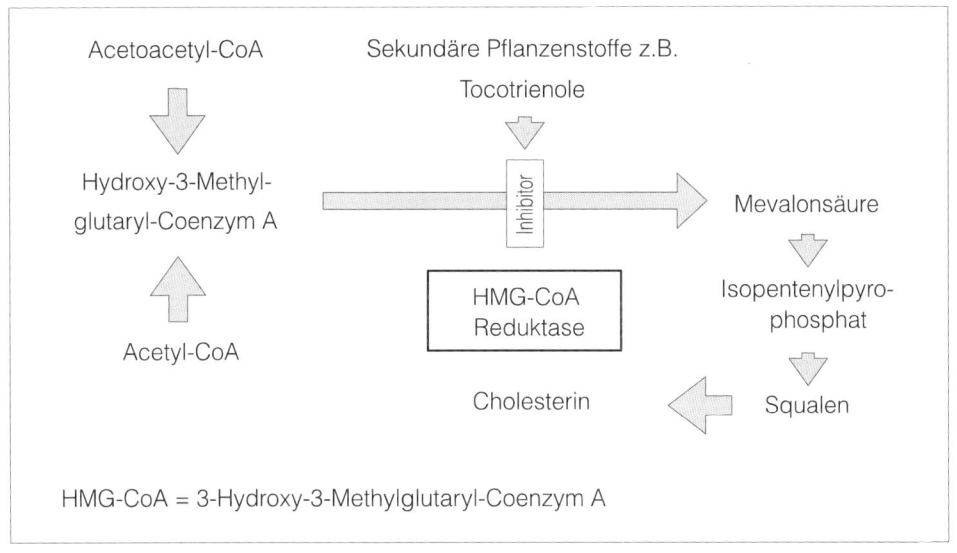

Abb. 2-41: Regulation der Cholesterinsynthese

Die **Cholesterinsynthese** wird mit der Bildung des 3-Hydroxy-3-Methylglutaryl-CoenzymA (HMG-CoA) aus Acetyl-CoA und Acetoacetyl-CoA eingeleitet. Mittels der HMG-CoA-Reduktase, die den geschwindigkeitsbestimmenden Schritt der Cholesterinsynthese katalysiert, erfolgt die Reduzierung des HMG-CoA zu Mevalonsäure. Die Synthese von Mevalonsäure ist damit ein wichtiger Kontrollpunkt, über den die Cholesterinsynthese reguliert wird. Die weiteren Syntheseschritte können in die drei Abschnitte, Synthese von Isopentenylpyrophosphat, Kondensation von Isopentenylpyrophosphat zu Squalen und Umwandlung von Squalen zu Cholesterin, unterteilt werden.
Tocotrienole hemmen somit die Cholesterinsynthese, indem sie die Aktivität der HMG-CoA-Reduktase sowie deren Konzentration verringern und dadurch die Bildung der Mevalonsäure blockieren. Zusätzlich modulieren Tocotrienole die intrazellulären Mechanismen, welche die HMG-CoA-Reduktase-Aktivität regulieren (*Elson* et al. 1992, *Parker* et al. 1993). Damit unterscheidet sich

der Wirkungsbereich der Tocotrienole von den bereits erörterten Serumcholesterin-senkenden sekundären Pflanzenstoffen, deren Wirkung auf den Intestinaltrakt beschränkt ist.

Bei einer Untersuchung an *Schweinen* wurden einer Gruppe mit einer genetisch-bedingten Hypercholesterinämie sowie einer Kontrollgruppe ohne Lipidstoffwechsel-störung ein Standardfutter verfüttert, das mit 50 µg/g einer isolierten Tocotrienol-reichen Fraktion aus Palmöl substituiert war. Nach 42 Tagen zeigte sich im Serum der Versuchsgruppe eine Reduktion des Gesamtcholesterins um 44% und des LDL-Cholesterins um 60% (*Qureshi* et al. 1991b).

Untersuchungen am *Menschen* bestätigen die Ergebnisse aus Tierversuchen, daß oral verabreichte Tocotrienol-reiche Fraktionen aus **Palmöl** die Gesamtcholesterin- und die LDL-Cholesterinkonzentrationen im Serum senken können (*Qureshi* et al. 1991a, *Tan* et al. 1991). In einer Doppelblindstudie am

Menschen wurde die Wirkung einer aus Palmöl isolierten Tocotrienol-reichen Fraktion (50 mg bestehend aus 10–15% α-Tocopherol, 12–15% α-Tocotrienol, 35–40% γ-Tocotrienol und 25–30% δ-Tocotrienol) auf den Serumcholeseringehalt von Probanden mit erhöhten Cholesterinspiegeln verglichen. Dabei reduzierten sich im Serum die Konzentrationen des Gesamtcholesterins um 15% und die des LDL-Cholesterins um 8%; die HDL-Cholesterinkonzentration blieb unverändert.

Als wirksamste Substanz der Tocotrienolreichen Fraktion wurde das γ-Tocotrienol vermutet. Daher wurde einer Teilgruppe in dieser Studie für vier Wochen viermal 50 mg γ-Tocotrienol pro Tag (entspricht 309 ml Gerstenöl) verabreicht, wodurch sich der Gesamtcholesterinspiegel im Serum um 31% reduzierte (*Qureshi* et al. 1991a).

Alliin

Zwiebelgewächsen und vor allem dem Knoblauch werden aufgrund ihrer Vielfalt an bioaktiven Schwefelverbindungen eine Reihe gesundheitsfördernder Wirkungen zugeschrieben. So ist der Verzehr von **Knoblauch** auch eine Möglichkeit, um Fettstoffwechselstörungen vorzubeugen. Die Wirkung des Knoblauchs beruht auf der Verminderung der Blutlipid- und im speziellen der Cholesterinsynthese. So werden Schlüsselenzyme wie die Fettsäure-Synthetase, HMG-CoA-Reduktase, Cholesterin-7α-Hydroxylase und die Acyl-CoA-Cholesterin-Acyltransferase (ACAT) gehemmt. Als wirksame Inhibitoren haben sich verschiedene Schwefelverbindungen des Knoblauchs erwiesen (*Gaßmann* 1992b).

Für die **Hemmung der Cholesterinsynthese** in der Leber kann aufgrund bisheriger Untersuchungen dem Alliin eine zentrale Rolle zugesprochen werden. Wahrscheinlich reagiert das Alliin neben anderen schwefelhaltigen Verbindungen des Knoblauchs mit der SH-Gruppe der HMG-CoA-Reduktase. Die entstandenen Disulfidbrücken blockieren vorübergehend die Acetylübertragung, wodurch die Folgereaktionen der Cholesterinsynthese nicht ablaufen können (*Koch* und *Hahn* 1988, S. 113; Abb. 2-41, S. 103).

Über die **lipidsenkende Wirkung** des Knoblauchs liegen eine ganze Reihe entsprechender Untersuchungen sowohl an gesunden Probanden als auch an hyperlipidämischen und hypercholesterinämischen Patienten vor (*Koch* und *Hahn* 1988, S. 109, *Gaßmann* 1992b). In verschiedenen Untersuchungen konnte gezeigt werden, daß Probanden beim regelmäßigen Verzehr größerer Mengen Knoblauch und Zwiebeln niedrigere Blutlipid- und Serumcholesterinwerte aufwiesen als solche, die diese Lebensmittel nicht verzehrten (*Koch* und *Hahn* 1988, S. 110).

So konnte in einer Studie mit gesunden Probanden, die über sieben Tage eine fettreiche Diät erhielten, am 8. Tag ein um 30% erhöhter Serumcholesterinspiegel sowie ein um 17% erhöhter Triglyzeridspiegel nachgewiesen werden. Der fettreichen Diät wurden in der zweiten Woche täglich insgesamt 40 g frischer Knoblauch zugesetzt. Am Ende der zweiten Woche lagen die entsprechenden Serumspiegel noch unter den Ausgangswerten. Die Lipidsenkung war in allen Fällen statistisch signifikant (*Bakhsh* und *Chugtai* 1984).

Als eine zusätzliche Cholesterin-senkende Wirkung des Knoblauchs wird die **Verzögerung der Lipidperoxidation** diskutiert. Die durch Radikale ausgelöste Lipidperoxidation in den LDL verändert sowohl die Apolipoproteine (Apo B) als auch die Struktur der Cholesterin- und Phospholipidschicht der LDL. Dadurch ist die Identifizierung der LDL durch die spezifischen Zellrezeptoren nicht mehr gewährleistet, so daß sie weder von der Zelle aufgenommen noch von ihr verstoffwechselt werden können. Folglich kommt es zu einer Phagozytose der LDL durch Makrophagen, die sich wiederum auf bisher ungeklärte Weise in Schaumzellen umwandeln und die athrogene Plaquebildung verursachen (Kap. 2.4, S. 83).

Neben natürlichen Antioxidantien wie Carotinoiden und den Vitaminen E und C wirkte auch Allicin (enzymatisches Abbauprodukt des Alliin) diesem Prozeß entgegen. Dabei scheinen die reduzierenden Thioallylverbindungen (z.B. Allicin = *Diallylthiosulfat*) die reaktiven Moleküle zu sein (*Lin* 1991, *Diplock* 1991).

Aufgrund kürzlich veröffentlichter Ergebnisse aus *Tierversuchen* sollen auch die Indole sowie die **Anthozyanine** zu einer Senkung des Serumcholesterins beitragen können. Sowohl *Indol-3-Carbinol* als auch die im Magen bei niedrigem pH-Wert entstehenden Kondensationsprodukte des Indol-3-Carbinols hemmen in vitro das Enzym ACAT. In vivo führte die orale Zufuhr von Indol-3-Carbinol bei Mäusen zu einer signifikanten Senkung des LDL- sowie des VLDL-Cholesterins (*Dunn* und *Leblanc* 1994). **Nasunin** sowie dessen Aglucon **Delphinidin**, sie machen den Hauptanteil der Anthozyanine in Auberginen aus, senken nach oraler Aufnahme das Gesamtcholesterin im Serum und erhöhen das HDL-Cholesterin (*Kayamori* und *Igarashi* 1994).

Bei einer kürzlich veröffentlichten Studie an Probanden mit erhöhtem Risiko für Herz-Kreislauf-Erkrankungen konnte die Cholesterin-senkende Wirkung einer fettreduzierten sowie obst- und gemüsereichen Ernährung bestätigt werden. Die Teilnehmer mußten täglich insgesamt mindestens 400 g Obst, Gemüse, Hülsenfrüchte und Vollkornprodukte verzehren. Die Kontrollgruppe erhielt lediglich eine fettreduzierte Kost. Nach 12 Wochen wurde bei der Versuchsgruppe im Gegensatz zur Kontrollgruppe eine Reduzierung des Gesamtcholesterinspiegels um 6,5% und des LDL-Cholesterins um 7,3% festgestellt. Der HDL-Cholesterinspiegel erhöhte sich um 5,6%. Diese Studie macht deutlich, daß eine Ernährungsumstellung sowohl als Vorsorgemaßnahme als auch zur Therapie eine teure medikamentöse Behandlung der Hypercholesterinämie ersetzen bzw. unterstützen könnte (*Singh* et al. 1992).

Zusammenfassung
Die hier dargestellten sekundären Pflanzenstoffe sind komplexe Pflanzenbestandteile, die eine Senkung des Gesamtcholesterins im Serum herbeiführen können. Durch den Verzehr einer **pflanzenreichen Nahrung** ist es möglich, dem Organismus ständig kleine Mengen dieser pharmakologisch wirksamen Pflanzenstoffe zuzuführen.

2.8 Blutglukose-regulierende Wirkungen der sekundären Pflanzenstoffe

Eine Reihe von Zivilisationskrankheiten, wie Diabetes mellitus Typ II, Fettsucht oder Fettstoffwechselstörungen, stehen in engem Zusammenhang mit einer energiereichen Ernährung, die zudem meistens durch eine niedrige Ballaststoffaufnahme und eine hohe Zufuhr an **isolierten Kohlenhydraten** (z.B. Süßigkeiten oder zuckerhaltige Erfrischungsgetränke) gekennzeichnet ist.

Kohlenhydrathaltige Lebensmittel werden im Intestinaltrakt unterschiedlich schnell verdaut und resorbiert und besitzen deshalb spezifische physiologische Wirkungen auf den Organismus. Zur Beschreibung und Darstellung der glykämischen Wirkung kohlenhydratreicher Lebensmittel dient der **glykämische Index** (GI). Zu dessen Bestimmung werden nach dem Verzehr von Glukose und einer Testmahlzeit mit gleicher Kohlenhydratmenge die entstehenden Flächen unter der Blutglukosekurve in Beziehung gesetzt, wobei die durch die Glukoseaufnahme entstandene Fläche gleich 100 gesetzt wird. Im Vergleich zu Weißbrot oder Kartoffelgerichten ist der GI nach dem Verzehr von Vollkorngerichten oder Hülsenfrüchten sehr viel niedriger (*v. Koerber* et al. 1991; Abb. 2-42).

Kohlenhydrathaltige Lebensmittel mit einem *hohen* GI (zwischen 60 und 100) werden in kurzer Zeit enzymatisch abgebaut und die freigesetzte Glukose resorbiert; dies führt zu einem starken Blutglukoseanstieg. Dagegen werden Lebensmittel mit einem *niedrigen* GI (weniger als 60) sehr viel langsamer abgebaut und resorbiert. Sie haben folglich nur einen schwachen Anstieg des Blutglukosespiegels zur Folge. Untersuchungen an gesunden Probanden und Diabetikern zeigten, daß eine ballaststoffreiche Ernährung bei beiden Gruppen eine nur geringe Blutglukosereaktion nach sich zog (*Thorne* et al. 1983, *Sichert-Oevermann* et al. 1987).

Mit dem Anstieg des Blutglukosespiegels ist eine **Insulinausschüttung** verbunden. Es wird davon ausgegangen, daß eine chronisch hohe Insulinkonzentration im Blut zu

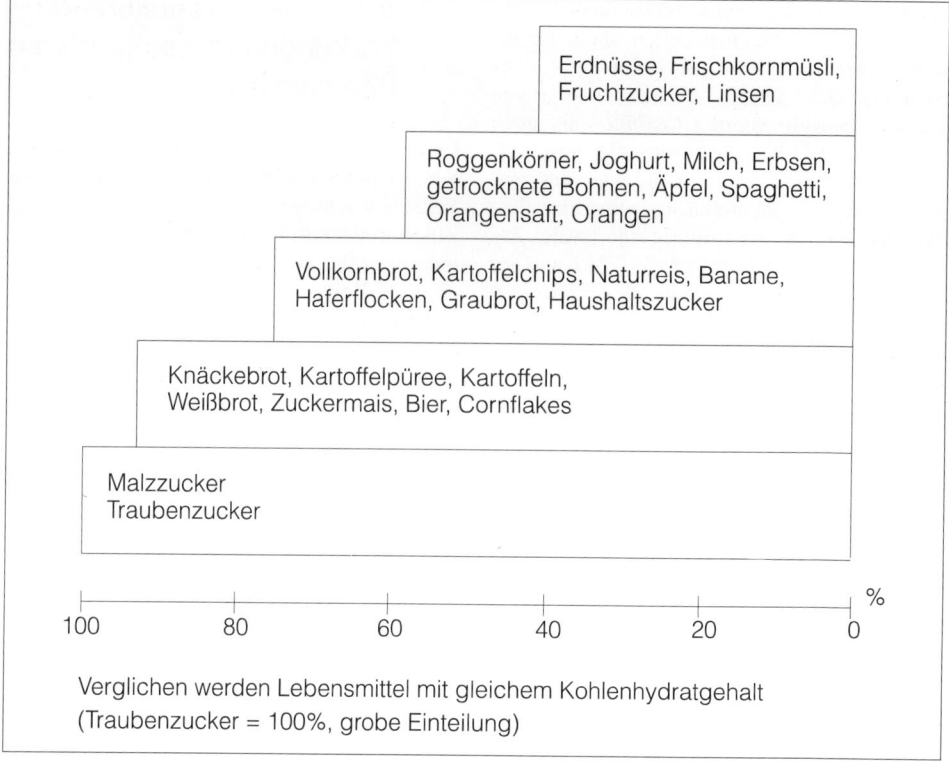

Erdnüsse, Frischkornmüsli,
Fruchtzucker, Linsen

Roggenkörner, Joghurt, Milch, Erbsen,
getrocknete Bohnen, Äpfel, Spaghetti,
Orangensaft, Orangen

Vollkornbrot, Kartoffelchips, Naturreis, Banane,
Haferflocken, Graubrot, Haushaltszucker

Knäckebrot, Kartoffelpüree, Kartoffeln,
Weißbrot, Zuckermais, Bier, Cornflakes

Malzzucker
Traubenzucker

100   80   60   40   20   0   %

Verglichen werden Lebensmittel mit gleichem Kohlenhydratgehalt
(Traubenzucker = 100%, grobe Einteilung)

Abb. 2-42: Glykämischer Index ausgewählter Lebensmittel (*v. Koerber* et al. 1991, S. 15)

einer verringerten Sensibilität der Insulinre-zeptoren bzw. zu einer Insulinresistenz füh-ren kann. Diese Wirkungen scheinen für die Entstehung des Diabetes mellitus Typ II so-wie der Fettsucht entscheidend zu sein (*Thompson* 1988). Zusätzlich werden hohe Blutinsulinkonzentrationen mit dem Anstieg der Serumtriglyzeride in Zusammenhang ge-bracht, da die überschüssige Glukose im Or-ganismus zu Fett umgewandelt wird. Er-höhte Serumtriglyzeridwerte werden als ein Risikofaktor für Herz-Kreislauf-Erkrankun-gen angesehen.

Obwohl eine Beziehung zwischen dem Bal-laststoffgehalt verschiedener Lebensmittel und der Stärkeverdauung sowie der glykä-mischen Wirkung besteht, ist davon auszu-gehen, daß neben Ballaststoffen (Kap. 3.2, S. 124) auch andere Lebensmittelkompo-nenten die Rate der Stärkeverdauung beein-flussen.

Einen bedeutenden Einfluß haben zusätzlich zu küchentechnischen Maßnahmen auch Protein-Stärke-Interaktionen, Lipide und se-kundäre Pflanzenstoffe (z.B. Enzyminhibito-ren, Phytinsäure, Polyphenole und Lektine). Die sekundären Pflanzenstoffe werden für eine verminderte Stärkeverdauung und -ab-sorption, d.h. den niedrigen glykämischen Index einer gering verarbeiteten, überwie-gend pflanzlichen Ernährung mitverantwort-lich gemacht. Diese Substanzen, die vor-nehmlich in Getreide und Hülsenfrüchten vorkommen, sollen detailliert dargestellt werden.

Amylase-Inhibitoren
Amylasen sind Enzyme im Verdauungstrakt, die Stärkemoleküle in niedermolekulare Fragmente wie Maltose und Maltotriose zer-legen. Der chemische Zustand der Stärke spielt eine wichtige Rolle für die Geschwin-digkeit der enzymatischen Aufspaltung

durch Amylasen. Rohe Stärke (mit Ausnahme von roher Kartoffelstärke) mit einem hohen Anteil an Amylopektin wird schneller abgebaut als Stärke, die einen hohen Anteil an Amylose besitzt. Dies ist damit zu erklären, daß zum einen die größere Oberfläche des Amylopektinmoleküls eine größere Angriffsfläche für die α-Amylase bietet, und zum andern die Glukoseketten der Amylose stärker aneinander gebunden sind, so daß ihre Verfügbarkeit für die Amylaseaufspaltung geringer ist.

Inhibitoren der α-Amylase sind im Pflanzenreich weit verbreitet. Bei Getreide und Hülsenfrüchten sind Amylase-Inhibitoren nur im Samen lokalisiert (*Buonocore* und *Silano* 1986). Dort liegen diese Enzym-Inhibitoren in Form von Glykoproteinen vor. Die physiologische Bedeutung dieser Glykoproteine für die Pflanze liegt möglicherweise in der Funktion von Reserve-Proteinen, ein endogener Schutz gegen Insekten- und Tierfraß wird ebenfalls diskutiert (*Buonocore* und *Silano* 1986, *Lajolo* et al. 1991). Beim Menschen scheinen diese Inhibitoren bevorzugt die Speichelamylase mittels einer nicht kompetitiven Hemmung zu inaktivieren. Allerdings kommt es darauf an, in welcher Reihenfolge Enzym, Substrat und Inhibitor miteinander in Kontakt kommen.

Die stärkste Inhibitorwirkung wird dann erzielt, wenn der Inhibitor vor Zugabe des Substrats mit dem Enzym reagieren kann (*Sichert-Hellert* 1992). Der Bindungsmechanismus der Amylase-Inhibitoren ist jedoch noch nicht völlig geklärt. Als gesichert gilt, daß eine Bindung im stöchiometrischen Verhältnis von 1:1 erfolgt und diese pH-abhängig ist. Im sauren pH-Bereich (pH 5,5) wird ein reversibler Enzym-Inhibitor-Komplex induziert, dem mit Anstieg des pH-Wertes auf 6,9 eine irreversible Konformationsänderung folgt. Dadurch werden das Enzym und der Inhibitor fest miteinander verbunden, so daß die Amylase durch diese Komplexbildung irreversibel gehemmt wird (*Lajolo* et al. 1991).

Isolierte Amylase-Inhibitoren aus **Weizen**, die zusammen mit roher, gereinigter Weizenstärke in einer Lösung enteral verab-

reicht wurden, bewirkten z.B. eine Reduzierung der postprandialen Blutglukose- und Insulinspiegel bei gesunden Probanden und bei Diabetikern. Wurde jedoch den Versuchspersonen der unerhitzte Amylase-Inhibitor mit gekochter Stärke enteral verabreicht, reduzierte sich seine Wirkung. Selbst mit einer zehnfach höheren Dosis des Inhibitors konnte nur ein geringer Blutglukosesenkender Effekt erzielt werden (*Puls* und *Keup* 1973).

Die biologische Aktivität eines Amylase-Inhibitors aus **Bohnen** (*Vaseolus vulgaris*) wurde an jungen Ratten untersucht. Der Inhibitor wurde zusammen mit roher Stärke oral verabreicht. Anhand der Bestimmung der unverdauten Stärke im Gastrointestinaltrakt konnte eine verzögerte Stärkeverdauung nachgewiesen werden. Als Folge davon stiegen Blutglukose- und Insulinspiegel nur geringfügig an. Diese Wirkung ist ebenfalls bei diabetischen Tieren beobachtet worden (*Lajolo* et al. 1991).

Pflanzliche Amylase-Inhibitoren sind in der Regel **hitzelabil** und in gekochter Nahrung, in Abhängigkeit von der Zubereitungsmethode, nur noch schwach wirksam (*Thompson* 1988). Eine Ausnahme stellen die Amylase-Inhibitoren des Weizens dar, deren Aktivität durch die beim Backprozeß erreichten Temperaturen nicht beeinträchtigt werden soll (*Thorne* et al. 1983).

Allerdings erfolgt bereits in unerhitzter pflanzlicher Kost, z.B. in Frischkornbrei aus Getreideschrot oder in gekeimten Getreidekörnern und Hülsenfrüchten (z.B. Mungobohnen, Linsen oder Luzerne), ein Abbau der Amylase-Inhibitoren. Mit Zunahme der Quellzeit und Keimungsdauer werden die Amylase-Inhibitoren im Stärkekörper artspezifisch abgebaut, um die Versorgung des Pflanzenembryos mit Glukose zu gewährleisten (*Chavan* und *Kadam* 1989).

Phytinsäure
Die Aktivität der α-Amylase kann neben Enzym-Inhibitoren auch von der in Samen und Körnern vorhandenen Phytinsäure unterdrückt werden. Die Phytinsäure dient der Pflanze u.a. als Speicherform für Phosphor.

Getreide sowie Hülsenfrüchte sind besonders reich an Phytinsäure. Im Weizen z.B. liegen etwa 70% des Phosphors an Phytinsäure gebunden vor. In einer Reihe von Untersuchungen wurde ein hemmender Einfluß der Phytinsäure auf die Verdauung der Stärke nachgewiesen (*Thompson* et al. 1986 und 1987, *Thompson* 1988).
Der Mechanismus der Blutglukose-senkenden Wirkung ist allerdings noch nicht völlig geklärt. Gegenwärtig werden folgende Interaktionen der Phytinsäure im Verdauungstrakt als Erklärung für deren Blutglukose-senkende Wirkung diskutiert (Abb. 2-43):

– Bindung der Phytinsäure an stärkegebundene Proteine, wodurch die enzymatische Spaltung der Stärke gehemmt wird
– Komplexbildung der Phytinsäure mit Amylasen; dadurch werden diese gehemmt
– Chelatbildung von Phytinsäure mit Calcium, welches für die Aktivität der Amylase notwendig ist
– Bindung der Stärke an Phytinsäure; dadurch wird der Zutritt der Amylase erschwert.

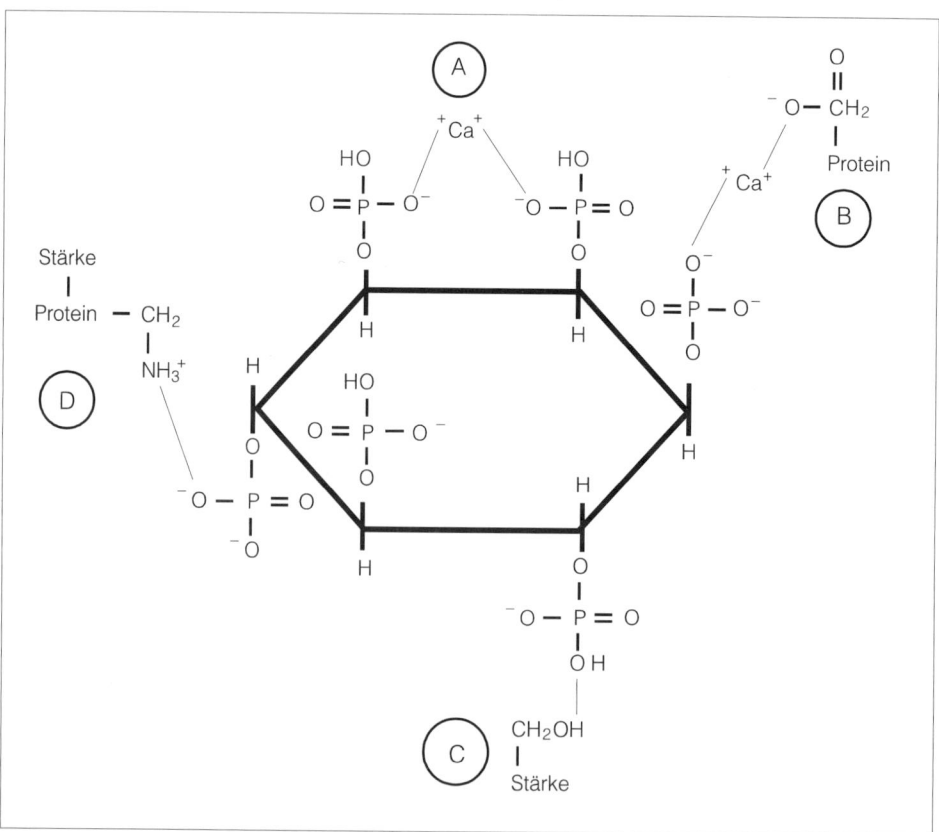

Abb. 2-43: Mögliche Interaktionen der Phytinsäure mit Calcium (A), Protein (B), Stärke (C) und Protein-Stärke (D) (nach *Thompson* 1988)

Phytinsäure beeinträchtigte sowohl in vitro als auch bei Studien am Menschen die Verdaulichkeit von Stärke. Ungesäuerte, aus Weizenstärke oder Weizenauszugsmehl hergestellte Brote, denen Phytinsäure zugesetzt wurde, zeigten in vitro eine verringerte

Stärkeverdaulichkeit im Vergleich mit Broten ohne Phytinsäurezusatz. Der Verzehr von Broten mit Phytinsäurezusatz führte bei gesunden Probanden nur zu einem geringen Blutglukoseanstieg (*Thompson* et al. 1987).

Tannine
Tannine zählen zu den Phenolsäuren (Kap. 2.1.5, S. 24), die vor allem in Hülsenfrüchten in bedeutenden Konzentrationen vorkommen. Je nach Art ihrer chemischen Zusammensetzung besitzen Tannine unterschiedlich starke Wirkungen auf die Hemmung der Stärkeverdauung. Der Mechanismus der Tanninwirkung auf die Blutglukosekonzentration ist möglicherweise analog der oben beschriebenen Phytinsäurewirkung (*Thompson* 1988):

– Direkte Polyphenol-Stärke-Interaktion
– Physikalische Beeinträchtigung der Amylaseaktivität
– Direkte Interaktionen mit der Bürstensaummembran
– Morphologische Veränderungen der Bürstensaummembran.

Eine Hemmung der Stärkeverdauung konnte sowohl in vitro mit isolierten Tanninen aus **Bohnen** als auch in Fütterungsversuchen mit stark tanninhaltigen Bohnen an Ratten nachgewiesen werden. Der Zusatz von isolierten Tanninen zu Weizenstärke oder Weißbrot in natürlicherweise vorkommenden Konzentrationen führte in vitro zu einer Reduzierung der Stärkeverdaulichkeit durch Speichelamylase (*Thompson* 1988).

Lektine
Lektine sind sekundäre Pflanzenstoffe mit überwiegend gesundheitsschädlicher Wirkung, die in hohen Konzentrationen in Hülsenfrüchten vorkommen. Sie sind teilweise hitzelabil und können deshalb durch Erhitzen in einem gewissen Umfang inaktiviert werden. Allerdings ist die Inaktivierung von der Dauer der Hitzeeinwirkung abhängig. Lektinhaltige **Kidney-Bohnen**, die im Dampfdrucktopf etwa 30 Min. gegart wurden, zeichneten sich durch eine langsamere Stärkeverdauung und einen niedrigeren Blutglukoseanstieg aus, als dies bei 60 Min. gegarten Kidney-Bohnen der Fall war (*Rea* et al. 1985). Die Anreicherung von Weißbrot mit Bohnenlektin in Konzentrationen, wie sie in 30 Min. unter Dampfdruck gekochten roten Kidney-Bohnen vorkommen, führte zu einer 28%igen Reduktion der Stärkeverdaulichkeit (Tab. 2-45).

Tab. 2-45: Einfluß von Lektinen auf den glykämischen Index bei gesunden Probanden und auf die Stärkevedauung in vitro (nach *Thompson* 1988)

| Behandlung | Bohnen, erhitzt | | Weißbrot | Weißbrot mit Bohnen-Lektin |
	30 Min.	60 Min.		unter Dampfdruck
in vivo glykämischer Index (% von Weißbrot)	39	62	100	–
in vitro nach 3 Stunden freigesetzte Glukose (µg/ml)	324	355	860	616
Verdauungsrate (% von Weißbrot)	38	41	100	72

Zusammenfassung

Die Ergebnisse dürfen nicht dazu verleiten, die Blutglukose-regulierende Wirkung der genannten Pflanzenstoffe als alleinige Wirkungsfaktoren zu betrachten. Aspekte wie Stärkezusammensetzung, Ballaststoffgehalt (Kap. 3, S. 117) und Proteingehalt sowie die Anwesenheit und Konzentration weiterer sekundärer Pflanzenstoffe aus Lebensmitteln spielen dabei ebenfalls eine bedeutsame Rolle. Der Einsatz von isolierten sekundären Pflanzenstoffen ist als Therapeutikum nicht zu empfehlen, da keine gesicherten Erkenntnisse darüber vorliegen, ab welcher Konzentration eine optimale Blutglukose-senkende Wirkung mit nur unbedeutenden Nebenwirkungen vorliegt.

Aus den vorhandenen Kenntnissen kann abgeleitet werden, daß der Verzehr einer vorwiegend pflanzlichen Ernährung eine Blutglukose-regulierende Wirkung besitzt. Besonders **Getreide** und **Hülsenfrüchte** haben aufgrund ihrer speziellen nicht-nutritiven Inhaltsstoffe eine den Blutglukoseverlauf dämpfende Wirkung, was besonders bei Diabetikern von präventivem bzw. therapeutischem Nutzen sein kann.

2.9 Immunmodulierende Wirkungen der sekundären Pflanzenstoffe

Das Immunsystem ist ein zentraler Bestandteil der Abwehrkräfte, die den Körper vor von außen eindringenden Substanzen (z.B. Bakterien, Viren, Parasiten) sowie vor endogen entstehenden Strukturen (z.B. Tumorzellen, Auto-Antikörper-produzierende Zellen) schützen. In den letzten Jahrzehnten ist das Immunsystem soweit erforscht worden, daß die zellulären und biochemischen Mechanismen, die das Immunsystem zur Unterscheidung in „eigen" und „fremd" befähigen, relativ gut bekannt sind. Die derzeitigen Kenntnisse, z.B. über Rezeptoren von Lymphozyten und Makrophagen sowie über Signalproteine wie die Zytokine, ermöglichen ein besseres Verständnis der Wechselwirkungen zwischen dem Immunsystem und weiteren funktionellen Systemen des Organismus.

Neuere Forschungsergebnisse belegen eine Beteiligung des Immunsystems an den pathophysiologischen Mechanismen zahlreicher Krankheiten wie AIDS, Krebs, Herz-Kreislauf-Erkrankungen oder bestimmten rheumatischen Erkrankungen. Darauf begründet sich das Interesse von Medizinern, durch eine Modulation des Immunsystems die Entstehung bzw. den Verlauf von Krankheiten zu beeinflussen.

Die wesentlichen zellulären Bestandteile des Immunsystems sind die Makrophagen und die Lymphozyten (Tab. 2-46). **Makrophagen** wirken unspezifisch, indem sie Antigene aufnehmen, diese intrazellulär aufbereiten und anschließend auf ihrer Oberfläche den T-Lymphozyten präsentieren. Zusätzlich produzieren Makrophagen eine Vielzahl von Mediatoren, wie Prostaglandine und Monokine (z.B. Tumor-Nekrose-Faktor-α), die Entzündungs- und Immunprozesse modulieren.

Tab. 2-46: Komponenten des Immunsystems

	unspezifisch	spezifisch
zellulär	Makrophagen Natürliche Killerzellen	T-Lymphozyten B-Lymphozyten
humoral	Zytokine Komplementsystem, Lysozym	Antikörper (Immunglobuline)

Die **T-Lymphozyten** besitzen auf ihrer Oberfläche antigenspezifische Rezeptoren, mit deren Hilfe sie von den Makrophagen präsentierte Antigene erkennen können. T-

Lymphozyten wirken auch als zytotoxische sowie als immunregulatorische Zellen. **B-Lymphozyten** sind Vorläuferzellen der Antikörper produzierenden Plasmazellen. Die **Natürlichen Killerzellen**, ein weiterer Lymphozytentyp, können Tumorzellen oder viral infizierte Zellen abtöten.

Die von Makrophagen und Lymphozyten produzierten **Zytokine** modulieren die Immunantwort, indem sie Wachstum und Entwicklung von Immunzellen regulieren. Beispiele hierfür sind neben dem bereits genannten Tumor-Nekrose-Faktor-α die Interleukine sowie die Interferone.

Ernährung

Das Immunsystem stellt kein isoliertes, abgeschlossenes System im Organismus dar und unterliegt deshalb verschiedenen endogenen und exogenen Einflußfaktoren. So ist das Immunsystem auf die exogene Zufuhr essentieller Nährstoffe angewiesen. Nur bei ausreichender Zufuhr sämtlicher essentieller Nährstoffe können alle für die Abwehr grundlegenden biochemischen Stoffwechselvorgänge ablaufen (*Watzl* et al. 1994).

Jede Komponente des Immunsystems kann durch eine unzureichende Zufuhr essentieller Nährstoffe geschwächt werden, was vor allem Beobachtungen an mangelernährten Kindern in Entwicklungsländern gezeigt haben. Eine überhöhte Zufuhr bestimmter Nährstoffe, wie Fett, mehrfach ungesättigter Fettsäuren und Eisen, führt ebenfalls zu einer Unterdrückung von Immunmechanismen. Im Gegensatz dazu führt bei einigen Vitaminen und Spurenelementen eine über der Zufuhr-Empfehlung liegende Aufnahme zur Stimulation bestimmter Immunmechanismen (*Chandra* 1988, *Cunningham-Rundles* 1993, *Klurfeld* 1993).

In Abhängigkeit von der Zufuhrmenge sowie von der Zusammensetzung der Nahrung können Nährstoffe somit Immunreaktionen beeinflussen. Neben den essentiellen Nährstoffen können auch **sekundäre Pflanzenstoffe** immunmodulierend wirken.

Carotinoide

Epidemiologische Studien zeigen einen Zusammenhang zwischen einer hohen Aufnahme von **ß-Carotin** mit der Nahrung und einer geringen Häufigkeit bestimmter Krebsarten wie Lungen- und Magenkrebs (*Temple* und *Basu* 1988; Kap. 2.2.3.1, S. 53). Verschiedene Mechanismen zur Erklärung der antikanzerogenen Wirkung werden derzeit diskutiert. Ein möglicher Mechanismus könnte auf der durch Carotinoide ausgelösten Stimulation des Immunsystems beruhen (*Bendich* 1988 und 1989, Tab. 2-47).

Tab. 2-47: Schematische Darstellung der Wirkung von β-Carotin auf Komponenten des Immunsystems

Zielzellen:	Steigerung von:
Makrophagen	– Tumor-Nekrose-Faktor α-Sekretion
	– Interleukin-1ß-Sekretion
T-Helfer-Lymphozyten	– Interleukin-2-Sekretion
Natürliche Killerzellen	– zytotoxischer Aktivität

In Versuchen mit humanen Leukozyten wurde die immunstimulierende Wirkung von β-Carotin *in vitro* untersucht. Dieser Versuchsansatz bietet den Vorteil, daß β-Carotin nicht zu Vitamin A umgewandelt wird, welches ebenfalls eine immunstimulierende Wirkung besitzt. Physiologische Konzentrationen von β-Carotin stimulierten signifikant die Sekretion der in erster Linie von Monozyten und Makrophagen gebildeten Zytokine **Tumor-Nekrose-Faktor-α** und **Interleukin-1ß**. Im Gegensatz dazu war die Sekretion des von T-Lymphozyten produzierten Interferon-γ durch β-Carotin nicht beeinflußt (*Abdel-Fattah* et al. 1993).

In *Tierversuchen* konnte bei tumortragenden Tieren, die mit β-Carotin-reichem Futter versorgt wurden, ebenfalls eine vermehrte

Sekretion von **Tumor-Nekrose-Faktor-α** der Makrophagen festgestellt werden (*Schwartz* et al. 1986). Die Aufnahme von β-Carotin, Canthaxanthin oder Astaxanthin führte zu einer geringeren Anzahl an Tumoren als bei Tieren, die keine Carotinoide aufnahmen (*Bendich* 1989). Die erhöhte Sekretion von Tumor-Nekrose-Faktor-α erklärt möglicherweise auch die Krebszellen-zerstörende Wirkung von humanen Monozyten, die *in vitro* mit β-Carotin kultiviert wurden (*Moriguchi* und *Kishimo* 1990).

Die vermehrte Sekretion von Interleukin-1ß könnte für die Aktivierung von T-Helfer-Lymphozyten verantwortlich sein, die sowohl *in vitro* als auch beim *Menschen* nach Supplementierung mit β-Carotin beobachtet wurde (*Prabhala* et al. 1990, *Watson* et al. 1991). Die über zwei Monate durchgeführte

β-Carotin-Gabe erhöhte auch die Anzahl der im Blut zirkulierenden **Natürlichen Killerzellen**. Im Serum der Studienteilnehmer wurde nach zwei Monaten eine erhöhte β-Carotin-Konzentration gemessen, die Retinolkonzentration blieb jedoch unverändert. Daraus wurde abgeleitet, daß die Immunstimulation durch das Carotinoid und nicht durch Retinol bewirkt wurde (*Watson* et al. 1991).

Carotinoide wie Canthaxanthin und Astaxanthin, die keine Provitamin-A-Wirkung besitzen, zeigen ebenfalls immunmodulatorische Wirkungen (*Bendich* und *Shapiro* 1986, *Jyonouchi* et al. 1993). Besonders für Astaxanthin konnte *in vitro* eine Steigerung der Antikörperbildung nachgewiesen werden (*Jyonouchi* et al. 1993). Weitere Wirkungen der Carotinoide sind in Tab. 2-48 zusammengefaßt.

Tab. 2-48.: Wirkungen von Carotinoiden als Immunstimulatoren (*Bendich* 1989)

Carotinoid	Wirkung
ß-Carotin	– Verhinderung einer durch Streß oder radioaktive Strahlen ausgelösten Thymus-Rückbildung sowie einer Lymphopenie
ß-Carotin	– Erhöhung der Transplantatabstoßung
ß-Carotin, Bixin	– Verstärkung der Regression viral ausgelöster Tumore
ß-Carotin	– Erhöhung der Anzahl der T-Helfer-Lymphozyten
ß-Carotin, Canthaxanthin	– Verstärkung des Wachstums der T- und B-Lymphozyten
ß-Carotin, Canthaxanthin, Astaxanthin	– Erhöhung der Zytotoxizität der Makrophagen sowie der Aktivität der T-Lymphozyten
ß-Carotin, α-Carotin	– Erhöhung der Aktivität der Natürlichen Killerzellen
ß-Carotin, Canthaxanthin	– Stabilisierung der Antigenrezeptoren auf Makrophagen

Aus den dargestellten Ergebnissen geht eindeutig hervor, daß Carotinoide **immunstimulierend** wirken. Allerdings ist derzeit nur eine geringe Anzahl der natürlich vorkommenden Carotinoide auf diese Wirkung hin untersucht worden. Trotzdem läßt sich aus diesen Erkenntnissen ableiten, daß eine Ernährung mit hohem Anteil an carotinoidreichem Gemüse und Obst verschiedene Immunmechanismen aktivieren kann, was

zu der beobachteten, geringeren Krebshäufigkeit bei dieser Ernährungsweise beitragen kann.

Saponine
Die Immunantwort-verstärkende Wirkung der Saponine wurde bereits zu Beginn der 1950er Jahre beobachtet (*Espinet* 1951). Bis heute gibt es jedoch nur wenig Tierversuche, in denen der Einfluß von Saponinen

auf Immunmechanismen untersucht wurde. Bei Mäusen führte die orale Zufuhr von Saponinen zu einer signifikant verstärkten humoralen Immunantwort gegenüber inaktivierten Tollwutviren (*Maharaj* et al. 1986, *Chavali* und *Campbell* 1987). Saponine verstärkten auch die Lymphozytenproliferation sowie die Aktivierung von T-Lymphozyten. Antikörper-produzierende B-Lymphozyten (Plasmazellen) von Versuchstieren werden ebenfalls durch Saponine stimuliert. Die Antikörperkonzentration im Serum gegen bestimmte Proteine war bei den mit Saponinen behandelten Tieren teilweise 100-fach höher als bei unbehandelten Tieren (*Kensil* et al. 1991).

Voraussetzung für die immunstimulierende Wirkung der Saponine soll deren Bindung an das Cholesterin der Membranen immunkompetenter Zellen sein (*Bomford* 1982). Ein weiterer diskutierter Mechanismus ist die Erhöhung der Darmpermeabilität durch Saponine, wodurch vermehrt virale Antigene in Kontakt mit dem Immunsystem kommen (*Maharaj* et al. 1986). Es liegen keine Daten über die Wirkung der Saponine auf das Immunsystem des Menschen vor. Da Saponine in einigen Ländern als Lebensmittelzusatzstoffe zugelassen sind, wäre diese Information jedoch wünschenswert.

Flavonoide
Zahlreiche *in vitro*-Versuche sowie Beobachtungen an lebenden Organismen zeigen eine immunmodulatorische Wirkung der Flavonoide. Diese in der pflanzlichen Nahrung sehr weitverbreiteten sekundären Pflanzenstoffe beeinflussen möglicherweise das immunologische Gleichgewicht. Die Wirkung der Flavonoide ist spezifisch und abhängig von deren chemischer Struktur. Die überwiegende Zahl der vorliegenden Studien belegt eine **immunsuppressive Wirkung** der Flavonoide (*Middleton* und *Kandaswami* 1992 und 1993), wobei Quercetin besonders intensiv untersucht wurde (Tab. 2-49).

Quercetin und **Tangeretin** hemmen konzentrationsabhängig das Mitogen-stimulierte Wachstum von Lymphozyten, die neben den Makrophagen die wichtigsten Immunzellen

Tab. 2-49: Immunmodulatorische Wirkmechanismen von Quercetin (nach *Middleton* und *Kandaswami* 1992 und 1993)

– hemmt das Wachstum von Lymphozyten
– beeinträchtigt Verarbeitung und Präsentation von Antigenen durch Makrophagen
– verringert Interleukin-2 Sekretion und Interleukin-2-Rezeptor-Expression
– hemmt zytotoxische T-Lymphozyten
– hemmt die Aktivität der Natürlichen Killerzellen
– hemmt die Histaminfreisetzung aus Mastzellen

darstellen. Die Hemmung war jedoch reversibel, denn nach 24 Stunden war das Lymphozytenwachstum wieder normal. Erfolgte die Quercetingabe 42–72 Stunden nach dem Mitogen, konnte kein Einfluß auf das Zellwachstum beobachtet werden.

Quercetin beeinträchtigte auch die intrazelluläre Verarbeitung von Antigenen sowie deren Präsentation auf der Makrophagenoberfläche. Nach Entfernung dieses Flavonoids zeigten die Makrophagen keine weitere Beeinträchtigung dieser für die zelluläre Immunantwort wichtigen Funktionen (*Mookerjee* et al. 1986). Aus diesen Versuchen wurde geschlossen, daß Flavonoide nicht unspezifisch als Giftstoffe wirken, sondern bestimmte Prozesse zu Beginn der Immunzellaktivierung beeinflussen.

In weiteren Studien wurde versucht zu ermitteln, welche Schritte bei der Hemmung von Immunzellen durch Flavonoide betroffen sind. Derzeit wird davon ausgegangen, daß Zellen wie die T-Lymphozyten aktiviert werden, indem bestimmte Enzyme, die **Proteinkinasen**, durch eine Katalyse der Phosphorilierung verschiedener Proteine in diesen Zellen das Signal für ein verstärktes Wachstum geben. Im Gegensatz dazu katalysieren Phosphatasen die Abspaltung der Phosphate von diesen Proteinen und bringen dadurch die Zelle wieder in den Ruhezustand.

Bestimmte Flavonoide wirken direkt auf diese Proteinkinasen, indem sie in der Regel die Aktivität dieser Enzyme hemmen (*Middleton* und *Kandaswami* 1992). Die Enzymhemmung korreliert mit einer eingeschränkten Sekretion des Zytokins Interleukin-2 (einem Wachstumsfaktor für T-Lymphozyten, der in ruhenden Zellen den Zellzyklus aktiviert) sowie einer verringerten Expression von Interleukin-2-Rezeptoren auf diesen Zellen.

Quercetin blockiert auch das Enzym Phospholipase A_2, das für die Synthese von **Prostaglandinen** aus der mehrfach ungesättigten Fettsäure Arachidonsäure benötigt wird. Die Prostaglandine zählen ebenfalls zu den Mediatoren der Immunantwort. Neben ihrem Einfluß auf Proteinkinasen modulieren Flavonoide noch weitere Regulationsmechanismen des Immunsystems (*Middleton* und *Kandaswami* 1993).

Flavonoide hemmen Dosis-abhängig die Bildung **zytotoxischer T-Lymphozyten** sowie deren Zytotoxizität gegen Tumorzellen (*Middleton* und *Kandaswami* 1993). Bei Patienten mit alkoholischer Leberzirrhose beeinträchtigte das Flavonoid Silymarin ebenfalls die Zytotoxizität der Lymphozyten sowie die Aktivität der Natürlichen Killerzellen (*Lang* et al. 1988).

Bestimmte Flavonoide, z.B. Quercetin, Myricetin sowie Kaempferol, blockieren die **Histaminfreisetzung** aus aktivierten Mastzellen und von basophilen Granulozyten (*Middleton* und *Kandaswami* 1993). Viele Flavonoide, die die Histaminfreisetzung blockieren, hemmen auch die Aktivität der *Lipoxygenase*. Dieses Enzym katalysiert die Synthese von **Leukotrienen** aus Fettsäuren wie der Arachidonsäure. Leukotriene sind Mediatoren von Entzündungsreaktionen sowie von allergischen Reaktionen. Derzeit ist jedoch nicht bekannt, welche zellulären Komponenten in aktivierten Mastzellen mit Flavonoiden interagieren und die Histaminfreisetzung unterdrücken (*Gambhir* et al. 1992).

Inzwischen wurden auch Versuche mit synthetischen Flavonoiden wie der **Flavon-8-Essigsäure** durchgeführt. Im Gegensatz zur immunsuppressiven Wirkung der natürli-chen Flavonoide stimuliert Flavon-8-Essigsäure die Synthese der Zytokine Interferon-α und Tumor-Nekrose-Faktor-α. Als Folge der Interferon-α-Stimulierung werden auch Natürliche Killerzellen aktiviert (*Middleton* und *Kandaswami* 1992 und 1993). Da die immunmodulierenden Wirkungen natürlicher Flavonoide bisher überwiegend in Zellkulturen untersucht wurden, sollten in Zukunft vermehrt *in vivo*-Studien durchgeführt werden, um den gesundheitlichen Wert metabolisierter Nahrungsflavonoide beurteilen zu können.

Sulfide

Die überwiegend in **Zwiebeln** und **Knoblauch** vorkommenden Sulfide wurden intensiv auf ihre antikanzerogene Wirkung hin untersucht (Kap. 2.2.3.10, S. 74). Als ein Wirkprinzip der Hemmung des Tumorwachstums wird eine Stimulation derjenigen Immunmechanismen diskutiert, die an der Kontrolle des Tumorwachstums beteiligt sind. Allerdings wurden die Versuche hierzu in der Regel mit frischem Knoblauch und Knoblauchextrakten und nicht mit Sulfiden durchgeführt, da diese sehr instabile Verbindungen darstellen. Zu bemerken ist, daß aus Knoblauch noch weitere Substanzen isoliert wurden, die immunstimulierend wirken könnten (*Lau* et al. 1990).

Anhand eines bestimmten Tumormodells wurde nach Behandlung mit einem flüssigen **Knoblauchextrakt** ein verstärktes Einwandern von Makrophagen und Lymphozyten in das Tumorgewebe beobachtet, was zu Nekrosen und Blutungen führte (*Lau* et al. 1986, *Marsh* et al. 1987). Injektionen von Knoblauchextrakten steigerten bei Tieren die Aktivität der Freßzellen (Phagozyten) in verschiedenen Kompartimenten des Immunsystems (*Lau* 1989).

In einer ersten Studie am *Menschen* wurde der Einfluß hoher Konzentrationen von frischem Knoblauch auf die Aktivität der **Natürlichen Killerzellen** untersucht (*Kandil* et al. 1987). Die Probanden mußten über die Dauer von drei Wochen täglich 0,5 g Knoblauch pro kg Körpergewicht verzehren. Nach Studienende hatte sich die Aktivität der Natürlichen Killerzellen der Versuchsgruppe gegenüber dem eigenen Ausgangswert sowie gegenüber dem Endwert der Kontrollgruppe signifikant erhöht.

Kürzlich wurde bei AIDS-Patienten von Ergebnissen berichtet, die zwölf Wochen lang Knoblauchextrakte eingenommen haben. Während der Behandlung erhöhte sich die Aktivität der Natürlichen Killerzellen sowie das Verhältnis von T-Helfer- zu T-Suppressorzellen. Die Bedeutung dieser Ergebnisse wird jedoch dadurch eingeschränkt, daß keine Kontrollgruppe in diese Studie einbezogen wurde (*Lau* et al. 1990).

Ein weiterer sekundärer Pflanzenstoff, für den ein Einfluß auf das Immunsystem nachgewiesen wurde, ist die **Phytinsäure** (*Baten* et al. 1989). Sie stimuliert sowohl *in vitro* als auch *in vivo* die Zytotoxizität der **Natürlichen Killerzellen** von Mäusen. Die Suppression der Natürlichen Killerzellaktivität durch das Dickdarm-Karzinogen 1,2-Dimethylhydrazin wird durch Phytinsäure aufgehoben; diese Wirkung korrelierte negativ mit der Tumorinzidenz.

Zusammenfassung

Die derzeitigen Kenntnisse über immunmodulatorische Wirkungen von sekundären Pflanzenstoffen stammen überwiegend aus Experimenten mit Zellkulturen bzw. aus Tierversuchen. Die wenigen Ergebnisse aus Humanstudien bestätigen allerdings die in diesen Versuchsmodellen gewonnenen Erkenntnisse. Weitere Studien am Menschen werden jedoch benötigt, um die Bedeutung der sekundären Pflanzenstoffe für die Regulation des Immunsystems beurteilen zu können.

2.10 Weitere Wirkungen der sekundären Pflanzenstoffe

2.10.1 Entzündungshemmende Wirkungen der sekundären Pflanzenstoffe

Entzündungen sind Abwehrreaktionen, die durch verschiedene endogene Reize und durch Schädigungen von außen wie Strahlen, Hitze, mechanische Einwirkungen oder Mikroorganismen ausgelöst werden können. In den beschädigten Geweben wird eine Vielfalt von Stoffwechselprozessen eingeleitet, die alle das Ziel haben, das problematische Agens zu entfernen und zerstörtes Gewebe bzw. Zellen zu erneuern. Typische Entzündungsreaktionen sind Rötungen, Schwellungen oder Schmerzen.

Sulfide

Die entzündungshemmende Wirkung von Knoblauch und Zwiebeln ist seit langer Zeit bekannt (*Koch* und *Hahn* 1988, S. 140 und 151). Die Wirksamkeit von **Knoblauchextrakten** bei entzündlichen Erkrankungen der Atemwege und des Magens wird auf die Beeinflussung des Arachidonsäurestoffwechsels zurückgeführt. Arachidonsäure kann durch Katalyse des Cyclooxygenasesystems zu Prostaglandinen oder durch Katalyse des Lipoxygenasesystems zu Leukotrienen metabolisiert werden. Prostaglandine sind vor allem bei der Ausbildung von Entzündungssymptomen in den Blutgefäßen (Erweiterung der Blutgefäße, Steigerung der Gefäßpermeabilität) beteiligt. Ein fettlöslicher Extrakt der **Zwiebel** erwies sich als Cyclooxygenase- und Lipoxygenase-hemmende Substanz (*Bayer* et al. 1988).

Bei *in vitro* Untersuchungen mit einem Allicin- und einem Ajoenextrakt wurde festgestellt, daß **Ajoen** und weitere Umwandlungsprodukte des Allicins die Lipoxygenase stärker hemmen als Allicin selbst (*Wagner* und *Breu* 1989).

In der Zwiebel wurden **Thiosulfinate** als wirksame Substanzen der antiphlogistischen Wirkung identifiziert. Diese, wie auch die erst seit kurzem identifizierten Cepaene, haben ebenfalls eine hemmende Wirkung auf den Arachidonsäurestoffwechsel. Bei sieben synthetischen Thiosulfanaten und bei Cepaenextrakten wurde *in vitro* eine Hemmung der Chemotaxis von menschlichen Granulozyten beobachtet (*Dorsch* et al. 1990).

Flavonoide

Flavonoide können verschiedene Symptome einer Entzündungsreaktion abschwächen. So senken sie das Ausmaß der Schwellung an der entzündeten Stelle, reduzieren die Beschädigung der Blutgefäße und die Rötung der betroffenen Körperpartien (*Robbins* 1980). *Hydroxylierte* Flavonoide weisen einen Adrenalin-aktivierenden Effekt auf. **Katecholamine** (Adrenalin, Noradrenalin) werden von Flavonoiden vor enzymatischer Zerstörung geschützt, wodurch ihre physiologische Wirkung länger andauert. Katecholamine werden normalerweise durch Katechol-Methyl-Transferase inaktiviert, die jedoch spezifisch durch hydroxylierte Flavonoide gehemmt wird (*Kühnau* 1976b). Dieser Effekt ist bereits bei einer Konzentration von 10^{-5} mol nachweisbar. Flavonoide können auch die Schmerzempfindung beeinflussen, da sie die Bildung von Prostaglandinen durch Hemmung des Cyclooxygenasesystems verringern können (*Havsteen* 1983).

Pilze werden in der chinesischen Volksmedizin für eine Vielzahl von Indikationen eingesetzt. So konnten in Untersuchungen bei der Gattung Ganoderma (*Porlinge*), die inzwischen auch als kultivierbar gilt, antiphlogistische Wirkungen nachgewiesen werden, über deren Wirkmechanismen noch wenig bekannt ist (*Eder* und *Weig* 1988).

2.10.2 Empirisch begründete Wirkungen pflanzlicher Lebensmittel

Bestimmten pflanzlichen Lebensmitteln werden Wirkungen zugesprochen, die ausschließlich auf Erfahrungen bzw. Beobachtungen zurückgehen und die vermutlich durch sekundäre Pflanzenstoffe ausgelöst werden. Im allgemeinen gibt es hierzu keine experimentellen Daten über die wirksamen Substanzen sowie über die zugrunde liegenden Mechanismen. Beispiele für solche postulierten Wirkungen sind (*Jacobey* et al. 1988a, 1988b, 1988c):

– verdauungsfördernd
– galletreibend
– harntreibend
– appetitanregend
– gegen Blähungen wirkend.

Diese Wirkungen lassen sich in kontrollierten Studien nur sehr schwer quantifizieren, da es sich oft um subjektiv sehr unterschiedliche Empfindungen handelt.

Unabhängig davon finden sich in der Geschichte der Ernährung viele Beispiele für den gezielten Einsatz von Lebensmitteln, denen solche Wirkungen zugesprochen werden. So werden zu Schwarz- und Graubrot sowie zu Weißkohl zur „leichteren Verdauung" Gewürze wie Fenchel oder Kümmel beigegeben. Endivien, Chicorée und Artischocken wurden u.a. deshalb verzehrt, weil ihre Bitterstoffe den Gallenfluß anregen sollen. Die harntreibende Wirkung des Spargels begründete die ärztliche Verordnung von Spargel bei Wassersucht und Gicht. Bis heute konnte jedoch keine diesbezüglich wirksame Substanz in Spargel nachgewiesen werden.

Diese Beispiele zeigen, daß das Spektrum empirisch begründeter Wirkungen pflanzlicher Lebensmittel weitreichend ist. Auf eine ausführliche Darstellung solcher Wirkungen wird hier nicht weiter eingegangen.

3 Ballaststoffe

Mit dem Begriff Ballaststoffe werden diejenigen Bestandteile pflanzlicher Lebensmittel bezeichnet, die von den Verdauungsenzymen des Menschen nicht abgebaut werden können. Sie dienen den Pflanzen u. a. als Gerüstsubstanz der Zellstrukturen sowie als Füll- und Schutzmaterial. Ballaststoffe kommen in Lebensmitteln tierischer Herkunft nicht vor (*Leitzmann* 1990).

Bei den Ballaststoffen handelt es sich somit nicht um eine einheitliche Substanz, sondern um ein Gemisch unterschiedlicher pflanzlicher Stoffe, deren Gemeinsamkeit darin besteht, daß sie für den Menschen unverdaulich sind (*Hughes* 1991).

Die Einteilung der Ballaststoffe kann nach unterschiedlichen Gesichtspunkten erfolgen. Eine Möglichkeit stellt die Einteilung nach der **Löslichkeit** in Wasser dar. Sie bestimmt v. a. die physiologischen Eigenschaften der Ballaststoffe. *Wasserlösliche* Ballaststoffe bilden viskóse Lösungen, während *wasserunlösliche* Ballaststoffe eine hohe Quellfähigkeit bzw. Wasserbindungskapazität besitzen. Nicht alle Ballaststoffe lassen sich diesen Kategorien eindeutig zuordnen, so gibt es auch Ballaststoffe, die *teilweise* wasserlöslich sind (*Leitzmann* 1990).

Fast alle Lebensmittel enthalten jeweils beide Ballaststoffarten, jedoch in unterschiedlichen Anteilen.

Die Ballaststoffe lassen sich weiterhin nach ihrer **Lokalisation** in der Pflanze einteilen. Hierbei ist zu unterscheiden zwischen Ballaststoffen als *Strukturkomponenten* und *Nicht-Struktur-Ballaststoffen*. Erstere sind in der Pflanze mit der Zellwand assoziiert und dienen als Gerüstsubstanzen. Hierzu zählen Zellulose, Hemizellulosen und Lignin sowie einige Pektine. Nicht-Struktur-Ballaststoffe wie Pflanzengummis oder Pflanzenschleime befinden sich zwischen den Zellen oder werden von den Zellen sezerniert (*Schneeman* 1986).

Die Ballaststoffe lassen sich auch nach ihrer **Herkunft** unterteilen, wobei *heimische, tropische* und *aquatische* sowie *modifizierte* und *halbsynthetische* Ballaststoffe zu unterscheiden sind. Heimische Ballaststoffe finden sich als natürliche Bestandteile von Lebensmitteln, während die Ballaststoffe aus den letzten drei Gruppen vorwiegend in der Lebensmittelindustrie in Form von Isolaten und Extrakten Verwendung finden (Tab. 3-1).

Tab. 3-1: Einteilung der Ballaststoffe nach ihrer Herkunft (*Leitzmann* 1990)

heimisch	tropisch	aquatisch	modifiziert und halbsynthetisch
Lignin	Carubin	Agar	Alginsäure
Zellulose	Guar	Carrageen	Na-, K- und Ca-Alginate
Hemizellulose	Gummi arabicum	Alginate	Methylzellulose
Pektin			Carboxymethylzellulose

Chemisch gesehen handelt es sich bei den Ballaststoffen, mit Ausnahme von Lignin (welches ein Polymer aus Sinapyl-, Coniferyl- und Kumarylalkoholen ist), um hochmolekulare Polysaccharide (also Kohlenhydrate).

Da es sich bei den Ballaststoffen um eine Gruppe von Substanzen mit unterschiedlichen Eigenschaften handelt, ist es schwierig, den Ballaststoffgehalt eines Lebensmittels zu bestimmen.

Es existieren eine ganze Reihe von **Analyseverfahren**. Das älteste Verfahren ist die Bestimmung der Rohfaser. Bedingt durch die Methode wird hierbei jedoch ein

Großteil der Ballaststoffe nicht erfaßt, so daß die hiermit ermittelten Gehalte teilweise weit unter den tatsächlichen Werten liegen. Die derzeit am häufigsten eingesetzte Bestimmungsmethode ist die offizielle Methode der AOAC (Association of Official Analytical Chemists); sie beruht auf einer enzymatischen Bestimmung und liefert den *Gesamt-Ballaststoffgehalt* (TDF = Total Dietary Fiber) (*Schneeman* und *Gallaher* 1990). Bei Angaben des Ballaststoffgehaltes von Lebensmitteln muß deshalb die zugrundeliegende Analysemethode beachtet werden.

Die chemische Analyse oder die quantitative Zusammensetzung erlaubt noch keine Aussagen über die **biologische Wirkung** der Ballaststoffe. Diese beruht hauptsächlich auf physiologischen Effekten, die auf physikalische Eigenschaften der Ballaststoffe zurückzuführen sind, welche nicht direkt mit der chemischen Zusammensetzung in Zusammenhang gebracht (Tab. 3-2) werden können (*Eastwood* 1992).

Tab. 3-2: *Wirkungen* von Ballaststoffen aus Lebensmitteln, Ballaststoff-Isolaten und -Extrakten (nach *Hughes* 1991)

| Ballaststoffe aus | | | Wirkungen | |
Lebensmitteln	Isolaten	Extrakten	physiologisch	gesundheitlich
Obst		Pektin	Viskosität +	Glukosetoleranz +
Gemüse		Pflanzengummis	bindet GS, kFS +	Cholesterinspiegel −
Hülsenfrüchte		Hemizellulose, andere Polysaccharide	Viskosität + bindet GS, kFS + Stuhlvolumen +	Glukosetoleranz + Cholesterinspiegel − Dickdarmkrebsrisiko −
Hafer, Roggen, Gerste	Haferkleie	β-Glucane	Viskosität + kFS +	Glukosetoleranz + Cholesterinspiegel −
Weizen Mais	Weizenkleie Maiskleie	Zellulose Lignin	bindet GS Stuhlvolumen + Transitzeit −	Glukosetoleranz + Dickdarmkrebsrisiko −

GS = Gallensäuren   + erhöht
kFS = kurzkettige Fettsäuren   − erniedrigt

Alle wasserlöslichen Ballaststoffe werden in einem gewissen Ausmaß von der Intestinalflora abgebaut. Die wichtigsten Endprodukte sind Kohlendioxid, Wasserstoff, Methan und die kurzkettigen Fettsäuren Essigsäure, Propionsäure und Buttersäure (*Kritchevsky* 1988).

Epidemiologische Befunde lassen einen Zusammenhang zwischen der Höhe der Ballaststoffzufuhr und dem Auftreten verschiedener Zivilisationskrankheiten vermuten (Tab. 3-3). In Ländern mit hoher Ballaststoffzufuhr sind diese Krankheiten kaum zu finden, in Ländern mit niedriger Ballaststoffzufuhr dagegen häufig.

Tab. 3-3: Durch Ballaststoffmangel begünstigte oder hervorgerufene Zivilisationskrankheiten (*Leitzmann* 1990)

primär	Energieüberschuß	Obstipation
sekundär	Übergewicht	Hämorrhoiden
	Bluthochdruck	Divertikulose
	Hypercholesterinämie	Blinddarmentzündung
	Arterienverkalkung	Bruchleiden
	Gallensteine	Krampfadern
	Diabetes mellitus Typ II	Dickdarmkrebs

In Industrieländern liegt die Ballaststoffaufnahme derzeit bei etwa 20 g pro Tag (*Leitzmann* 1990); empfohlen wird jedoch eine Aufnahme von mindestens 30 g pro Tag (*DGE* 1991). Die Zufuhr sollte über ballaststoffreiche Lebensmittel erfolgen. Als **Ballaststofflieferanten** eignen sich Getreide, Getreideprodukte, Hülsenfrüchte, Obst und Gemüse (Tab. 3-4). Isolierte Ballaststoffe (wie beispielsweise Hafer- oder Weizenkleie) können native Ballaststoffe aus Lebensmitteln nur teilweise ersetzen, da es bei der Herstellung von Isolaten und Extrakten durch die dabei stattfindenden physikalischen Veränderungen zu wesentlichen Einbußen der physiologischen Wirkungen kommt (*Leitzmann* 1990).

Da die Ballaststoffe in den einzelnen Lebensmitteln unterschiedlich zusammengesetzt sind und die jeweiligen Komponenten unterschiedliche Wirkungen haben, sollte durch eine vielseitige, überwiegend pflanzliche Ernährung sichergestellt werden, daß eine Mischung verschiedener Ballaststoffe aufgenommen wird (*Leitzmann* 1990).

3.1 Antikanzerogene Wirkungen der Ballaststoffe

Zu den häufigsten Krebsarten in den westlichen Industrieländern zählen Lungen-, Dickdarm-, Brust- und Prostatakrebs sowie Krebserkrankungen der Eierstöcke, der Gebärmutterschleimhaut und der Bauchspei-

Tab. 3-4: Ballaststoffgehalt ausgewählter Lebensmittel (nach *Souci* et al. 1989)

Lebensmittel	g/100g
Getreide	
Reis, unpoliert	2,9
Reis, poliert	1,4
Weizen, ganzes Korn	10,9
Weizenmehl (Type 405)	4,0
Weizenkleie	42,4
Weizenvollkornbrot	7,5
Weißbrot	3,5
Gemüse	
Kartoffeln	2,5
Möhren	3,4
Blumenkohl	2,9
Kopfsalat	1,5
Weißkraut	2,5
Gurken	0,9
Tomaten	1,8
Hülsenfrüchte	
Bohnen, weiß, trocken	17,0
Erbsen, Samen, trocken	16,6
Kichererbsen	9,5
Linsen	10,7
Obst	
Äpfel	2,3
Aprikosen	2,0
Erdbeeren	2,0
Johannisbeeren, rot	3,5
Weintrauben	1,6
Rosinen	5,4
Bananen	2,0

cheldrüse. Ein Vergleich der Inzidenz dieser Krebsarten in verschiedenen Ländern läßt einen Zusammenhang mit der Ernährungsweise, v.a. für Dickdarmkrebs, vermuten (*Weisburger* 1991).

Die Inzidenz des **Dickdarmkrebses** ist in Europa und Nordamerika hoch und in den Ländern der dritten Welt niedrig (*Scheppach* und *Kasper* 1988). Für Farbige, die in den USA leben, ist sie jedoch ähnlich hoch wie für die weiße Bevölkerung. Migrationsstudien zeigen, daß die Häufigkeit des Dickdarmkrebses des Gastlandes in der zweiten bis dritten Generation der Einwanderer erreicht wird (*Scheppach* und *Kasper* 1988, Kap. 2.2.1, S. 34).

Eine Meta-Analyse von 55 Studien zeigte in 32 Fällen (58%) eine negative Korrelation zwischen der Höhe des Ballaststoffverzehrs und dem Risiko, an Dickdarmkrebs zu erkranken. In 20 Fällen (37%) war dieser Zusammenhang statistisch signifikant (*Greenwald* et al. 1987).

Die **protektive Wirkung** der Ballaststoffe ließ sich durch Fall-Kontroll-Studien am Menschen bestätigen. Demnach haben Personen, die sich ballaststoffreich ernähren, ein um etwa 40% vermindertes Risiko, an Dickdarmkrebs zu erkranken, als Personen mit einer geringen Ballaststoffaufnahme (*Trock* et al. 1990). Obwohl Tumoren des Dick- bzw. Mastdarms unterschiedliche Risikofaktoren in ihrer Ätiologie aufweisen (*Klurfeld* 1992), ist die Schutzwirkung der Ballaststoffe von der Lokalisation des Tumors sowie von Geschlecht und Alter der Probanden unabhängig (*Howe* et al. 1992).

Aufgrund von statistischen Berechnungen wird angenommen, daß eine Ballaststoffaufnahme von 39 g pro Tag (in Form einer ballaststoffreichen Kost) das Dickdarmkrebsrisiko in den USA um 31% senken würde (*Howe* et al. 1992).

Ballaststoffhaltige Lebensmittel spielen sowohl bei der **Initiation** als auch bei der **Promotion** des **Krebsgeschehens** (Kap. 2.2.2, S. 44) eine wichtige Rolle (Abb. 3-1).

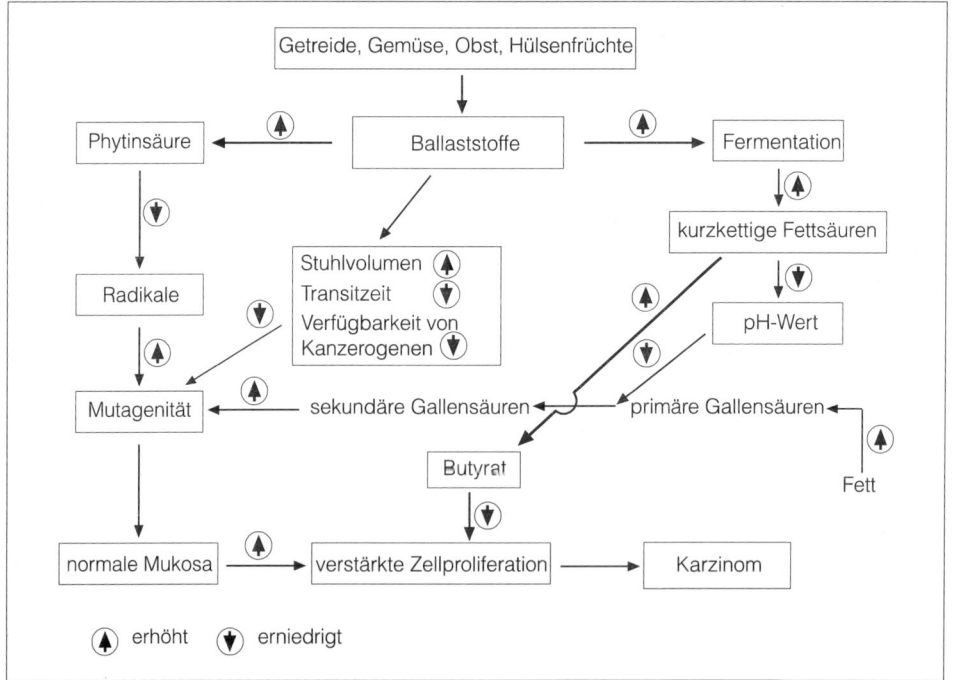

Abb. 3-1: Mögliche Zusammenhänge zwischen ballaststoffreicher Ernährung und der Entstehung von Dickdarmkrebs

Mechanismen der antikanzerogenen Wirkung

Die antikanzerogene Wirkung der Ballaststoffe beruht auf mehreren Mechanismen, die jeweils ineinandergreifen. Ein Großteil der antikanzerogenen Wirkungen der Ballaststoffe wird auf ihre Eigenschaft zurückgeführt, im Gastrointestinaltrakt genotoxische bzw. kanzerogene Substanzen zu binden und dadurch deren Ausscheidung aus dem Darm zu beschleunigen (*Scheppach* und *Kasper* 1988, *Steinmetz* und *Potter* 1991b).

Die Bindung dieser Substanzen ist jedoch abhängig vom **pH-Wert** im Magen-Darm-Trakt. So erfolgt z. B. die Bindung des Mutagens 2-Amino-3-methylimidazo [4,5-f] Quinolin (IQ), welches beim Braten von Fleisch oder Fisch entsteht, an Mais- und Weizenkleie besonders effektiv im leicht sauren Bereich (pH 4 – 6) (*Barnes* et al. 1983). Im basischen, neutralen und stark sauren Bereich erfolgt keine oder eine wesentlich schwächere Bindung. Demzufolge wird IQ im Magen (pH 1 – 2) nicht gebunden, wohl aber im oberen Teil des Dünndarms (Duodenum; pH 5,6 – 6,7). Im weiteren Verlauf des Dünn- bzw. Dickdarms liegt der pH-Wert, je nach individuellen Gegebenheiten, zwischen pH 6 und 8.

Genotoxische bzw. kanzerogene Substanzen werden jedoch nicht nur mit der Nahrung zugeführt, sie entstehen auch beim Abbau körpereigener Substanzen. So zählen die **sekundären Gallensäuren** *Desoxycholsäure* und *Lithocholsäure*, welche im Dickdarm durch bakterielle Umwandlung der **primären Gallensäuren** (*Cholsäure* und *Chenodesoxycholsäure*) entstehen, zu den genotoxischen Substanzen (*Weisburger* et al. 1983, Abb. 3-1, S. 120).

Die primären Gallensäuren werden in der Leber aus Cholesterin gebildet und mit der Galle sezerniert; sie werden ebenfalls von bestimmten Ballaststoffen gebunden (*Howe* et al. 1992, *Klurfeld* 1992, *Lapré* und *van der Meer* 1992). Die Fähigkeit, Gallensäuren zu binden, wird überwiegend den wasserlöslichen Ballaststoffen zugeschrieben, aber die Bindung von Gallensäuren wurde auch mit dem wasserunlöslichen Ballaststoff Lignin nachgewiesen (*Schneeman* 1986).

Beim bakteriellen Abbau der Ballaststoffe entstehen im Dickdarm **kurzkettige Fettsäuren** von denen besonders Buttersäure eine antikanzerogene Wirkung ausübt (*Scheppach* 1990, *Bugaut* und *Bentéjac* 1993). In-vitro-Studien an humanen Dickdarmkrebszellen zeigten, daß Buttersäure die Proliferation dieser Zellen hemmt und ihren Differenzierungsgrad erhöht (*Scheppach* 1990). Wenn sich eine Darmepithelzelle teilt, behält normalerweise nur eine der beiden Tochterzellen die Fähigkeit zur Teilung. Die andere Zelle differenziert sich und verliert damit ihre Teilungsfähigkeit. Ist die Differenzierung gehemmt, entstehen vermehrt teilungsfähige Zellen (*Löffler* und *Petrides* 1988, S. 982).

Die Proliferationsrate maligner Zellen wird durch physiologische Konzentrationen von Buttersäure signifikant gesenkt (*Scheppach* 1990). Buttersäure ist außerdem das bevorzugte Substrat der Epithelzellen im Dickdarm (*Klurfeld* 1992). Eine ausreichende Verfügbarkeit kurzkettiger Fettsäuren unterstützt bzw. ermöglicht vermutlich die physiologischen Funktionen und damit auch die Regenerationsfähigkeit der Epithelzellen.

Eine Erhöhung der Konzentration kurzkettiger Fettsäuren führt im Dickdarmlumen zu einer Absenkung des pH-Wertes. Ein niedriger pH-Wert hemmt das Enzym $7\text{-}\alpha\text{-Dehydroxylase}$, welches am bakteriellen Abbau der primären zu sekundären Gallensäuren beteiligt ist. Eine ballaststoffreiche Kost verringert somit die Entstehung sekundärer Gallensäuren (*Scheppach* 1990, *Lapré* und *van der Meer* 1992).

Darüber hinaus führt die Verfügbarkeit fermentierbarer Ballaststoffe zu einer **Veränderung der Enzymaktivität** der Intestinalflora. Manche Kanzerogene werden durch Konjugation mit *Glucuronsäure* wasserlöslich und dadurch leicht ausscheidbar gemacht. Die β-Glucuronidase spaltet solche Konjugate, d. h. reaktiviert Kanzerogene. Bei ballaststoffreicher Ernährung kommt es zu einem Abfall der β-Glucuronidase-Aktivität und dadurch zu einer verminderten Abspaltung bzw. Retoxifikation glucuronidierter Kanzerogene (*Lapré* und *van der Meer* 1992).

Ballaststoffe stimulieren auch das Wachstum von **Darmbakterien**, die *Ammoniak* als Stickstoffquelle nutzen. Ammoniak steht ebenfalls im Verdacht, ein Kokanzerogen zu sein (*Scheppach* und *Kasper* 1988, *Scheppach* 1990). Ein vermehrter bakterieller Abbau von Ammoniak schränkt somit dessen krebsfördernde Wirkung ein.

Ballaststoffe erhöhen durch ihr **Quellvermögen** das Stuhlgewicht. Dies führt einerseits zu einer Verdünnung der Konzentration aller Kanzerogene und andererseits zu einer Verkürzung der Transitzeit des Stuhls; dadurch sinkt auch die Kontaktzeit der Kanzerogene mit der Dickdarmwand (*Scheppach* und *Kasper* 1988, *Scheppach* 1990, *Johansson* et al. 1992, *Lapré* und *van der Meer* 1992). Zur Verminderung des Krebsrisikos wird dem Verdünnungseffekt eine wesentlich größere Bedeutung beigemessen als der Verkürzung der Transitzeit (*Howe* et al. 1992). Ein starkes Quellvermögen haben jedoch nur die wasserunlöslichen Ballaststoffe. Die wasserlöslichen Ballaststoffe werden zu einem großen Anteil im Dickdarm fermentiert. Die Fermentationsfähigkeit dieser Ballaststoffe läßt sich steigern, wenn diese fein zerkleinert werden (*Hughes* 1991).

Bei der Krebsprävention spielt die Zusammensetzung der Ballaststoffe eine wichtige Rolle. Offenbar wirken die verschiedenen Ballaststoffe aufgrund ihrer unterschiedlichen physikalisch-chemischen Zusammensetzung jeweils spezifisch antikanzerogen (*Cummings* 1985, *Roth* und *Leitzmann* 1985, *Reddy* et al. 1989). Des weiteren ist es von Bedeutung, in welcher Form ein Ballaststoff aufgenommen wird. So besitzt **Zellulose** jeweils verschiedene charakteristische Eigenschaften und biologische Wirkungen, abhängig davon ob sie als natürlicher Bestandteil ballaststoffhaltiger Lebensmittel, als zellulosereicher Anteil von Lebensmitteln, als isolierte Zellulose (die während der Extraktion und Reinigung möglicherweise Veränderungen erfahren hat) oder in Form von mit Zellulose angereicherten Lebensmitteln aufgenommen wird (*Spiller* 1991, *Dwyer* und *Ausman* 1992).

Über die optimale Zufuhrmenge der Ballaststoffe hinsichtlich einer antikanzerogenen Wirkung gibt es gegenwärtig noch keine einheitliche Meinung (*Dwyer* und *Ausman* 1992).

Die einzelnen Ballaststoffe haben in isolierter Form unterschiedliche Wirkungen auf die Enzymaktivität der Darmbakterien. So aktiviert **Pektin** die bakterielle β-Glucuronidase und β-Glucosidase der Darmflora von Nagern und Menschen (*Mallett* und *Rowland* 1988). Diese beiden Enzyme spielen eine wichtige Rolle bei der Entstehung von toxischen und kanzerogenen Substanzen (*Williams* 1972, *Chipman* 1982). Im Gegensatz dazu hemmen **Carrageenan** und **Agar-Agar** die Aktivität dieser Enzyme. Zellulose hemmt nur die β-Glucuronidase, während ballaststoffreiche Lebensmittel wie Karotten und Weizenkleie die Aktivität der β-Glucosidase erhöhen und keinen Einfluß auf die β-Glucuronidaseaktivität ausüben (*Mallett* und *Rowland* 1988). Studien an Menschen, die eine gemischte Kost mit Gemüsen und Obst zu sich nehmen, zeigen jedoch häufig andere Ergebnisse als Studien, die mit isolierten Ballaststoffen an Tieren durchgeführt wurden (*Ling* und *Hänninen* 1992). Die unterschiedlichen Wirkungen der einzelnen Ballaststoffe führen zu inkonsistenten und sich teilweise sogar widersprechenden Ergebnissen verschiedener Studien. Dies ist vor allem der Fall, wenn z. B. die Ergebnisse, die mit einzelnen isolierten Ballaststoffarten erzielt wurden, pauschal auf alle Ballaststoffe und ballaststoffreiche Lebensmittel übertragen werden (*Harris* und *Ferguson* 1993).

Erhöhung des Dickdarmkrebsrisikos durch isolierte Ballaststoffe?

Von einigen Autoren wird eine Erhöhung des Dickdarmkrebsrisikos durch isolierte Ballaststoffe diskutiert (*Kritchevsky* 1988, *Kritchevsky* und *Klurfeld* 1991, *Steinmetz* und *Potter* 1991b, *Weisburger* 1991, *Boffa* et al. 1992). Dieser Effekt wurde auf den Verzehr großer Mengen von isolierten Ballaststoffen zurückgeführt (*Weisburger* 1991, *Boffa* et al. 1992), die durch eine Irritation der Darmwand eine gesteigerte DNA-Synthese (erhöhtes Risiko von Mutationen) im Dickdarm bewirken könnten, welches als fördernder Faktor für die Entstehung von Krebs angesehen wird (*Weisburger* 1991).

Weitere Faktoren der Dickdarmkrebs-Entstehung

Neben Art und Zusammensetzung der Ballaststoffe wirken weitere Nahrungsbestandteile modulierend auf die Entstehung von Dickdarmkrebs. So ist die Ammoniak-Konzentration des Nahrungsbreies v.a. abhängig von der Höhe der Proteinzufuhr. Bei einer proteinreichen Kost wird vermehrt Harnstoff gebildet, welcher in das Darmlumen diffundiert und dort durch bakterielle Urease zu Ammoniak gespalten wird (*Scheppach* und *Kasper* 1988, *Scheppach* 1990).

Eine **ballaststoffarme Kost** hat in der Regel einen hohen Fettanteil (*Rose* 1992). Um zu klären, inwieweit hier ein Zusammenhang mit der Entstehung von Dickdarmkrebs besteht, wurden verschiedene Tierexperimente durchgeführt (*Cohen* et al. 1991). Dabei wurde festgestellt, daß bei einer fett- und ballaststoffreichen Diät die Tumorhäufigkeit signifikant niedriger war als bei einer fettreichen, ballaststoffarmen Diät. Bei einer fettarmen und ballaststoffreichen bzw. -armen Diät zeigte sich die gleiche Tendenz, jedoch war hier der Unterschied nicht mehr signifikant.

Eine **fettreiche Kost** führt zu einer gesteigerten Synthese von primären Gallensäuren in der Leber und zu einer erhöhten Aktivität des enterohepatischen Kreislaufs. So gelangen vermehrt primäre Gallensäuren in den Dickdarm, die bakteriell zu sekundären Gallensäuren abgebaut werden (*Scheppach* und *Kasper* 1988, *Scheppach* 1990). Eine hohe Fettzufuhr stellt somit, insbesondere bei gleichzeitig niedriger Ballaststoffaufnahme, einen weiteren Risikofaktor für Dickdarmkrebs dar (*Vargas* und *Alberts* 1992).

Eine **Erhöhung des Ballaststoffanteils** der Nahrung bewirkt auch erhebliche Veränderungen bei der Zufuhr anderer Nahrungsbestandteile. Dies gilt primär, wenn eine Erhöhung der Ballaststoffzufuhr durch einen vermehrten Verzehr ballaststoffreicher Lebensmittel erreicht wird und nicht durch die zu-

sätzliche Einnahme von Ballaststoff-Präparaten (*Spiller* 1991). Eine ballaststoffreiche Ernährung gewährleistet gleichzeitig die Zufuhr weiterer **bioaktiver Substanzen**, deren Aufnahme in hohem Maße mit der Ballaststoffaufnahme assoziiert ist und die möglicherweise eine stärkere antikanzerogene Wirkung haben als die Ballaststoffe selbst (*Kritchevsky* 1991, *Howe* et al. 1992) (Kap. 2.2.3, S. 53).

Auch **Phytat** bzw. Phytinsäure wird von einigen Autoren als die eigentlich antikanzerogen wirksame Nahrungskomponente in ballaststoffreichen Lebensmitteln beurteilt (*Jariwalla* 1988, *Shamsuddin* et al. 1988, *Shamsuddin* und *Ullah* 1989, *Shamsuddin* et al. 1989, *Ullah* und *Shamsuddin* 1990, *Messina* 1991, *Thompson* und *Zhang* 1991). Phytat findet sich vorwiegend in den Reproduktionsorganen von Pflanzen. Daher ist der Phytatgehalt von Getreide, Hülsenfrüchten, Nüssen und Samen relativ hoch. Gemüse ist dagegen verhältnismäßig arm an Phytat, in Obst und Kartoffeln kommt es überhaupt nicht vor.

Die biologische Funktion von Phytat ist bisher ungeklärt, jedoch dient es möglicherweise als natürliches Antioxidans. Indem es mit polyvalenten Metallen wie Calcium, Zink, Kupfer und Eisen Chelate bildet, vermindert es deren katalytische Wirksamkeit. Dadurch werden Redoxreaktionen unterdrückt, die z. B. zur Entstehung von Hydroxyl-Radikalen führen, welche sowohl genotoxisch wirken als auch das Tumorwachstum fördern können (*Graf* und *Eaton* 1993).

Epidemiologische Daten zeigen, daß auch zwischen dem Auftreten von **Brustkrebs** und der Ballaststoffaufnahme ein Zusammenhang besteht. Die Mortalität für Brustkrebs korreliert negativ mit der Höhe der Zufuhr ballaststoffreicher Lebensmittel (*Rose* et al. 1986). Besonders deutlich zeigt sich dies bei Frauen nach der Menopause (*Howe* et al. 1990).

Es herrscht weitgehende Übereinstimmung darüber, daß für die Ätiologie des Brustkrebses Hormone eine wichtige Rolle spielen, wobei besonders den Östrogenen eine große Bedeutung beigemessen wird. Zahlreiche Fall-Kontroll-Studien zeigen, daß Brustkrebs-Patientinnen einen erhöhten Östrogen-Spiegel aufweisen (*Rose* 1992). Da ein niedriger Plasmaöstrogen-Spiegel mit einer hohen Östrogen-Ausscheidung über die Fäzes korreliert (*Goldin* et al. 1986), beeinflußt eine fettarme und ballaststoffreiche Diät vermutlich den enterohepatischen Kreislauf der Östrogene (*Rose* 1992).

So haben Vegetarierinnen eine signifikant niedrigere Aktivität der intestinalen β-Glucuronidase als Frauen, die sich nicht vegetarisch ernähren (*Goldin* et al. 1982). Bei einer niedrigeren β-Glucuronidase-Aktivität wird ein geringerer Anteil der Östrogene konjugiert. Nicht-konjugierte Steroide werden jedoch viel leichter an Ballaststoffe gebunden als konjugierte Steroide, wobei die wasserunlöslichen Ballaststoffe eine besonders hohe Bindungskapazität aufweisen (*Schultz* und *Howie* 1986, *Whitten* und *Schultz* 1988). Des weiteren können im Zusammenhang mit Ballaststoffen vorkommende Phytoöstrogene ebenfalls den Östrogenstoffwechsel beeinflussen (Kap. 2.2.3.9, S. 70).

Inwieweit Ballaststoffe noch bei weiteren Krebsarten eine Rolle spielen, ist bisher kaum untersucht worden. Daten aus einigen Fall-Kontroll-Studien legen jedoch die Vermutung nahe, daß auch hier ein Zusammenhang besteht (*Steinmetz* und *Potter* 1991b).

Zusammenfassung
Die antikanzerogene Wirkung der Ballaststoffe beruht im wesentlichen auf drei Merkmalen:
1. Die Eigenschaft, Kanzerogene, Kokanzerogene und Mutagene binden zu können
2. Die Fähigkeit, das Stuhlgewicht zu erhöhen und die Transitzeit zu normalisieren
3. Die Funktion, als Substrat für die Bildung von kurzkettigen Fettsäuren zu dienen.

Die Wirksamkeit der Ballaststoffe ist abhängig von ihrer Zusammensetzung, von ihrer Aufnahmeform (isoliert oder im Lebensmittelverbund) und vom pH-Wert des Speisebreies. Auch die anderen Inhaltsstoffe der Nahrung wie z. B. Fette beeinflussen das antikanzerogene Potential der Ballaststoffe. Sie werden hauptsächlich in Form tierischer Lebensmittel aufgenommen und verdrängen somit ballaststoffreiche Lebensmittel vom Speiseplan. Außerdem zählen dazu weitere Nahrungskomponenten, die mit den Ballaststoffen assoziiert sind (z.B. sekundäre Pflanzenstoffe) und synergistisch wirken, und die möglicherweise eine größere Bedeutung haben als die Ballaststoffe selbst.

3.2 Blutglukose-regulierende Wirkungen der Ballaststoffe

Der Blutglukose-Verlauf nach der Aufnahme von pflanzlichen Lebensmitteln wird sowohl durch sekundäre Pflanzenstoffe als auch durch Ballaststoffe moduliert.
Epidemiologische Befunde zeigen, daß eine hohe Ballaststoffzufuhr mit einer niedrigen Häufigkeit von Diabetes mellitus Typ II korreliert (*Toma* und *Curtis* 1986). Diese Ergebnisse konnten in kontrollierten klinischen Studien bestätigt werden. Eine Supplementierung mit Ballaststoffen (Guarmehl) bewirkte die Reduktion einer erhöhten **Glukoseausscheidung** im Urin. Allerdings gilt dies nur, wenn die Nahrung einen Anteil von mindestens 40% Kohlenhydraten enthält (bezogen auf die Nahrungsenergie; *Jenkins* et al. 1980).
Bei Untersuchungen an gesunden Probanden zeigte sich, daß der Zusatz verschiedener Ballaststoffe (Guar, Traganth, Pektin, Methylzellulose oder Weizenkleie) zu einer Testmahlzeit zu einem flachen Blutglukose-Verlauf führte (*Jenkins* et al. 1978). Auch der Zusatz von Guar und/oder Pektin zu einer Testmahlzeit verminderte die postprandiale Glukosekonzentration sowie die Insulinfreisetzung (*Jenkins* et al. 1977). In Abhängigkeit von der Ballaststoffart ist die Wirkung jedoch unterschiedlich, wobei die stärksten Wirkungen mit Guar erzielt wurden (*Jenkins* et al. 1977 und 1978).

Durch eine ballaststoffreiche Ernährung lassen sich ähnlich positive Ergebnisse erzielen. Bemerkenswert ist dabei, daß bereits durch eine Steigerung des Ballaststoffanteils der Nahrung von weniger als 5 g pro Tag positive Effekte erzielt wurden, die bei Zusatz isolierter Ballaststoffe erst bei höheren Mengen auftraten (*Asp* et al. 1981).

Der Blutglukoseanstieg ist nach dem Verzehr einer Mahlzeit, die isolierte Ballaststoffe enthält, höher, als wenn diese im Lebensmittelverbund aufgenommen werden (*Haber* et al. 1977, *O'Dea* et al. 1980).
In einer weiteren Studie wurden die Auswirkungen einer Diät mit hohem Kohlenhydratanteil (75% der Nahrungsenergie) und einem Ballaststoffgehalt von 15 g pro Tag (berechnet als Rohfaser) auf den Stoffwechsel von 13 Probanden mit Altersdiabetes untersucht, von denen acht mit Insulin und fünf mit Sulfonylharnstoff behandelt wurden. Eine Senkung der Blutglukosewerte ließ sich mit dieser Kost nur bei denjenigen Probanden erzielen, die mit Sulfonylharnstoff oder weniger als 30 Einheiten Insulin behandelt wurden. Jedoch war die Senkung in diesen Fällen so ausgeprägt, daß bis auf eine Ausnahme die Medikamente abgesetzt werden konnten. Bei einem Probanden konnte die Insulindosis von 28 auf 15 Einheiten gesenkt werden. Bei den Probanden, die mehr als 30 Einheiten Insulin erhielten, war keine derartige Änderung zu verzeichnen (*Kiehm* et al. 1976).
Bei einer ähnlichen Untersuchung erhielten acht insulinpflichtige Diabetiker, mit einem Insulinbedarf von 10–62 Einheiten Insulin, während zehn Tagen eine Diät mit 3 bzw. 20 g Rohfasergehalt. Am Ende dieses Zeitraumes lag der Blutglukosespiegel bei 20 g Rohfasergehalt signifikant niedriger (von 170 auf 120 mg/dl). Bei dieser Untersuchung profitierten diejenigen Diabetiker, die mehr als 30 Einheiten Insulin benötigten, ebenso von der neuen Kostform wie die Probanden mit einem niedrigeren Insulinbedarf (*Perla* et al. 1978).

Langfristig hat eine ballaststoffreiche Ernährung einen günstigen Einfluß auf die Parameter des Kohlenhydratstoffwechsels. Die Nüchtern- und postprandialen Blutzuckerwerte, die Glukoseausscheidung im Urin und die HbA_1-Werte von Diabetikern werden gesenkt. Medikamente können häufig abgesetzt oder niedriger dosiert werden (*Schrezenmeir* und *Kasper* 1983).

Für die Blutglukose-regulierenden Wirkungen der Ballaststoffe werden verschiedene Mechanismen diskutiert. So läßt sich *in vitro* nachweisen, daß isolierte Ballaststoffe die Aktivität der **Bauchspeicheldrüsen-Enzyme** vermindern. Weizenkleie, Guar und Pektine hemmen die Amylase der Bauchspeicheldrüse, wobei die Wirkung von der Art und Menge der Ballaststoffe abhängig ist. Ballaststoffe, die die Viskosität des Speisebreies steigern, wirken besonders stark hemmend auf die Amylase.
Auch ein niedriger pH-Wert verstärkt die Wirkung der Ballaststoffe (*Dunaif* und *Schneeman* 1981, *Schneider* 1984, *Dutta* und *Hlasko* 1985). Die Ursache der Enzyminhibition durch Ballaststoffe könnte auf einer unspezifischen Adsorption der Enzyme an die Ballaststoffe oder auf spezifische, lösliche Inhibitoren beruhen (*Schneider* et al. 1983, *Lairon* et al. 1985).
Die o.g. Befunde zur Wirkung der Ballaststoffe auf die Bauchspeicheldrüsenenzyme stammen aus *In-vitro*-Versuchen, bei denen teilweise sehr hohe Ballaststoffkonzentrationen verwendet wurden und konnten *in vivo* bislang nicht bestätigt werden (*Dukehart* et al. 1989).

Ballaststoffe bewirken eine **Erhöhung des Volumens und der Viskosität des Speisebreies**, wodurch die Resorption der Nährstoffe und somit auch der Glukose verlangsamt wird (*Leitzmann* 1990). Infolgedessen steigt der Blutglukosespiegel langsamer an und erreicht geringere Maximalwerte als bei ballaststoffarmer Ernährung (*Kritchevsky* 1988, *Eastwood* 1992). Dabei zeigt sich, daß die Effektivität der Ballaststoffe mit zunehmender Viskosität steigt. Verantwortlich hierfür ist vermutlich die Fähigkeit solcher Ballaststoffe, Gele zu bilden und dadurch die Magenentleerung zu verlangsamen (*Schneeman* 1986).

Die Geschwindigkeit des Blutglukosean-stiegs nach dem Verzehr eines Lebensmit-tels wird neben dessen Ballaststoff- und Kohlenhydratgehalt durch weitere Faktoren bestimmt, z.B. den Verarbeitungsgrad des Lebensmittels, die Eßgeschwindigkeit und die Nährstoffrelation der Mahlzeit (*Leitz-mann* 1990).

Weiterhin wird vermutet, daß der Verzehr ballaststoffreicher Kost über einen längeren Zeitraum zu einer **Vermehrung der Insu-linrezeptoren** auf dem Zielgewebe und der Enzyme des Glukosestoffwechsels führt (*Toma* und *Curtis* 1986).

Durch den relativ **geringeren Fettgehalt** ei-ner ballaststoffreichen Nahrung (bezogen auf die Nahrungsenergie) und die dadurch verminderte Konzentration an freien Fett-säuren im Blut wird möglicherweise die Metabolisierung der Glukose verbessert (*Hales* und *Randle* 1963).

Zusammenfassung

Die **Kohlenhydrattoleranz** von *Gesunden* und *Diabetikern* wird durch Ballaststoffe so-wohl in Form ballaststoffreicher Kost als auch in Form isolierter Zusätze zur Nah-rung verbessert. Bei Diabetikern hat eine ballaststoffreiche Ernährung langfristig ei-nen günstigen Einfluß auf alle Parameter des Glukosestoffwechsels, insbesondere bei einem gleichzeitig relativ hohen Kohlenhy-dratanteil der Nahrung. Ballaststoffe stellen einen Einflußfaktor auf den glykämischen Index eines Lebensmittels dar. Möglich ist auch ein Einfluß auf die Zahl der Insulinre-zeptoren oder auf den Glukosestoffwechsel.

3.3 Cholesterin-senkende Wir-kungen der Ballaststoffe

Ein erhöhter Serumcholesterin- und/ oder Serumtriglyzeridspiegel wird als ein Risiko-faktor für die Entstehung von Herz-Kreis-lauf-Erkrankungen und ihren Folgeerschei-nungen angesehen. Neben den bereits darge-stellten Cholesterin-senkenden Wirkungen der sekundären Pflanzenstoffe (Kap. 2.7, S. 99) induzieren auch Ballaststoffe eine Reihe

von physiologischen und chemischen Wir-kungen auf das Serumcholesterin. Die Wir-kungen der Ballaststoffe auf den Lipidstoff-wechsel sind sehr komplex, so daß von un-terschiedlichen, aber synergistisch wirken-den Mechanismen ausgegangen werden muß.

Mechanismen

Bis jetzt wurden in der Literatur vier ver-schiedene Wirkungsmechanismen der Bal-laststoffe auf die Blutlipide beschrieben (*Floyd* et al. 1987; *Kritchevsky* 1988):

> – Hemmung der Lipaseaktivität
> – Bindung der primären Gallensäuren
> – Verkürzung bzw. Normalisierung der Transitzeit
> – Hemmung der Cholesterinsynthese in der Leber.

Hemmung der Lipaseaktivität

Eine ballaststoffreiche Kost beeinflußt den normalen Fettstoffwechsel des Menschen. Als eine positive Wirkung der Ballaststoffe wird die Hemmung der Lipaseaktivität dis-kutiert. Lipasen sind Verdauungsenzyme, die entweder in der Bauchspeicheldrüse oder im Dünndarm synthetisiert werden und für die Spaltung der Triglyzeride in Glyze-rin und freie Fettsäuren verantwortlich sind. Bei Untersuchungen mit verschiedenen Bal-laststoffen (wie Weizen- und Haferkleie, Pektin und Xylan), die *in vitro* mit mensch-lichem Pankreassaft inkubiert wurden, redu-zierte sich die Lipaseaktivität unterschied-lich stark um 30 - 70%. Die stärkste Wir-kung mit etwa 70%, bezogen auf die Kon-troll-Lipaseaktivität, hatte das **Xylan**. **Pek-tin** dagegen erniedrigte die Aktivität nur ge-ringfügig (*Dunaif* und *Schneeman* 1981).

Als Ursache wird eine verringerte Verfüg-barkeit des Enzyms diskutiert, welche ent-weder durch spezifische Lipaseinhibitoren in den Ballaststoffen oder durch eine nicht-spezifische Adsorption der Lipasen an Bal-laststoffe hervorgerufen wird (*Floyd* et al. 1987). *Salvioli* et al. (1983) gehen davon aus, daß **Guar** und andere wasserlösliche Ballaststoffe die Lipaseaktivität reduzieren, indem sie die Viskosität des Speisebreis im

Intestinaltrakt erhöhen. Sie führten die verringerte Aktivität der Lipase auf die erhöhte Bindung von Calcium und Gallensäuren, die für die maximale Enzymaktivität benötigt werden, an die Ballaststoffe zurück.

Bindung der primären Gallensäuren

Ballaststoffe können aufgrund ihrer chemischen Struktur primäre Gallensäuren binden. Dabei zeigt jeder Ballaststofftyp spezifische Bindungseigenschaften. Allgemein binden **wasserlösliche Ballaststoffe** (z.B. *Pektin*, *Guar* und *Hemizellulosen*) sowie **Lignine** (wasserunlöslich) primäre Gallensäuren und ihre Konjugate in einem höheren Maße als bestimmte wasserunlösliche Ballaststoffe wie *Kleie* und *Zellulose* (*Kritchevsky* 1988). Anhand von *In-vitro*-Untersuchungen konnte nachgewiesen werden, daß Lignine primäre Gallensäuren adsorbieren und dadurch deren Rückresorption verhindern (*Schneeman* 1986). Lignine und wasserlösliche Ballaststoffe spielen folglich eine wichtige Rolle bei der Reduzierung der Reabsorption der primären Gallensäuren im Ileum und sind für die Unterbrechung des enterohepatischen Kreislaufes der Gallensäuren verantwortlich (*Eastwood* 1992). Ballaststoffe binden neben primären Gallensäuren aber auch Cholesterin, Steroide, Triglyzeride, Fettsäuren und Phospholipide (*Kritchevsky* 1988). Die erhöhte fäkale Ausscheidung von Steroidmetaboliten wird als Hinweis für die Serumcholesterin-senkende Wirkung der Ballaststoffe angesehen.

Verkürzung bzw. Normalisierung der Transitzeit

Die Erhöhung des Stuhlgewichtes und die Verkürzung bzw. Normalisierung der Transitzeit des Speisebreis sind physiologische Wirkungen der Ballaststoffe, die in erster Linie den **wasserunlöslichen** Fraktionen zugeschrieben werden. Damit verkürzen die wasserunlöslichen Ballaststoffe die mögliche Absorptionszeit, so daß es dadurch auch zu einer Reduktion der Cholesterinabsorption kommen kann (*Hughes* 1991).

Hemmung der Cholesterinsynthese

Die Mikroflora des Dickdarms verstoffwechselt einen Teil der Ballaststoffe zu kurzkettigen Fettsäuren wie Butyrat, Propionat oder Acetat. Diese Abbauprodukte dienen hauptsächlich als Energielieferanten, wobei Butyrat vornehmlich in den Mukosazellen und Acetat via Pfortader und Leber im Körpergewebe metabolisiert wird. Propionat gelangt vom Dickdarm in die Leber. Hier soll es das für die Cholesterinsynthese wichtige Schlüsselenzym 3-Hydroxy-3-Methylglutaryl-Coenzym A (HMG-CoA)-Reduktase hemmen, so daß es zu keiner Mevalonsäurebildung kommt. Aus Mevalonsäure wird im Körper Cholesterin synthetisiert. Neuere Ergebnisse stellen jedoch diesen Wirkmechanismus des Propionats in Frage (*Bugaut* und *Bentéjac* 1993; Abb. 3-2).

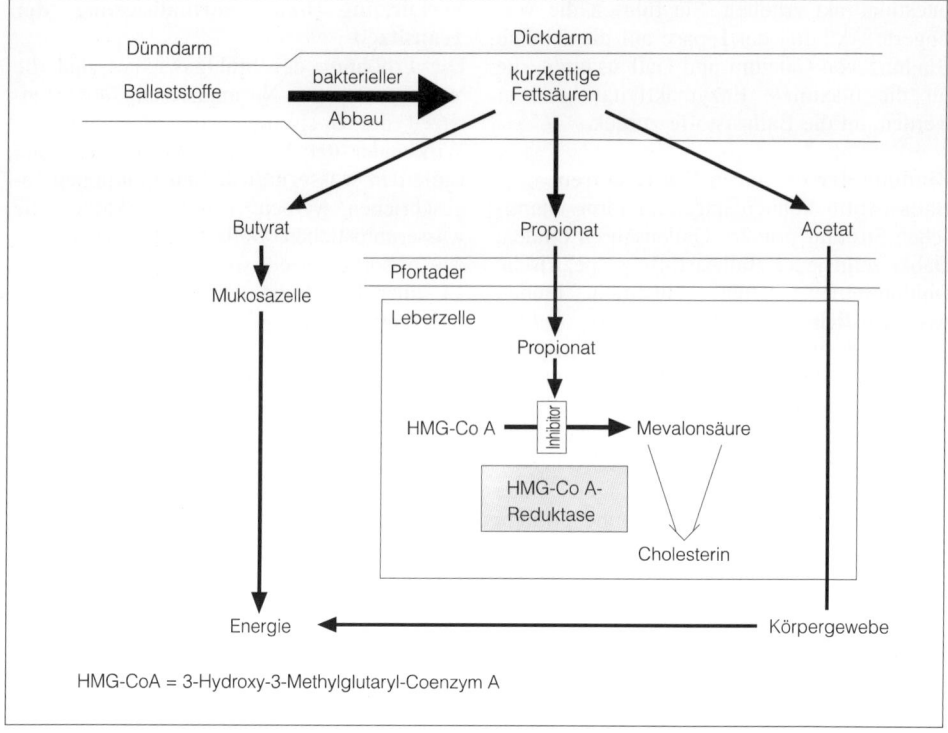

Abb. 3-2: Abbauprodukte wasserlöslicher Ballaststoffe und deren Wirkungen auf die Cholesterinsynthese

Neben Propionat werden auch für andere in Nahrungspflanzen vorkommende sekundäre Pflanzenstoffe wie **Phytinsäure** ein Einfluß auf die Cholesterinsynthese diskutiert (*Qureshi* et al. 1985). Die Darstellung der Wirkmechanismen veranschaulicht, daß wasserlösliche Ballaststoffe sowie Lignine (wasserunlöslich) einen stärkeren Einfluß auf Lipidstoffwechsel und Serumcholesterinkonzentration ausüben als andere wasserunlösliche Ballaststoffe (*Hughes* 1991).

Klinische Studien zur Cholesterin-senkenden Wirkung der Ballaststoffe
Die Serumcholesterin-senkende Wirkung der Ballaststoffe konnte beim Menschen durch eine Reihe von Untersuchungen sowohl an Patienten mit einer Hypercholesterinämie als auch an Stoffwechselgesunden bestätigt werden. Bei den Probanden zeigten sich jedoch nur bei Versuchsdiäten mit Haferkleie, Bohnen, Pektin oder

Guarmehl signifikante Reduzierungen des Serumcholesterins und des LDL-Cholesterins. Diäten mit Weizenkleie oder Zellulose waren dagegen ohne Wirkung (*Kritchevsky* 1988, *Anderson* et al. 1984; Tab. 3-5).

Hafer besitzt eine sehr effektive Serumcholesterin-senkende Wirkung, da er reich an wasserlöslichen Ballaststoffen ist. Ein Vergleich von 16 Studien, in denen der Einfluß von Haferkleie und Hafermehlprodukten auf den Serumcholesteringehalt untersucht wurde, zeigte, daß eine Cholesterin-senkende Wirkung durch den täglichen Verzehr von 50 – 100 g Hafer in Form von Backwaren und Frühstückszerealien erzielt werden konnte (*Ripsin* und *Keenan* 1992). Die als *ß-Glukane* bezeichneten wasserlöslichen Ballaststoffe des Hafers kommen in vergleichbaren Konzentrationen auch in Gerste und Buchweizen vor; deshalb können diese

Saaten ebenfalls zu einer Senkung des Serumcholesteringehalts beitragen (*Ripsin* und *Keenan* 1992).

Die hypocholesterinämische Wirkung von **Pektinen** konnte in einer Reihe von Untersuchungen am Menschen bestätigt werden. Eine Analyse von 14 Studien zeigte, daß pektinsubstituierte Kostformen den Serumcholesteringehalt in Abhängigkeit von Dosis und Versuchsdauer um 4 - 34% senken konnten. Eine Substitution von 2 - 4 g Pektin pro Tag bei Probanden mit normalem oder leicht erhöhtem Cholesterinspiegel führte zu keiner signifikanten Senkung des Gesamtcholesterins. Wurde hingegen die tägliche Pektinzufuhr auf 6, 8 oder 10 g erhöht, reduzierte sich der Serumcholesteringehalt signifikant. Weiterhin konnte gezeigt werden, daß bei Personen mit einer Hyperlipoproteinämie das Pektin eine stärkere Senkung des Serumcholesterins bewirkt, als das bei Personen mit normalem Serumcholesterinspiegel der Fall war (*Reiser* 1987).

Tab. 3-5: Wirkung verschiedener Ballaststoffe und ballaststoffreicher Lebensmittel auf den Serumcholesteringehalt beim Menschen (nach *Schneeman* 1986)

Ballaststoff bzw. Ballaststoffträger	Ballaststoffe g/Tag	Veränderung des Serumcholesterins, %
Zellulose	16	0
Pektin	25	- 13
Guar	24	- 16
Weizenkleie	17	+ 1
Hafer	15	- 11
Haferkleie	27	- 17
Bohnen	30	- 19

Zusammenfassung
Ballaststoffe üben ihre Cholesterin-senkende Wirkung auf drei Wegen aus: Veränderungen von Enyzmaktivitäten, Bindung von Gallensäuren und Normalisierung der Transitzeit
Da Ballaststoffe nur in pflanzlichen Lebensmitteln vorkommen und in unerhitzter Form ihre volle Wirkung entfalten, wird der regelmäßige Verzehr ballaststoffreicher Gemüse- und Obstarten in unerhitzter Form empfohlen.

3.4 Immunmodulierende Wirkungen der Ballaststoffe

Für einige der in Lebensmitteln vorhandenen Ballaststoffe (*Hemizellulosen*, *Pektine*, *Glukane* und *Gummis*) wird eine immunologische Aktivität im Sinne einer Beeinflussung unspezifischer und spezifischer Abwehrmechanismen diskutiert (*Waldron* und *Selvendran* 1993). Substanzen mit immunmodulierender Wirkung (Kap. 2.9, S. 110) wurden in den letzten Jahren vermehrt aus Nahrungs- und Heilpflanzen isoliert und in klinischen Studien überprüft. Dabei konnten zwei Pflanzenfamilien (*Asteraceae* und *Poaceae*) identifiziert werden, innerhalb derer vermehrt immunmodulierende Inhaltsstoffe nachgewiesen wurden (*Wagner* und *Proksch* 1985).
Von der Familie der Poaceae (Süßgräser) haben vor allem die **Getreide** eine grundlegende Bedeutung für die Ernährung des Menschen. Die im Getreide vorkommenden immunmodulatorisch wirksamen Substanzen zählen in der Regel zu den **unverdaulichen Polysacchariden**. Die Zahl der möglichen Polysaccharidstrukturen, die mit Oberflächenstrukturen von immunkompetenten Zellen reagieren können, ist nahezu unbegrenzt. Zur besseren Übersicht werden sie in zwei Gruppen eingeteilt (Tab. 3-6).

Tab. 3-6: Strukturtypen immun-
stimulierender Polysaccharide
(*Whistler* et al. 1976)

Homoglykane	Heteroglykane
Glukane	Hemizellulosen
Mannane	Pflanzengummis

Aus den ballaststoffreichen Randschichten
verschiedener Getreidearten wurden Polysaccharide dieser Strukturtypen isoliert (*Sugayama* et al. 1966, *Nakahara* et al. 1967,
Kamasuka et al. 1969, *Whistler* et al. 1976,
Soma et al. 1981). Eine immunstimulierende Wirkung dieser Polysaccharide läßt
sich gegenwärtig nur indirekt ableiten, indem die Regression von implantierten Tumorzellen nach Verabreichung der Polysaccharide gemessen wird.

Die Ballaststoffextrakte wurden überwiegend intraperitoneal an Tiere verabreicht,
denen gleichzeitig Tumorzellen eingepflanzt
wurden. Die Ballaststoffextrakte führten
teilweise zu einer vollständigen Wachstumshemmung der Tumorzellen. Die chemische
Analyse der Ballaststoffextrakte zeigte, daß
sie aus den Hauptkomponenten der Hemizellulosen (*Arabinose, Xylose, Glukose* und
teilweise *Galaktose*) zusammengesetzt sind.
Eine Untersuchung ergab eine tumorhemmende Wirkung auch nach oraler Aufnahme
der Ballaststoffextrakte (*Soma* et al. 1981).

Gegenwärtig ist nur eine Studie bekannt,
bei der eine immunstimulierende Wirkung
der Ballaststoffextrakte an Humanzellen *in
vitro* bzw. an *Probanden* untersucht wurde.
Der aus **Weizenkleie** hergestellte Extrakt
bestand überwiegend aus Polysacchariden
mit den Einzelzuckern *Glukose, Xylose* und
Arabinose. Dieser Extrakt führte zu einer signifikanten Aktivierung der Phagozytose
von isolierten humanen Granulozyten. Nach
oraler Aufnahme dieses Extraktes im Rahmen einer kontrollierten Cross-over Studie
mit gesunden Probanden konnten jedoch
keine signifikanten Änderungen verschiedener Immunparameter gemessen werden
(*Watzl* et al. 1990a).

Der Vergleich einer vollkornreichen (250 g
Vollkorn pro Person pro Tag) mit einer aus-
zugsmehlreichen Kost (250 g Auszugsmehl

der Type 405 pro Person pro Tag) hinsichtlich des Einflusses der Kleiebestandteile auf
verschiedene Immunparameter zeigte ebenfalls keinen signifikanten Unterschied zwischen beiden Untersuchungsgruppen (*Watzl*
et al. 1990b).

Untersuchungen zur **Antitumor-Wirkung**
von Polysacchariden aus anderen Pflanzen
sowie aus Pilzen zeigen, daß diese Molekül-
strukturen Zellen des Immunsystems aktivieren können (*Waldron* und *Selvendran* 1993).
Bei Tieren mit einem geschwächten Immunsystem zeigten diese Polysaccharide keine
Antitumor-Wirkung, woraus ebenfalls eine
Beteiligung des Immunsystems an der tumorhemmenden Wirkung dieser Polysaccharide
abgeleitet wurde (*Wozniewski* et al. 1992).

Antitumor-Polysaccharide erhöhen z.B. die
Zytotoxizität von Makrophagen gegenüber
Tumorzellen und stimulieren deren Interleu-
kin-1-Produktion. Sie steigern auch die Zytotoxizität von Natürlichen Killerzellen sowie von zytotoxischen T-Lymphozyten. Die
Polysaccharidkonzentrationen, die in Tierstudien eine Antitumorwirkung zeigten, liegen im Bereich von 1–200 mg/kg Körpergewicht (*Waldron* und *Selvendran* 1993).

Aufgrund von Berechnungen konsumiert ein
70 kg schwerer Mensch bei einem Verzehr
von sechs Gemüse- oder Obstportionen täglich etwa 2 mg Pektine mit Antitumor-Wirkung pro kg Körpergewicht (*Waldron* und
Selvendran 1993). Folglich könnten diese
Polysaccharide auch beim Menschen das
Wachstum von Tumorzellen unterdrücken,
z.B. durch eine Stimulation von immunkompetenten Zellen. Allerdings ist anzunehmen, daß Antitumor-Polysaccharide bei oraler Zufuhr eine geringere Wirkung besitzen
als bei parenteraler Verabreichung.

Der **Wirkmechanismus** dieser Polysaccharide ist auf der molekularen Ebene erst teilweise bekannt. Sie sollen über Zelloberflä-
chenrezeptoren zur Anregung der sekundären Messenger cGMP und cAMP führen
(*Hadden* 1980). Zusätzlich soll nach Rezep-
torbindung eine Membranveränderung erfolgen, die zu Rezeptorumverteilung und Per-
meabilitätserhöhung für spezifische Substrate führt. Des weiteren soll die Bindung

spezifischer Polysaccharide an Natürliche Killerzellen und an Tumorzellen die spontane Zytotoxizität der Natürlichen Killerzellen gegen diese Tumorzellen erhöhen (*Müller* und *Anderer* 1990).

Getreidepolysaccharide wie die **Glukane** wirken nicht nur auf die Immunzellen des Menschen und anderer Säugetiere, sie aktivieren auch das Abwehrsystem von Wirbellosen sowie von Pflanzen (*Albersheim* und *Darvill* 1985).

Zusammenfassung

Eine immunmodulierende Wirkung von Getreideballaststoffen konnte beim Menschen bisher nicht nachgewiesen werden. Inwieweit die genetisch bedingte hohe Variabilität der individuellen Immunkompetenz sowie weitere endogene und exogene Einflußfaktoren eine immunmodulierende Wirkung maskieren oder ob solche Wirkungen beim Menschen nicht existieren, müßte in weiteren Studien geklärt werden.

4 Substanzen in fermentierten Lebensmitteln

Die milchsaure Vergärung, auch Fermentation genannt, ist ein Prozeß, bei dem Lebensmittel durch die Aktivität von bestimmten Mikroorganismen u.a. in ihrer Nährstoffzusammensetzung verändert werden. Dabei wird als Endprodukt des Kohlenhydratabbaus **Milchsäure** gebildet. Die Fermentation zählt zu den ältesten Konservierungsverfahren. Sie ist ein sehr komplexes Geschehen, an dem verschiedene Mikroorganismen beteiligt sind (Tab. 4-1).

Tab. 4-1: Mikroorganismen, die an der Fermentation von Lebensmitteln beteiligt sind (nach *Kunz* 1988)

Lebensmittel	Vorherrschende Mikroorganismen
Sauerkraut	*Leuconostoc mesenteroides*
	Lactobacillus plantarum
	Lactobacillus brevis
	Pediococcus cerevisiae
	Streptococcus faecalis
Joghurt	*Streptococcus thermophilus*
	Lactobacillus bulgaricus
Joghurt-ähnliche Sauermilch-erzeugnisse	*Streptococcus thermophilus*
	Streptococcus filant
	Lactobacillus bulgaricus
	Bifidobacterium bifidum
	Lactobacillus acidophilus

Im Verlauf der Fermentation verändert das ursprüngliche Lebensmittel sowohl seinen Geruch und Geschmack als auch den ernährungsphysiologischen Wert. Die Reduktion des pH-Wertes sowie der Abbau von leicht verfügbaren Kohlenhydraten durch die Milchsäurebakterien sind die Hauptursachen für die konservierende Wirkung der Fermentation.

Zur Fermentation eignen sich vor allem Gemüse, Hülsenfrüchte und Getreide sowie Milch, Fleisch und Fisch, aber auch andere Lebensmittel. Bei den heute in Mitteleuropa üblichen Verzehrsgewohnheiten werden jedoch fast ausschließlich **Milchprodukte** in fermentierter Form konsumiert; bei den pflanzlichen Lebensmitteln hat das **Sauerkraut** die größte Bedeutung. Diese Präferenz für fermentierte Milchprodukte spiegelt sich auch in den wissenschaftlichen Untersuchungen hierzu wider. Deshalb stammen die nachfolgend dargestellten Ergebnisse überwiegend aus Untersuchungen, die mit fermentierten Milchprodukten durchgeführt wurden.

4.1 Milchsäure

Das wichtigste Stoffwechselprodukt der Fermentation von Lebensmitteln ist die Milchsäure. Dabei lassen sich zwei Arten unterscheiden, nämlich L(+)-Milchsäure oder *rechtsdrehende* Milchsäure und D(–)-Milchsäure oder *linksdrehende* Milchsäure, die sich bezüglich ihrer räumlichen Anordnung wie Bild und Spiegelbild verhalten (Abb. 4-1). Die Bezeichnungen L (laevo = links) und D (dextro = rechts) beziehen sich auf die Anordnung der Atome am zentralen Kohlenstoffatom. Die aufgrund der räumlichen Anordnung vorhandene optische Aktivität wird durch die Begriffe rechts- und linksdrehend bezeichnet.

Im Stoffwechsel des Menschen wird fast ausschließlich L(+)-Milchsäure gebildet, während D(–)-Milchsäure vor allem mit der Nahrung zugeführt wird. L(+)-Milchsäure wird im Körper mittels des spezifischen Enzyms L(+)-Laktat-Dehydrogenase abgebaut. Für die Verstoffwechselung der D(–)-Milchsäure steht dem menschlichen Organismus ein Enzym zur Verfügung, das zum einen relativ unspezifisch ist und zum anderen eine geringere Aktivität aufweist als das Enzym, das L(+)-Milchsäure abbaut. Deshalb wird D(–)-Milchsäure langsamer verstoffwechselt als das L-Isomer (*de Vrese* 1984).

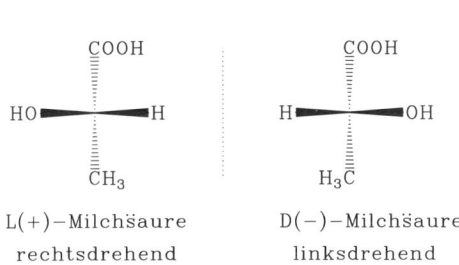

L(+)−Milchsäure
rechtsdrehend

D(−)−Milchsäure
linksdrehend

Abb. 4-1: Die beiden Formen der Milchsäure

Früher wurde eine Übersäuerung des Blutes (Azidose) durch die Zufuhr von D(−)-Milchsäure vermutet. Eine solche Übersäuerung wurde vor allem bei Patienten nach Dünndarmoperationen beobachtet (*Traube* et al. 1983). Ursache ist dabei jedoch die gestörte Darmflora. Beim gesunden Menschen wurde eine ernährungsbedingte Azidose bisher nicht beschrieben (*de Vrese* 1984). Deshalb wurde auch die ursprünglich von der *FAO/WHO* (1967) ausgesprochene Höchstmengenbegrenzung für die Aufnahme von D(−)-Milchsäure (100 g/kg Körpergewicht/ Person/Tag) nicht beibehalten (*WHO* 1974).

Die prozentualen Anteile der beiden Milchsäureformen in fermentierten Lebensmitteln sind von der Zusammensetzung der dafür verwendeten **Bakterienkulturen** abhängig. Manche Milchsäurebakterien bilden fast ausschließlich L(+)-Milchsäure (Streptococcus- und Bifidobacterium-Arten), andere überwiegend D(−)-Milchsäure (*Lactobacil-*

lus bulgaricus, Lactobacillus lactis, Leuconostoc-Arten). Einige Bakterienarten bilden auch Mischformen aus beiden Stereoisomeren (*Lactobacillus acidophilus, Lactobacillus helveticus, Lactobacillus plantarum, Lactobacillus brevis*) (*Yukuchi* et al. 1992). Es lassen sich also durch die Verwendung bestimmter Bakterienkulturen gezielt Produkte herstellen, die einen hohen Gehalt an L(+)-Milchsäure aufweisen.

4.2 Biochemische Veränderungen während der Fermentation von Milch

Die Nährstoffe der Milch werden von Milchsäurebakterien für ihr Wachstum genutzt, wodurch es zu einer Veränderung der Nährstoffzusammensetzung kommt. Milchsäurebakterien verwerten als primäre Energiequelle **Laktose**, die intrazellulär zu Galaktose und Glukose gespalten wird. Aus Glukose entsteht schließlich die Milchsäure, die für viele der charakteristischen Merkmale von fermentierten Lebensmitteln verantwortlich ist und 95% der aus fermentierten Kohlenhydraten hergestellten Substrate darstellt (*Fernandes* et al. 1992).

Durch die proteolytische Aktivität der Milchsäurebakterien werden **Proteine** bis zu freien Aminosäuren abgebaut, was v.a. für die Geschmacksbildung in fermentierten Milchprodukten von Bedeutung ist. **Triglyzeride** werden nur in geringem Umfang durch bakterielle Lipasen metabolisiert und tragen nicht zur Geschmacksbildung bei.

Bei der Fermentation von Milchprodukten bleiben die Mikronährstoffe weitgehend erhalten (Tab. 4-2). Die Fermentation von *Weißkohl* verringert bzw. erhöht den Gehalt einiger Vitamine (Tab. 4-3).

Tab. 4-2: Vitamin- und Mineralstoffgehalt von Weißkohl und Sauerkraut * (*Souci* et al. 1989)

Nährstoff	Weißkohl 100g	Sauerkraut 100g
Vitamin B_1, µg	48,0	27,0
Vitamin B_2, µg	43,0	50,0
Vitamin B_6, mg	0,11	0,21
Folsäure, µg	79,0	19,0
Vitamin C, mg	45,8	20,0
Vitamin K, mg	–	1,54
Magnesium, mg	23,0	14,0
Calcium, mg	46,0	48,0
Eisen, mg	0,5	0,6
Milchsäure, g	–	1,6

* abgetropft

Tab. 4-3: Vitamin- und Mineralstoffgehalt von Milch und Joghurt * (*Souci* et al. 1989)

Nährstoff	Milch 100g	Joghurt 100g
Vitamin B_1, µg	37,0	37,0
Vitamin B_2, mg	0,18	0,18
Vitamin B_6, µg	46,0	46,0
Vitamin B12, µg	0,42	0,09
Folsäure, µg	5,9	10,0
Vitamin C, mg	1,7	1,0
Magnesium, mg	12,0	12,0
Eisen, µg	46,0	46,0
Calcium, mg	120,0	120,0
Milchsäure, g	–	1,05

* (jeweils mind. 3,5 % Fett)

4.3 Gesundheitliche Wirkungen

Die Vorstellung, daß **Joghurt** gesundheitsfördernde Wirkungen besitzt, existiert bereits seit vielen Jahrhunderten. Zu Beginn des 20. Jh. beschrieb der russische Forscher und Nobelpreisträger *Elie Metchnikoff* die hohe Lebenserwartung der Bulgaren, die er auf den Verzehr von fermentierten Milchprodukten zurückführte. Er vermutete, daß Milchsäurebakterien unerwünschte Fäulnisbakterien im Darm unter Kontrolle halten. Sein für damalige Zeiten hohes Lebensalter (er wurde 70 Jahre alt) führte er auch auf den regelmäßigen Verzehr von fermentierter Milch zurück (*Trapp* et al. 1993).

Inzwischen sind zahlreiche wissenschaftliche Untersuchungen über die gesundheitlichen Wirkungen von Milchsäurebakterien und fermentierten Milchprodukten durchgeführt worden, so daß deren prophylaktische und therapeutische Wirkungen heute wesentlich besser bekannt sind als zu Metchnikoffs Zeiten. Allerdings fehlen immer noch kontrollierte Studien am Menschen sowie Untersuchungen zu den Wirkmechanismen, bevor das therapeutische Potential umfassend eingesetzt werden kann.

4.3.1 Verbesserung der Laktose-Intoleranz

Menschen mit Laktose-Intoleranz besitzen keine Laktaseaktivität in der Bürstensaummembran des Dünndarmepithels. Bei ihnen führt der Konsum von Milch zu gastrointestinalen Beschwerden, die u.a. Durchfall zur Folge haben können. Ein Laktasemangel ist für den überwiegenden Teil der Weltbevölkerung der normale Zustand. Lediglich bei hellhäutigen Nord- und Mitteleuropäern und ihren Nachkommen in anderen Erdteilen ist auch im Erwachsenenalter eine intestinale Laktaseaktivität vorhanden (*Fernandes* et al. 1992).

Personen mit Laktose-Intoleranz vertragen die Laktose in fermentierten Milchprodukten relativ gut, obwohl meist weniger als 30% der in der Milch vorhandenen Laktose bei der Fermentation abgebaut wird. Diese gesundheitliche Wirkung von fermentierten Milchprodukten wurde in vielen Studien nachgewiesen (*Fernandes* et al. 1992, *Yukuchi* et al. 1992, *Marteau* und *Rambaud* 1993, *Marteau* et al. 1993).

Vermutlich sind vitale Milchsäurebakterien an dieser Wirkung beteiligt, da bei erhitztem Joghurt die Wirkung deutlich geringer ist. Nach dem Verzehr von unerhitztem Joghurt wurde bei Personen mit Laktose-Intoleranz am Übergang vom Dünndarm zum Dickdarm eine Aktivität der Milchsäurebakterien-Laktase nachgewiesen, die noch etwa 20% der im Joghurt vorhandenen Aktivität entsprach. Weitere, derzeit diskutierte Mechanismen sind eine Stimulation der mukosalen Laktaseaktivität sowie eine im Vergleich zur Milch langsamere Verfügbarkeit der Laktose aus Joghurt. Diese möglichen Mechanismen könnten eine Erklärung für die Vermeidung der Intoleranzsymptome sein (*Marteau* und *Rambaud* 1993).

4.3.2 Cholesterin-senkende Wirkung

Beobachtungen an den Massai, einer im Norden Kenias lebenden ethnischen Gruppe, ergaben die ersten Hinweise auf einen Zusammenhang zwischen dem Verzehr von fermentierten Milchprodukten und einem niedrigen Cholesterinspiegel im Serum. Der Verzehr von täglich bis zu 8 Litern fermentierter Milch war von einem niedrigen Cholesterinspiegel begleitet (*Mann* und *Spoerry* 1974). Diese Zusammenhänge wurden bis heute in vielen tierexperimentellen sowie klinischen Studien untersucht. Die wichtigste Folgerung aus den *Tierexperimenten* ist, daß die Cholesterin-senkende Aktivität von Milchsäurebakterien sehr stark vom Stamm der eingesetzten Milchsäurebakterien abhängig ist (*Gilliland* 1990).
Die Senkung des Cholesterinspiegels im Serum erfolgt vermutlich durch die Assimilation des Cholesterins im Darmlumen durch Milchsäurebakterien. Zudem können Milchsäurebakterien konjugierte Gallensäuren dekonjugieren, woraus eine höhere Gallensäure-Turnover-Rate resultiert, die wiederum den Cholesterinspiegel im Serum senkt (*Fernandes* et al. 1987).
In *klinischen Studien* konnte eine Cholesterin-senkende Wirkung der Milchsäurebakterien nur bei einer täglichen Zufuhr von mindestens 680 ml fermentierten Milchprodukten (680 - 5000 ml pro Tag) induziert werden (*Marteau* und *Rambaud* 1993). Studien,

in denen eine geringere Menge eingesetzt wurde, konnten keinen Einfluß auf das Serumcholesterin nachweisen (*Fernandes* et al. 1992, *Yukuchi* et al. 1992, *Marteau* und *Rambaud* 1993).
Aufgrund der vorliegenden, z.T. widersprüchlichen Ergebnisse ist festzustellen, daß die Cholesterin-senkende Wirkung von fermentierten Milchprodukten offensichtlich von der Menge an zugeführten fermentierten Milchprodukten, von dem verwendeten Milchsäurebakterienstamm sowie vom Lipidstatus (normo- oder hyperlipidämisch) der Probanden abhängig ist.

4.3.3 Antimikrobielle Wirkungen von Milchsäurebakterien

Die intestinale Mikroflora ist für die Gesunderhaltung des Menschen von entscheidender Bedeutung, da sie u.a. eine natürliche Schranke gegen pathologische Mikroorganismen bildet. Der menschliche Verdauungstrakt enthält etwa 10^{14} Mikroorganismen, die sich aus 400 – 500 Spezies zusammensetzen (*Hammes* et al. 1991). Unter diesen Spezies finden sich auch bestimmte Lactobazillen, die verschiedene protektive Wirkungen im Verdauungstrakt ausüben einschließlich einer antimikrobiellen Wirkung gegenüber unerwünschten Mikroorganismen (Kolonisationsresistenz).

Unter dem Begriff **Kolonisationsresistenz** wird die Eigenschaft von Mikroorganismen verstanden, durch verschiedene antagonistische Wirkungen das Anhaften und Vermehren unphysiologischer Mikroorganismen auf dem Darmepithel zu erschweren. Die Mechanismen der Kolonisationsresistenz sind gegenwärtig kaum bekannt (*Marteau* et al. 1993). Vermutlich spielt hierbei die Konkurrenz um Epithelkontaktstellen sowie um Substrate bzw. Nährstoffe im Dickdarm ebenso eine wichtige Rolle wie die Produktion von Bacteriocinen und anderen antimikrobiell wirksamen Proteinen (Tab. 4-4). **Bacteriocine** sind gegen verwandte Bakterienspezies antimikrobiell wirksame Peptide, die von zahlreichen Milchsäurebakterien gebildet werden können.

Tab. 4-4: Von Milchsäurebakterien produzierte, antimikrobielle Substanzen (*Fernandes* et al. 1987)

Lactobacillus-stamm	Substanz
L. acidophilus	Acidolin
	Acidophilin
	Laktocidin
	Bacteriocin
L. brevis	Laktobacillin
	Laktobrevin
L. bulgaricus	Bulgarican
L. plantarum	Laktolin

Die Produktion von organischen Säuren und kurzkettigen Fettsäuren durch Milchsäurebakterien beeinflußt ebenfalls die Milieubedingungen im Dickdarm (pH-Wert, Redoxpotential), wodurch das Wachstum von erwünschten Mikroorganismen gefördert wird.

Eine direkte antimikrobielle Wirkung von Milchsäurebakterien konnte für eine Reihe von unerwünschten pathogenen Darmbakterien wie *Staphylococcus aureus, Salmonella typhimurium, Clostridium perfringens, Escherichia coli, Vibrio spp.* und *Shigella spp.* gezeigt werden (*Shahani* und *Ayebo* 1980, *O'Sullivan* et al. 1992).
Milchsäurebakterien wirken u.a. dadurch antimikrobiell, daß sie H_2O_2 synthetisieren. Unter dem Einfluß der aus der Milch stammenden Lactoperoxidase bildet H_2O_2 zusammen mit dem endogen gebildeten bzw. aus der Nahrung stammenden Thiozyanat weitere antimikrobiell wirksame Verbindungen (*Fernandes* et al. 1987, *Daeschel* 1989).
Einige Bacteriocine wie das von *Streptokokken* gebildete **Nisin** werden bereits zur Konservierung von Lebensmitteln eingesetzt (*Daeschel* 1989). Schließlich fördern Milchsäurebakterien die Dekonjugation von konjugierten Gallensäuren; freie Gallensäuren wirken ebenfalls antimikrobiell (*Fernandes* et al. 1992).

Milchsäurebakterien müssen sich nicht erst im Dickdarm ansiedeln, um die beschriebenen antimikrobiellen Wirkungen auszuüben.

Die orale Zufuhr von Milchsäurebakterien in Form von fermentierten Lebensmitteln reicht aus, um temporär deren protektive Wirkungen zu nutzen. Die Frage, ob oral zugeführte Milchsäurebakterien in vitaler Form die unteren Darmabschnitte erreichen und dort das Stoffwechselgeschehen beeinflussen können, war Gegenstand vieler Untersuchungen (*Lidbeck* et al. 1992a, *Marteau* et al. 1993, *Rambaud* et al. 1993).
Die Studien ergaben, daß die Überlebensrate von Milchsäurebakterien im oberen Verdauungstrakt von der **Pufferkapazität** des fermentierten Lebensmittels gegenüber der Magensäure abhängig ist. Joghurt besitzt eine besonders hohe Pufferkapazität. Bei Aufnahme von *Lactobacillus acidophilus* können in den Fäzes bis zu 5% der zugeführten Milchsäurebakterien in intakter Form nachgewiesen werden, was abhängig von der eingesetzten Menge, vom Bakterienstamm sowie von dessen Resistenz gegenüber Säuren und Enzymen ist (*Rambaud* et al. 1993). Bei *Bifidobakterien* konnten bis zu 30% der zugeführten Bakterien in den Fäzes wiedergefunden werden.

Nach der oralen Zufuhr hoher Konzentrationen an Milchsäurebakterien (etwa 10^{11} colony forming units, cfu) können bis zu zwei Wochen nach dem Ende der Milchsäurebakterien-Supplementierung immer noch Milchsäurebakterien (10^4 cfu/g) in den Fäzes nachgewiesen werden (*Lidbeck* et al. 1992a, *Ling* et al. 1994). Möglicherweise fördert die Supplementierung mit Milchsäurebakterien das **intestinale Milieu**, wodurch nach Beendigung der Supplementierung die intestinalen Milchsäurebakterien in ihrem Wachstum begünstigt werden (*Lidbeck* et al. 1992a).

In zahlreichen Studien konnten die **therapeutischen Wirkungen** von Milchsäurebakterien bzw. fermentierten Milchprodukten bei der Behandlung von *Darmentzündungen* und *Durchfällen* nachgewiesen werden. So verkürzte in kontrollierten Studien die Aufnahme von *Lactobacillus casei* GG bzw. von Joghurt bei Kindern mit Gastroenteritis die Dauer der Durchfälle (*Marteau* und *Rambaud* 1993). Bei an erwachsenen Personen mit Gastroenteritis durchgeführten Studien konnten sowohl positive als auch keine Wirkungen von fermentierten Milchprodukten beobachtet werden.

Die antimikrobielle Wirkung von Milchsäurebakterien kommt vermutlich nicht nur im Gastrointestinaltrakt zur Geltung, sondern auch in anderen Kompartimenten des Körpers. In einer kürzlich veröffentlichten Studie wurde der Einfluß von fermentierten Milchprodukten auf eine Infektion der Vagina mit Pilzen (*Candida albicans*) untersucht. Der Verzehr von täglich 225 g **unerhitztem Joghurt** über eine Dauer von sechs Monaten verminderte die Keimbesiedlung in der Vagina und dadurch auch die Infektionshäufigkeit (*Hilton* et al. 1992). Voraussetzung für die Wirksamkeit des Joghurts war eine definierte Anzahl von vitalen Milchsäurebakterien. Dies macht die Umsetzung dieser Ergebnisse in die Praxis gegenwärtig noch schwierig, denn im allgemeinen ist dem Verbraucher nicht bekannt, welche Milchsäurebakteriengehalte in einem Joghurt vorhanden sind. Joghurts mit erhitzten Milchsäurebakterien bzw. mit niedrigem Milchsäurebakteriengehalt wären deshalb in dieser Hinsicht wirkungslos.

Generell ist zu diesen klinischen Studien anzumerken, daß es sich meist nicht um kontrollierte Doppelblindstudien handelt und daß selten standardisierte Milchsäurebakterien bzw. fermentierte Milchprodukte mit definiertem Bakterienstamm und genauer Bakterienkonzentration eingesetzt wurden, wodurch ein Vergleich der Versuchsergebnisse erschwert ist. Trotzdem werden Milchsäurebakterien und fermentierten Milchprodukten eine Bedeutung bei der Therapie von intestinalen Infektionen beigemessen (*Fernandes* et al. 1992, *Marteau* und *Rambaud* 1993).

Milchsäurebakterien üben nicht nur im Gastrointestinaltrakt eine antimikrobielle Wirkung aus, sondern auch in den **fermentierten Lebensmitteln** und schützen auf diese Weise vor mikrobiellem Verderb. Neben der Synthese von Bacteriocinen sind dabei die gebildeten organischen Säuren (Milchsäure,

Essigsäure, Propionsäure) von Bedeutung. Sie liegen in fermentierten Lebensmitteln als nicht-dissoziierte Säuren vor und sind dadurch in der Lage, die Bakterienwand zu durchdringen und durch intrazelluläre Mechanismen das Bakterienwachstum zu unterdrücken (*Fernandes* et al. 1992).

4.3.4 Antikanzerogene Wirkungen von Milchsäurebakterien

In der Erfahrungsheilkunde wurden seit vielen Jahrzehnten milchsauer vergorene Lebensmittel zur Therapie von Krebs eingesetzt (*Eichholtz* 1975, S. 58ff.). In den letzten Jahrzehnten wurden zahlreiche wissenschaftliche Untersuchungen durchgeführt, die die antikanzerogenen Mechanismen von Milchsäurebakterien bzw. von fermentierten Lebensmitteln zum Ziel hatten. Aus diesen Untersuchungen geht hervor, daß Milchsäurebakterien:

- das Immunsystem und dadurch die Tumorabwehr aktivieren
- fäkale Enzyme, welche an der Aktivierung von Prokanzerogenen beteiligt sind, hemmen
- mutagene Substanzen im Darm binden und dadurch inaktivieren.

Ein direkter Nachweis der Tumorhemmung durch **Joghurt** konnte in verschiedenen Kurzzeit-Studien erbracht werden (*Reddy* et al. 1973 und 1983, *Adachi* 1992, *Fernandes* et al. 1992). Bei mit Joghurt gefütterten Mäusen, denen Ehrlich-Aszites-Tumoren in den Bauchraum implantiert wurden, war das Tumorwachstum signifikant gehemmt (*Reddy* et al. 1973).
Diese Beobachtungen konnten in einer späteren Studie bestätigt werden. Dabei stellte sich heraus, daß bei Mäusen die Fütterung von Joghurt sowohl vor der Tumorimplantation (20–30%ige Hemmung des Tumorzellwachstums) als auch einen Tag danach (24–30%ige Hemmung des Tumorzellwachstums) zu gleichen Ergebnissen führte. Die Fütterung eine Woche vor der Implantation hatte keinen zusätzlichen Effekt. Je mehr

Tage nach der Implantation verstrichen bis Joghurt verfüttert wurde, desto geringer war die Hemmwirkung auf das Tumorwachstum. Bei einer Joghurtfütterung vier Tage nach der Implantation war keine signifikante Anti-Tumor-Aktivität mehr erkennbar.

Diese Ergebnisse lassen die Schlußfolgerung zu, daß Joghurtfütterung während der Implantation der körperfremden Tumorzellen eine höhere Wirksamkeit besitzt als zu einem Zeitpunkt, zu dem sich die Tumorzellen im Wirtsorganismus bereits vermehrt haben (*Reddy* et al. 1983). Möglicherweise spielt dabei die Aktivierung der Immunantwort des Körpers durch Milchsäurebakterien eine bedeutende Rolle, da die Milchsäurebakterien selbst nicht zytotoxisch auf Tumorzellen wirken.

Milchsäurebakterien können durch ihren Einfluß auf die intestinale Mikroflora die **Immunantwort** modulieren. Wie aus Tierversuchen bekannt ist, steigern fermentierte Milchprodukte mit lebenden Milchsäurebakterien die Konzentration der Immunglobuline (IgG2a und IgM) im Serum (*Fernandes* und *Shahani* 1990). Da sowohl unerhitzter Joghurt als auch erhitzter Joghurt wirksam waren, sind vermutlich Fermentationsprodukte bzw. Zellwandbestandteile und weniger die vitalen Milchsäurebakterien selbst für diese Wirkung verantwortlich.

Die im Joghurt enthaltenen Bakterien können *in vitro* die Produktion und Sekretion von Interferon-gamma sowie von Interleukin-1ß und Tumor-Nekrose-Faktor-α durch Lymphozyten verstärken. Die Zellwand der eingesetzten Milchsäurebakterien war ebenfalls wirksam, nicht jedoch das Zytoplasma (*de Simone* et al. 1986, *Solis Pereyra* und *Lemonnier* 1993).

Eine Bestätigung der *in vitro* gewonnenen Ergebnisse liegt durch Untersuchungen am Menschen vor. Dabei konnten nach der oralen Gabe (28 Tage) von hohen Konzentrationen (10^{11}-10^{12}) an *Lactobacillus bulgaricus* und *Streptococcus thermophilus* (den im Joghurt enthaltenen Mikroorganismen) ein erhöhter Interferon-gamma-Spiegel im Serum und eine vermehrte Anzahl Natürlicher Killerzellen beobachtet werden (*De Simone* et al. 1988). Eine kurzzeitige Erhitzung des Joghurts zerstörte die Wirkung. Das System aus Interferon-gamma und Natürlichen Killerzellen spielt sowohl in der Abwehr von Infektionen als auch in der Zerstörung von Tumorzellen eine Rolle. In Tierexperimenten konnte gezeigt werden, daß die orale Verabreichung von Lactobazillen (*Lactobacillus bulgaricus* und *Lactobacillus casei*) über mehrere Tage die Makrophagen-Aktivität stimulieren kann (*Perdigon* et al. 1986).

Einige **bakterielle Enzyme** im Stuhl, beispielsweise die β-Glucuronidase, Nitroreduktase und Azoreduktase, aktivieren die Umwandlung von Prokanzerogenen zu aktiven Kanzerogenen. Die Ernährungsweise kann die Aktivität dieser Enzyme und somit die Entstehung von Dickdarmkrebs beeinflussen.

Milchsäurebakterien sind in diesem Zusammenhang offenbar von großer Bedeutung. So konnte beim Menschen durch die orale Aufnahme von *Lactobacillus acidophilus* eine Abnahme der Aktivität der β-Glucuronidase und Nitroreduktase (*Goldin* et al. 1980) bzw. der Azoreduktase, β-Glucuronidase und Nitroreduktase (*Goldin* und *Gorbach* 1984) nachgewiesen werden. Neben *L. acidophilus* bewirkte auch *Lactobacillus casei* GG eine Reduktion fäkaler Enzymaktivitäten einschließlich der Glykocholsäure-Hydrolase (Tab. 4-5). Vergleichbare Wirkungen konnten auch beim Verzehr von milchsauer vergorenem Kohlgemüse festgestellt werden (*Müller* et al. 1993).

Tab. 4-5: Wirkung von *Lactobacillus casei* GG auf die Aktivität fäkaler Enzyme des Menschen (*Ling* et al. 1994)

Enzyme	Wirkung
Glykocholsäure-Hydrolase	erniedrigt
Nitroreduktase	erniedrigt
Azoreduktase	erniedrigt
ß-Glucuronidase	erniedrigt
ß-Glucosidase	keine

Nitrit, das über verschiedene Lebensmittel in den Körper gelangen kann, kann im Magen-Darm-Trakt zu kanzerogenen Nitrosaminen umgewandelt werden. Verschiedene *Lactobacillus-acidophilus*-Stämme sind in der Lage, Nitrit der Nitrosaminbildung zu entziehen, indem sie es zellulär aufnehmen (*Fernandes* et al. 1987; *Fernandes* und *Shahani* 1990).

Gallensäuren spielen in der Dickdarmkrebsentstehung eine wichtige Rolle; vor allem die sekundären Gallensäuren und ihre Derivate sind in die Tumorauslösung einbezogen. *Lactobacillus acidophilus* vermindert die Umwandlungsrate von primären zu sekundären Gallensäuren, wodurch sich das Risiko der Krebsentstehung senkt (*Fernandes* und *Shahani* 1990). Die verringerte Aktivität der fäkalen Glykocholsäure-Hydrolase nach oraler Zufuhr von *Lactobacillus casei* GG vermindert die Bildung freier Gallensäuren (*Ling* et al. 1994).

Patienten mit **Dickdarmkrebs** weisen geringere Mengen an *Lactobacillus acidophilus* in den Fäzes auf als Gesunde. Dementsprechend konnten bei Personen mit hohem Dickdarmkrebsrisiko (z.B. Nordamerikaner) geringe Mengen an *Lactobacillus acidophilus* in den Fäzes nachgewiesen werden, während bei Personen mit niedrigem Dickdarmkrebsrisiko (z.B. Japaner) mehr Milchsäurebakterien zu finden waren (*Lidbeck* et al. 1992a).
In einer neueren Studie konnte gezeigt werden, daß die Aufnahme von heterozyklischen aromatischen Aminen in Form von gebratenem Fleisch (zweimal täglich für drei Tage) die Mutagenität in Fäzes und Urin des Menschen erhöht, während die Gabe von *Lactobacillus acidophilus* (zusätzlich zum Fleisch) die Mutagenität signifikant senkte. Vermutlich beruht die veränderte Ausscheidung von Mutagenen darauf, daß sie durch *Lactobacillus acidophilus* im Darm gebunden werden, wodurch die Mutagene nicht mehr in Kontakt mit den Darmepithelzellen treten können (*Lidbeck* et al. 1992b).
In einer kürzlich erschienenen Studie konnte nachgewiesen werden, daß nur Joghurt mit **unerhitzten**, **lebenden** Milchsäurebildnern (Lactobazillen) im Tierversuch die genotoxische Wirkung eines Kanzerogens (N-methyl-N'-nitro-N-nitrosoguanidin) neutralisieren kann, wärmebehandelter Joghurt war dagegen unwirksam (*Pool-Zobel* et al. 1993).

In epidemiologischen Studien wurde beobachtet, daß ein hoher Verzehr von fermentierten Milchprodukten (Joghurt) protektiv gegen **Brustkrebs** wirkt (*Lê* et al. 1986, *van't Veer* et al. 1989). Für Milch konnte keine protektive Wirkung festgestellt werden (*van't Veer* et al. 1989). Die vorliegenden Studien weisen darauf hin, daß Milchsäurebakterien offensichtlich in der Lage sind, Substanzen zu produzieren, die auf die Krebsentstehung einwirken können (*Groeneveld* und *Leitzmann* 1987).

Nicht nur fermentierte Milchprodukte, sondern auch milchsauer vergorene Gemüseprodukte können das Tumorwachstum hemmen, wie beispielsweise in Studien an Mäusen mit vergorenem **Rote-Bete-Saft** festgestellt wurde. Dabei konnte gezeigt werden, daß die Vermehrung implantierter Ehrlich-Aszites-Tumorzellen durch milchsauer vergorenen, unerhitzten Rote-Bete-Saft gehemmt wird. Bei gleicher Versuchsanordnung, jedoch mit unvergorenem Rote-Bete-Saft, wurde keine signifikante Hemmung der Tumorzellvermehrung beobachtet, was auf bei der Vergärung entstandene antikanzerogene Substanzen oder auf eine direkte antikanzcrogene Wirkung der milchsäurebildenden Mikroorganismen hinweist (*Rasic* et al. 1984).

5 Bewertung

Die vorliegenden wissenschaftlichen Daten belegen sehr überzeugend das gesundheitsfördernde Potential von bioaktiven Substanzen in Lebensmitteln. Einschränkend muß festgehalten werden, daß ein Großteil der zitierten Daten in Tierexperimenten gewonnen wurde und somit die Übertragbarkeit der Ergebnisse auf den Menschen nur bedingt möglich ist. Selbstverständlich ist, daß die protektiven Wirkungen nur bei einer bedarfsgerechten Versorgung mit allen essentiellen Nährstoffen optimal zur Geltung kommen. Gerade eine überwiegend pflanzliche Ernährung gewährleistet sowohl die Zufuhr an essentiellen Nährstoffen, wie sie u.a. von der DGE empfohlen wird, als auch die Versorgung mit einer Vielzahl an bioaktiven Substanzen.

Allerdings erklärt nicht nur der Gehalt an essentiellen Nährstoffen und an bioaktiven Substanzen die protektiven Wirkungen einer solchen Ernährungsweise. Im Vergleich zur gemischten Kost werden mit einer überwiegend pflanzlichen Ernährung auch wesentlich weniger tierische Fette und Proteine aufgenommen, was sich ebenfalls positiv auf die Prävention ernährungsabhängiger Krankheiten auswirkt. Zu betonen ist, daß eine überwiegend pflanzliche Ernährung nicht nur protektiv gegen Krebs, sondern auch gegen Herz-Kreislauf-Erkrankungen wirkt, und somit auch bioaktive Substanzen möglicherweise gegen mehrere ernährungsabhängige Krankheiten prophylaktisch wirksam sind.

Wie in diesem Buch dargestellt, sind gegenwärtig nur die gesundheitlichen Wirkungen **einzelner, isolierter** bioaktiver Substanzen bekannt. In der Praxis ist jedoch immer ein komplexes Gemisch verschiedener bioaktiver Substanzen wirksam. So wird z.B. der Cholesterinspiegel im Blut nach dem Verzehr einer entsprechenden Mahlzeit durch Ballaststoffe, durch die in fermentierten Lebensmitteln vorhandenen Milchsäurebakterien, durch Saponine, Sulfide sowie Phytosterine beeinflußt. Die additive, synergistische oder antagonistische Wirkung dieser bioaktiven Substanzen als Bestandteil von Lebensmitteln kann gegenwärtig noch nicht quantifiziert werden. Erst das Wissen über die **komplexen** Wirkungen erlaubt jedoch die vollständige Beurteilung über gesundheitliche Wirkungen eines Lebensmittels bzw. einer Ernährungsweise.

Die hier durchgeführte Bewertung der sekundären Pflanzenstoffe stellt keine Verharmlosung ihrer potentiell toxischen Effekte dar. Aus der wissenschaftlichen Literatur geht eindeutig hervor, daß sekundäre Pflanzenstoffe als natürlicher Bestandteil von Lebensmitteln im Rahmen einer gemischten Kost keine gesundheitlichen Risiken ausüben. Unterstützt wird diese Aussage durch die Ergebnisse der inzwischen zahlreich durchgeführten epidemiologischen Studien. Sie weisen eindeutig darauf hin, daß ein hoher Verzehr pflanzlicher Lebensmittel mit einem geringen Risiko für bestimmte Krankheiten verbunden ist.

Die veränderte Einschätzung der gesundheitlichen Wirkungen von sekundären Pflanzenstoffen drückt sich auch darin aus, daß seit neuestem über die Anreicherung von Fertigprodukten wie Tütensuppen oder Speiseeis mit sekundären Pflanzenstoffen nachgedacht wird (*Caragay* 1992).

Inwieweit die Supplementierung von Lebensmitteln mit sekundären Pflanzenstoffen eines Tages Wirklichkeit werden wird, wie sie schon heute von den Food-Designern propagiert wird, ist gegenwärtig nicht einzuschätzen. Sicher ist allerdings, daß isolierte sekundäre Pflanzenstoffe in Abhängigkeit von ihrer Konzentration toxikologisch bedeutsam sein können. Deshalb bleibt der Verzehr einer überwiegend pflanzlichen Ernährungsweise der sicherste Weg, um die protektiven Wirkungen von sekundären Pflanzenstoffen sowie der übrigen bioaktiven Substanzen für die Gesundheit des Menschen nutzbar zu machen.

6 Literatur

Abdel-Fattah, G., Watzl, B., Huang, D. S., Watson, R. R.: Beta-carotene in vitro stimulates tumor necrosis factor alpha and interleukin-1 alpha secretion by human peripheral blood mononuclear cells.
Nutr Res 13 (1993) 863–71

Abril, E. R., Rybski, J. A., Scuderi, P., Watson, R. R.: Beta-carotene stimulates human leukocytes to secrete a novel cytokine.
J Leukocyte Biol 45 (1989) 255–61

Adachi, S.: Lactic acid bacteria and the control of tumours. In: Wood BJB (ed) The lactic acid bacteria in health and disease.
Elsevier Applied Science, London 1992, p. 233–61

Adetumbi, M. A., Lau, B. H. S.: *Allium sativum* (garlic) – a natural antibiotic.
Med Hypotheses 12 (1983) 227–37

Adlercreutz, H.: Does fiber-rich food containing animal lignan precursors protect against both colon and breast cancer? An extension of the „fiber hypothesis".
Gastroenterol 86 (1984) 761–4

Adlercreutz, H.: Diet, breast cancer, and sex hormone metabolism.
Ann N Y Acad Sci 595 (1990a) 281–90

Adlercreutz, H.: Western diet and Western diseases: some hormonal and biochemical mechanisms and associations.
Scand J Clin Lab Invest 50 (Suppl 201) (1990b) 3–23

Adlercreutz, H.: Diet and sex hormone metabolism
In: Rowland IR (ed) Nutrition, toxicity and cancer.
CRC Press, Boca Raton 1991, p 137–93

Adlercreutz, H., Clapes, P., Mattiasson, B.: Enzymatic peptide synthesis in organic media.
Ann N Y Acad Sci 613 (1990) 517–20

Adlercreutz, H., Fotsis, T., Bannwart, C., Wähälä, K., Mäkelä, T., Brunow, G., Hase, T.: Determination of urinary lignans and phytoestrogen metabolites, potential antiestrogens and anticarcinogens, in urine of women on various habitual diets.
J Steroid Biochem 25 (1986) 791–7

Adlercreutz, H., Fotsis, T., Heikkinen, R., Dwyer, J. T., Woods, M., Goldin, B. R., Gorbach, S. L.: Excretion of the lignans enterolactone and enterodiol and of equol in omnivorous and vegetarian postmenopausal women and in women with breast cancer.
Lancet 2 (1982) 1295–9

Adlercreutz, H., Hämäläinen, E., Gorbach, S. L., Goldin, B. R.: Dietary phyto-oestrogens and the menopause in Japan.
Lancet 339 (1992a) 1233

Adlercreutz, H., Hämäläinen, E., Gorbach, S. L., Goldin, B. R., Woods, M. N., Dwyer, J. T.: Diet and plasma androgens in postmenopausal vegetarian and omnivorous women and postmenopausal women with breast cancer.
Am J Clin Nutr 49 (1989) 433–42

Adlercreutz, H., Höckerstedt, K., Bannwart, C., Bloigu, S., Hämäläinen, E., Fotsis, T., Ollus, A.: Effect of dietary components, including lignans and phytoestrogens, on enterohepatic circulation and liver metabolism of estrogens and on sex hormone binding globulin (SHBG).
J Steroid Biochem 27 (1987) 1135–44

Adlercreutz, H., Honjo, H., Higashi, A., Fotsis, T., Hämäläinen, E., Hasegawa, T., Okada, H.: Urinary excretion of lignans and isoflavonoid phytoestrogens in Japanese men and women consuming a traditional Japanese diet.
Am J Clin Nutr 54 (1991a) 1093–100

Adlercreutz, H., Honjo, H., Higashi, A., Fotsis, T., Hämäläinen, E., Hasegawa, T., Okada, H.: Lignan and phytoestrogen excretion in Japanese consuming traditional diet.
Scand J Clin Lab Invest (Suppl) 48 (1988) 190

Adlercreutz, H., Markkanen, H., Watanabe, S.: Plasma concentrations of phyto-oestrogens in Japanese men.
Lancet 342 (1993) 1209–10

Adlercreutz, H., Mousavi, Y., Clark, J., Höckerstedt, K., Hämäläinen, E., Wähälä, K., Mäkelä, T., Hase, T.: Dietary phytooestrogens and cancer: in vitro and in vivo studies.
J Steroid Biochem Molec Biol 41 (1992b) 331–7

Adlercreutz, H., Mousavi, Y., Loukovaara, M., Hämäläinen, E.: Lignans, isoflavones, sex hormone metabolism and breast cancer. In: Hochberg, R. B., Naftolin, F. (eds.). The new biology of steroid hormones.
Serono Symposia Publications Vol 74, Raven Press, New York 1991b, p. 145–54

Agarwal, K. C., Russo, F. X., Parks, R. E.: Inhibition of human and rat platelet aggregation by extracts of Mo-er (Auricularia auricula).
Thromb Haemost 48 (1982) 162–5

Alam, B. S., Alam, S. Q., Weir, J. C., Gibson, W. A.: Chemopreventive effects of β-carotene and 13-cis-reinoic acid on salivary gland tumors.
Nutr Cancer 6 (1984) 4–12

Albersheim, P., Darvill, A. G.: Oligosaccharine: Zucker als Pflanzenhormone.
Spektrum der Wissenschaft (Heft 11) (1985) 86–93

Alberts, B., Bray, D., Lewis, J., Raff, M., Roberts, K., Watson, J. D.: Molekularbiologie der Zelle 3. Aufl.
VCH, Weinheim 1986

Altman, R., Rouvier, J., Weisenberger, H.: Identification of platelet inhibitor present in the melon (curcubitacea cucumis melo).
Thromb Haemost 53 (1985) 312–3

Amagase, H., Milner, J. A.: Impact of various sources of garlic and their constituents on 7,12-dimethylbenz[a]anthracene binding to mammary cell, DNA.
Carcinogenesis 14 (1993) 1627–31

Ames, B. N.: Dietary carcinogens and anticarcinogens. Oxygen radicals and degenerative diseases.
Science 221 (1983) 1256–63

Ames, B. N., Catheart, R., Schwiers, E., Hochstein, P.: Uric acid provides an antioxidant defense in humans against oxidant- and radical-caused aging and cancer: a hypothesis.
Proc Natl Acad Sci USA 78 (1981) 6858–62

Ames, B. N., Gold, L. S.: Falsche Annahmen über die Zusammenhänge zwischen der Umweltverschmutzung und der Entstehung von Krebs.
Angew Chem 102 (1990) 1233–46

Ames, B. N., Profet, M., Gold, L. S.: Dietary pesticides (99,99 % all natural).
Proc Natl Acad Sci USA 87 (1990) 7777–81

Amigo, L., Marzolo, M. P., Aguilera, J. M., Hohlberg, A., Cortés, M., Nervi, F.: Influence of different dietary constituents of beans (Phaseolus vulgaris) on serum and biliary lipids in the rat.
J Nutr Biochem 3 (1992) 486–90

Anderson, J. W.: Physiological and metabolic effects of dietary fibre.
Fed Proc 44 (1985) 2902–6

Anderson, J. W.. Plant fibre and blood pressure.
Ann Internal Med 98 (1983) 842–6

Anderson, J. W., Story, L., Sieling, B., Chen W-JL, Petro, M. S., Story, J.: Hypocholesterolemic effects of oat-bran or bean intake for hypercholesterolemic men.
Am J Clin Nutr 40 (1984) 1146–55

Anderson, J. W., Tieyten-Clark, J.: Dietary fiber: hyperlipidemia, hypertension, and coronary heart disease.
Am J Gastroenterol 81 (1986) 907–19

Andriamiarina, R., Laraki, L., Pelletier, X., Debry, G.: Effects of stigmasterol-supplemented diets on fecal neutral sterols and bile acid excretion in rats.
Ann Nutr Metab 33 (1989) 297–303

Anonym, Chlorophyll derivate inhibits cancer in rainbow trout.
Food Chem News, 23 May, (1994) 16–17

Apitz-Castro, R., Escalante, J., Vargas, R., Jain, M. K.: Ajoene, the antiplatelet principle of garlic, synergistically potentiates the antiaggregatory action of prostacyclin, forskolin, indomethacin and dipiridamole on human platelets.
Thromb Res 42 (1986) 303–11

Armstrong, B., Clarke, H., Martin, C., Ward, W., Norman, N., Masarei, J.: Urinary sodium and blood pressure in vegetarians.
Am J Clin Nutr 32 (1979) 2472–6

Armstrong, B., Doll, R.: Environmental factors and cancer incidence and mortality in different countries, with special reference to dietary practices.
Int J Cancer 15 (1975) 617–31

Asp, N. G., Bauer, H. G., Nilson-Ehle, P., Nyman, M., Öste, R.: Wheat bran increases high-density-lipoprotein cholesterol in rat.
Brit J Nutr 46 (1981) 385

Aspry, K. E., Bjeldanes, L. F.: Effects of dietary broccoli and butylated hydroxyanisole on liver-mediated metabolism of benzo[a]pyrene.
Food Chem Toxicol 21 (1983) 133–42

Aswal, B. S., Bhakuni, D. S., Goel, A. k., Kar, K., Mehrotra, B. N.: Screening of Indian plants for biological activity – Part, XI.
Indian J Exp Biol 22 (1984) 487–504

Avorn, J., Monane, M., Gurwitz, J. H., Glynn, R. J., Choodnovskiy, I., Lipsitz, L. A.: Reduction of bacteriuria and pyuria after ingestion of cranberry juice.
J Am Med Assoc 271 (1994) 751–4

Axelson, M., Kirk, D. N., Farrant, R. D., Cooley, G., Lawson, A. M., Setchell, K. D. R.: The identification of the weak oestrogen equol [7-hydroxy-3-/4'-hydroxyphenyl)chroman] in human urine.
Biochem J 201 (1982a) 353–7

Axelson, M., Setchell, K. D.: Conjugation of lignans in human urine.
FEBS Lett 122 (1980) 49–53

Axelson, M., Sjövall, J., Gustafsson, B. E., Setchell, K. D. R.: Origin of lignan in mammals and identification of precursors from plants.
Nature 298 (1982b) 659–60

Aylsworth, C. F.: Effects of lipids on gap junctionally-mediated intercellular communication: possible role in the promotion of tumorigenesis by dietary fat.
Prog Clin Biol Res 222 (1986) 607–22

Ayres, D. C., Loike, J. D.: Lignans: Chemical, biological and clinical properties.
Cambridge University Press, Cambridge 1990

Ayrton, A. D., Lewis, D. F. V., Walker, R., Ioannides, C.: Antimutagenicity of ellagic acid towards the food mutagen IQ: investigation into possible mechanisms of action.
Food Chem Toxic 30 (1992) 289–95

Bailey, G. S., Hendricks, J. D., Shelton, D. W., Nixon, J. E., Pawlowski, N. E.: Enhancement of carcinogenesis by the natural anticarcinogen indole-3-carbinol.
J Natl Cancer Inst 78 (1987) 931–4

Bailey, G. S., Williams, D. E.: Potential mechanisms for food-related carcinogens and anticarcinogens.
Food Technol 47 (1993) 105–18

Baker, M. E.: Origins of regulation of gene transcription by steroid, retinoid and thyroid hormones. In: Hochberg, R. B., Naftolin F. (eds.): The new biology of steroid hormones.
Serono Symposia Publications Vol 74, Raven Press, New York 1991, p. 187–202

Bakhsh R, Chughtai MI Influence of garlic on serum cholesterol, serum triglycerides, serum total lipids, and serum glucose in human subjects.
Nahrung 28 (1984) 159–63

Bangham, A. D., Horne, R. W.: Action of saponine on biological cell membranes.
Nature 196 (1962) 952–4

Barale, R., Zucconi, D., Bertani, R., Loprieno, N.: Vegetables inhibit, in vivo, the mutagenicity of nitrite combined with nitrosable compounds.
Mutat Res 120 (1983) 145–50

Barclay, A. S., Perdue, R. D.: Distribution of anticancer activity in higher plants.
Cancer Treat Rep 60 (1976) 1081–113

Barnes, W. S., Maiello, J., Weisburger, J. H.: In vitro binding of the food mutagen 2-amino-3-methylimidazo-[4,5-f]quinoline to dietary fibers.
J Natl Cancer Inst 70 (1983) 757–60

Baron, J. A.: Smoking and estrogen-related disease.
Am J Epidemiol 119 (1984) 9–22

Baten, A., Ullah, A., Tomazic, V. J., Shamsuddin, A. M.: Inositol-phosphate-induced enhancement of natural killer cell activity correlates with tumor suppression.
Carcinogenesis 10 (1989) 1595–8

Bates, R. P., Knapp, F. W., Aranjo, P. E.: Protein quality of green-mature, dry mature and sprouted soybeans.
J Food Sci 42 (1977) 271–2

Baturay, N., Kennedy, A. R.: Pyrene acts as a cocarcinogen, with the carcinogens benzo[a]pyrene, beta-propiolactone and radiation, in the induction of malignant transformation of cultured mouse fibroblasts: soybean extract containing the Bowman-Birk inhibitor acts as an anticarcinogen.
Cell Biol Toxicol 2 (1986) 21–32

Bayer, T., Wagner, H., Wray, V., Dorsch, W.: Inhibitors of cyclo-oxygenase and lipoxygenase in onions.
Lancet 2 (1988) 906

Becker, F. F.: Inhibition of spontaneous hepatocarcinogenesis in C3H/HeN mice by Edi Pro A, an isolated soy protein.
Carcinogenesis 2 (1981) 1213–4

Beecher, G. R., Khachik, F.: Analysis of micronutrients in foods.
In: Moon, T. E., Micozzi, M. S. (eds.), Nutrition and cancer prevention: investigating the roles of micronutrients.
Dekker, New York 1988, p. 103–58

Bendich, A.: Antioxidant vitamins and immune responses. In: Chandra, R. K. (ed.), Nutrition and Immunology.
Liss, New York 1988, p. 125–47

Bendich, A.: Carotenoids and the immune response.
J Nutr 119 (1989) 112–5

Bendich, A., Olson, J. A.: Biological actions of carotenoids.
FASEB J 3 (1989) 1927–32

Bendich, A., Shapiro, S. S.: Effect of beta-carotene and canthaxanthin on the immune response in rats.
J Nutr 116 (1986) 2254

Bertazzi, P. A., Zocchetti, C., Pesatori, A. C., Guercilena, S., Sanarico, M., Radice, L.: Ten-year mortality study of the population involved in the Seveso incident 1976.
Am J Epidemiol 129 (1989) 1187–200

Bertram, J. S., Pung, A., Churley, M., Kappock, T. J., Wilkins, L. R., Cooney, R. V.: Diverse carotinoides protect against chemically induced neoplastic transformation.
Carcinogenesis 12 (1991) 671–8

Billings, P. C., Longnecker, M. P., Keary, M., Taylor, P. R.: Protease inhibitor content of human dietary samples.
Nutr Cancer 14 (1990) 85–93

Billings, P. C., St Clair, W., Ryan, C. A., Kennedy, A. R.: Inhibition of radiation-induced transformation of C3H/10T$^{1/2}$ cells by chymotrypsin inhibitor 1 from potatoes.
Carcinogenesis 8 (1987) 809–12

Billings, P. C., St Clair, W. H., Maki, P. A., Kennedy, A. R.: Distribution of the Bowman Birk protease inhibitor in mice following oral administration.
Cancer Lett 62 (1992) 191–7

Bingham, S. A., Williams, D. R. R., Cummings, J. H.: Dietary fibre consumption in Britain: new estimates and their relation to large bowel cancer mortality.
Br J Cancer 52 (1985) 399–402

Birt, D. F., Bresnick, E.: Chemoprevention by nonnutrient components of vegetables and fruits. In: Alfin-Slater, R. D., Kritchevsky, D. (eds.), Cancer and nutrition.
Plenum Press, New York 1991, p. 221–60

Block, E.: Die Chemie von Knoblauch und Zwiebeln.
Spektrum der Wissenschaft (Heft 5) (1985) 66–72

Block, G.: Vitamin C and cancer prevention: the epidemiologic evidence.
Am J Clin Nutr 53 (1991) 270S-82S

Block, G.: The data support a role for antioxidants in reducing cancer risk.
Nutr Rev 50 (1992) 207–13

Block, G., Patterson, B., Subar, A.: Fruit, vegetables, and cancer prevention: A review of the epidemiological evidence.
Nutr Cancer 18 (1992) 1–29

Boffa, L. C., Lupton, J. R., Mariani, M. R., Ceppi, M., Newmark, H. L., Scalmati, A., Lipkin, M.: Modulation of colonic epithelial cell proliferation, histone acetylation, and luminal short chain fatty acids by variation of dietary fiber (wheat bran) in rats.
Cancer Res 52 (1992) 5906–12

Bogaards, J. J., van Ommen, B., van Bladeren, P. J.: Purification and characterization of eight glutathione S-transferase isoenzymes of hamster. Comparison of subunit composition of enzymes from liver, kidney, testis, pancreas and trachea.
Biochem J 286 (1992) 383–8

Bokkenheuser, V. D., Scholes, J. V., Klinger, M. M., Winter, J.: Natural anticarcinogens.
Acta Chir Scand (Suppl 562) (1991) 71–6

Bokuchava, M. A., Skobekva, N. I.: The biochemistry and technology of tea manufacture.
Crit Rev Food Sci Nutr 12 (1980) 303–70

Bomford, R.: Studies on the cellular site of action of the adjuvant activity of saponin for sheep erythrocytes.
Int Arch Allergy Appl Immunol 67 (1982) 127–31

Bradfield, C. A., Bjeldanes, L. F.: Modification of carcinogen metabolism by indolylic autolysis products of brassica oleraceae.
Adv Exp Med Biol 289 (1991) 153–63

Bradfield, C. A., Chang, Y., Bjeldanes, L. F.: Effects of commonly consumed vegetables on hepatic xenobiotic-metabolizing enzymes in the mouse.
Food Chem Toxic 23 (1985) 899–904

Bradlow, H. L., Michnovicz, J. J., Telang, N. T., Osborne, M. P.: Effects of dietary indole-3-carbinol on estradiol metabolism and spontaneous mammary tumors in mice.
Carcinogenesis 12 (1991) 1571–4

Brady, J. F.,, Li., D., Ishizaki, H., Yang, C. S.: Effect of diallyl sulfide on rat liver microsomal nitrosamine metabolism and other monooxigenase activities.
Cancer Res 48 (1988) 5937–40

Brandl, W., Herrmann, K.: Über das Vorkommen der Chlorogensäuren in der Kartoffel.
Z Lebensm Unters Forsch 178 (1984) 192–4

Brock, K. E., Berry, G., Mock, P. A., MacLennan, R., Truswell, A. S., Brinton, L. A.: Nutrients in diet and plasma and risk of In Situ cervical cancer.
J Natl Cancer Inst 80 (1988) 580–5

Bugaut, M., Bentéjac, M.: Biological effects of short-chain fatty acids in nonruminant mammals.
Ann Rev Nutr 13 (1993) 217–41

Buonocore, V., Silano, V.: Biochemical, nutritional and toxicological aspects of alpha-amylase inhibitors from plant foods In: Friedman, M. (ed.), Nutritional and toxicological significance of enzyme inhibitors in food
Plenum, New York 1986, p. 483–507

Burney, P. G. J., Comstock, G. W., Morris, J. S.: Serologic precursors of cancer: serum micronutrients and the subsequent risk of pancreatic cancer.
Am J Clin Nutr 49 (1989) 895–900

Burr, M. L., Butland, B. K.: Heart disease in British vegetarians.
Am J Clin Nutr 48 (1988) 830–2

Burton, G. W., Ingold, K. U.: Autoxidation of biological molecules. I. The antioxidant activity of vitamin E and related chain-breaking phenolic antioxidants in vitro.
J Am Chem Soc 103 (1981) 6472–7

Burton, G. W., Ingold, K. U.: Beta-carotene: an unusual type of lipid antioxidant.
Science 224 (1984) 569–73

Byers, T., Graham, S., Swanson, M.: Parity and colorectal cancer risk in women.
J Natl Cancer Inst 69 (1982) 1059–62

Byers, T., Lachance, P. A., Pierson, H. F.: New directions: the diet-cancer link.
Patient Care 24 (1990) 34–48

Byers, T., Perry, G.: Dietary carotenes, vitamin C, and vitamin E as protective antioxidants in human cancers.
Annu Rev Nutr 12 (1992) 139–59

Cancer Controll Office: Data on cancer mortality in Chinese counties Beijing.
Ministry of Public Health, 1980

Canzler, H., Brodersen, H.: Ernährung und Tumorhäufigkeit.
In: Schauder, P. (Hrsg.), Ernährung und Tumorerkrankungen.
Karger, Basel 1991, S. 28–56

Caragay, A. B.: Cancer-preventive foods and ingredients.
Food Technol 46 (1992) 65–8

Carr, B. J.: Chemical carcinogens and inhibitors of carcinogenesis in the human diet.
Cancer 55 (1985) 218–24

Carroll, K. K., Braden, L. M., Bell, J. A., Kalamegham, R.: Fat and cancer.
Cancer 58 (8 Suppl) (1986) 1818–25

Chandra, R. K.: Nutrition and immunology.
Liss, New York 1988

Chang, J. D., Billings, P. C., Kennedy, A. R.: C-myc expression is reduced in antipain-treated proliferating C3H10T1/2 cells.
Biochem Biophys Res Commun 133 (1985) 830–5

Chang, Y., Bjeldanes, L. F.: Effects of dietary R-goitrin on hepatic and intestinal glutathione S-transferase, microsomal epoxide hydratase and ethoxycoumarin o-deethylase activities in the rat.
Food Chem Toxic 23 (1985) 905–9

Chang-Claude, J., Frentzel-Beyme, R., Eilber, U.: Prospektive epidemiologische Studie bei Vegetariern: Ergebnisse nach 10 Jahren Follow-up.
Deutsches Krebsforschungszentrum, Heidelberg 1991

Chavali, S. R., Campbell, J. B.: Immunomodulatory effects of orally administered saponins and nonspecific resistance against rabies infection.
Int Arch Allergy Appl Immunol 84 (1987) 129–34

Chavan, J. K., Kadam, S. S.: Nutritional improvement of cereals by sprouting.
Crit Rev Food Sci Nutr 28 (1989) 401–37

Chipman, J. K.: Biles as a source of potential reactive metabolites.
Toxicology 25 (1982) 99–111

Cohen, L. A.: Ernährung und Krebs.
Spektrum der Wissenschaft (Heft 1) (1988) 108–114

Cohen, L. A., Kendall, M. E., Zang, E., Meschter, C., Rose, D. P.: Modulation of N-nitrosomethylurea-induced mammary tumor promotion by dietary fiber and fat.
J Natl Cancer Inst 83 (1991) 496–501

Colditz, G. A., Stampfer, M. J., Willett, W. C.: Diet and lung cancer.
Arch Intern Med 147 (1987) 157–60

Collins, J. L., Sanders, G. G.: Changes in trypsin inhibitory activity in some soybean varieties during maturation and germination.
J Food Sci 41 (1976) 168–71

Comstock, G. W., Bush, T. L., Helzlsouer, K.: Serum retinol, beta-carotene, vitamin E and selenium as related to subsequent cancer of specific sites.
Am J Epidemiol 135 (1992) 115–20

Comstock, G. W., Helzlsouer, K. J., Bush, T. L.: Prediagnostic serum levels of carotenoids and vitamin E as related to subsequent cancer in Washington County, Maryland.
Am J Clin Nutr 53 (Suppl) (1991) 260S-4S

Cordell, G. A.: Anticancer agents from plants. In: Reinold, L., Harborne, J. B., Swain, T. (eds.), Progress in Phytochemistry. Vol. 5.
Pergamon, Oxford 1978, p. 273–316

Correa, P.: Epidemiological correlations between diet and cancer frequency.
Cancer Res 41 (1981) 3685–90

Correa, P.: The epidemiology of gastric cancer.
World J Surg 15 (1991) 228–34

Correa, P., Fontham, E., Pickle, L. W., Chen, V., Lin, Y. P., Haenszel, W.: Dietary determinants of gastric cancer in south Louisiana inhabitants.
J Natl Cancer Inst 75 (1985) 645–54

Coward, L., Barnes, N. C., Setchell, K. D. R., Barnes, S.: Genistein, daidzein, and their β-glycoside conjugates: antitumor isoflavones in soybean foods from American and Asian diets.
J Agric Food Chem 41 (1993) 1961–7

Cummings, J.: Cancer of the large bowel.
In: Trowell, H., Burkitt, D., Heaton, K. (eds.), Dietary fibre, fibre-depleted foods and disease.
Academic, London 1985, p. 161–89

Cunningham-Rundles, S.: Nutrient modulation of the immune response.
Marcel Dekker, New York 1993

Curatslo, P. W., Robertson, D.: The health consequences of caffeine.
Ann Internal Med 98 (1983) 641–53

Cuzick, J., De Stavola, B. L., Russell, M. J., Thomas, B. S.: Vitamin A, vitamin E and the risk of cervical intraepithelial neoplasia.
Br J Cancer 62 (1990) 651–2

D'Istria, M., Fasano, S., Catuogno, F., Gaeta, F., Bucci, L., Benassai, G., Mazzeo, F., Delrio, G.: Androgen and progesterone receptors in colonic and rectal cancers.
Dis Colon Rectum 29 (1986) 263–5

D'Mello, F. J. P., Duffus, M. C., Duffus, J. H. (eds.): Toxic substances in crop plants.
The Royal Society of Chemistry, Cambridge 1991

Daeschel, M. A.: Antimicrobial substances from lactic acid bacteria for use as food preservatives.
Food Technol 43 (1989) 164–7

Daly, J. W.: Adenosine receptors: targets for future drugs.
J Med Chem 25 (1982) 197–207

Daniel, E. M., Stoner, G. D.: The effect of ellagic acid and 13-cis-retinoic acid, on N-nitrosobenzylmethylamine-induced esophageal tumorigenesis in rats.
Cancer Lett 56 (1991) 117–24

Das, M., Bickers, D. R., Mukhtar, H.: Effect of ellagic acid on hepatic and pulmonary xenobiotic metabolism in mice: studies on the mechanism of its anticarcinogenic action.
Carcinogenesis 6 (1985) 1409–13

Das, M., Khan, W. A., Asokan, P., Bickers, D. R., Mukhtar, H.: Inhibition of polycyclic aromatic hydrocarbon-DNA adduct formation in epidermis and lungs of SENCAR mice by naturally-occuring plant phenols.
Cancer Res 47 (1987b) 767–73

Das, M., Mukhtar, H., Bik, D. P., Bickers, D. R.: Inhibition of epidermal xenobiotic metabolism in SENCAR mice by naturally occurring plant phenols.
Cancer Res 47 (1987a) 760–6

Dashwood, R. H., Arbogast, D. N., Fong, A. T., Pereira, C., Hendricks, J. D., Bailey, G. S.: Quantitative interrelationships between aflatoxin B1 carcinogen dose, indole-3-carbinol anti-carcinogen dose, target organ DNA adduction and final tumor response.
Carcinogenesis 10 (1989) 175–81

Davis, D. L.: Natural anticarcinogens, carcinogens, and changing patterns in cancer: some speculation.
Environ Research 50 (1989) 322–40

Daxenbichler, M. E., van Etten, C. H., Williams, P. H.: Glucosinolate products in commercial Sauerkraut.
J Agric Food Chem 28 (1980) 809–11

De Flora, S., Ramel, C.: Mechanisms of inhibitors of mutagenesis and carcinogenesis – Classification and overview.
Mutat Res 202 (1988) 285–306

De Stefani, E., Correa, P., Fierro, L., Fontham, E., Chen, V., Zavala, D.: Black tobacco, maté, and bladder cancer – a case-control study from Uruguay.
Cancer 67 (1991) 536–40

De Whalley, C. V., Rankin, S. M., Hoult, J. R. S., Jessup, W., Leake, D. S.: Flavonoids inhibit the oxidative modification of low density lipoproteins by macrophages.
Biochem Pharmacol 39 (1990) 1743–50

Deschner, E. E., Cohen, B. I., Raicht, R. F.: The kinetics of the protective effect of β-sitosterol against MNU-induced colonic neoplasia.
J Cancer Res Clin Oncol 103 (1982) 49–54

DGE (Deutsche Gesellschaft für Ernährung): Empfehlungen für die Nährstoffzufuhr.
5. Überarbeitung, Umschau, Frankfurt/M 1991

DGE (Deutsche Gesellschaft für Ernährung): Ernährungsbericht 1984.
Umschau, Frankfurt/M 1984

DGE (Deutsche Gesellschaft für Ernährung): Ernährungsbericht 1988.
Umschau, Frankfurt/M 1988

DGE (Deutsche Gesellschaft für Ernährung): Ernährungsbericht 1992.
Umschau, Frankfurt/M 1992

Di Mascio, P., Kaiser, S., Sies, H.: Lycopene as the most efficient biological carotenoid singlet oxygen quencher.
Arch Biochem Biophys 274 (1989) 532–8

Diplock, A. T.: Antioxidant nutrients and disease prevention: an overview.
Am J Clin Nutr 53 (1 Suppl) (1991) 189S-93S

Dixit, R., Gold, B.: Inhibition of N-methyl-N-nitrosourea-induced mutagenicity and DNA methylation by ellagic acid.
Proc Natl Acad Sci USA 83 (1986) 8039–43

Doerr-O'Rourke, K., Trushin, N., Hecht, S. S., Stoner, G. D.: Effect of phenethyl isothiocyanate on the metabolism of the tobacco-specific nitrosamine 4- (methylnitrosamino)-1-(3-pyridyl)-1-butanone by cultured rat lung tissue.
Carcinogenesis 12 (1991) 1029–34

Doll, R.: The lessons of life: keynote address of the nutrition and cancer conference.
Cancer Res (Suppl) 52 (1992) 2024S–29S

Doll, R., Peto, R.: The causes of cancer: quantitative estimates of avoidable risks of cancer in the United States today.
J Natl Cancer Inst 66 (1981) 1191–308

Dorsch, W., Schneider, E., Bayer, Th., Breu, W., Wagner, H.: Anti-inflammatory effects of onions: inhibition of chemotaxis of human polymorphonuclear leucocytes by thiosulfinates and cepaenes.
Int Arch Allergy Appl Immunol 92 (1990) 39

Drasar, B. S., Irving, D.: Environmental factors and cancer of the colon and breast.
Br J Cancer 27 (1973) 167–72

Dukehart, M. R., Dutta, S. K., Vaeth, J.: Dietary fiber supplementation: effect on exocrin pancreatic secretion in man.
Am J Clin Nutr 50 (1989) 1023–8

Dunaif, G., Schneeman, B. O.: The effect of dietary fiber on human pancreatic enzyme activity in vitro.
Am J Clin Nutr 34 (1981) 1034–5

Dunn, S. E., Leblanc, G. A.: Hypocholesterolemic properties of plant indoles – inhibition of acyl-CoA:cholesterol acyltransferase activity and reduction of serum LDL/VLDL cholesterol levels by glucobrassicin derivates.
Biochem Pharmacol 47 (1994) 359–64

Dutta, S. K., Hlasko, J.: Dietary fiber in pancreatic disease.
Am J Clin Nutr 41 (1985) 517–25

Dwyer, J. T., Ausman, L. M.: Fiber: Unanswered questions.
J Natl Cancer Inst 84 (1992) 1851–3

Eastwood, M. A.: The physiological effect of dietary fiber: an update.
Annu Rev Nutr 12 (1992) 19–35

Eaton, S. B., Konner, M., Shostak, M.: Stone agers in the fast lane: chronic degenerative diseases in evolutionary perspective.
Am J Med 84 (1988) 739–49

Edenharder, R., John, K., Ivor-Boor, H.: Antimutagene Aktivitäten von Gemüse- und Obstextrakten gegenüber Benzo[a]pyren in vitro.
Z gesamte Hyg 36 (1990) 144–7

Eder, J., Weig, C.: Pilze als Arzneipflanzen. Sekundäre Inhaltsstoffe in Pilzen (Gemüse) mit Bedeutung für die menschliche Gesundheit.
Ernähr Umsch 35, 396–8, 1988

Eichholtz, F.: Die biologische Milchsäure und ihre Entstehung in vegetabilischem Material.
2. Aufl., Eden Stiftung, Bad Soden 1975

Elegbede, J. A., Elson, C. E., Tanner, M. A., Qureshi, A., Gould, M. N.: Regression of rat primary mammary tumors following dietary d-limonene.
J Natl Cancer Inst 76 (1986) 323–5

Elegbede, J. A., Maltzman, T. H., Elson, C. E., Gould, M. N.: Effects of anticarcinogenic monoterpenes on phase II hepatic metabolizing enzymes.
Carcinogenesis 14 (1993) 1221–3

Elmadfa, I., Leitzmann, C.: Ernährung des Menschen.
2. Aufl., Ulmer, Stuttgart 1990

Elson, C. E.: Cholesterol-suppressive and anticarcinogenic actions of isoprenoid-derived constituents of food.
J Optimal Nutrition 1 (1992) 16–20

Elson, C. E., Maltzman, T. H., Boston, J. L., Tanner, M. A., Gould, M. N.: Anti-carcinogenic activity of d-limonene during the initiation and promotion/progression stages of DMBA-induced rat mammary carcinogenesis.
Carcinogenesis 9 (1988) 331–2

Elson, C. E., Yu, S. G.: The chemoprevention of cancer by mevalonate-derived constituents of fruits and vegetables.
J Nutr 124 (1994) 607–14

Erickson, K. L.: Mechanisms of dietary fat modulation of tumorigenesis: changes in immune response.
Prog Clin Biol Res 222 (1986) 555–86

Espinet, R. G.: Nouveau vaccin antiphteux a complexe glucoviral.
Gac Vet (B., Aires) 13 (1951) 268–75

Etkin, N. L., Ross, P. J.: Food as medicine and medicine as food. An adaptive framework for the interpretation of plant utilization among the hausa of northern Nigeria.
Soc Sci Med 16 (1982) 1559–73

van Etten, C. H.: Goitrogens.
In: Liener, I. E. (ed.): Toxic constituents of plant foodstuffs.
Academic Press, New York 1980, p. 103–42

Evan, A. P., Gardner, K. D.: Nephron obstruction in nordihydroguaiaretic acid-induced renal cystic disease.
Kidney Int 15 (1979) 7–19

Evarts, R. P., Mostafa, M. H.: Effects of indole and tryptophan on cytochrome P-450, dimethylnitrosamine demethylase, and arylhydrocarbon hydroxylase activities.
Biochem Pharmacol 30 (1981) 517–22

Falk, R. T., Williams Pickle, L., Fontham, E. T., Correa, P., Fraumeni, J. F.: Life-style risk factors for pancreatic cancer in Louisiana: a case-control study.
Am J Epidemiol 128 (1988) 324–36

FAO/WHO (eds.): Specifications for the identity and purity of food additives and their toxicological evaluation: some emulsifiers and stabilizers and certain other substances.
WHO Technical Report Series 373, Tenth Report of the Joint FAO/WHO Expert Committee on Food Additives, Geneva 1967

Fearon, E. R., Vogelstein, B.: A genetic model for colorectal tumorigenesis.
Cell 61 (1990) 759–67

Fenwick, G. R., Heaney, R. K., Mullin, W. J.: Glucosinolates and their breakdown products in food and food plants.
Critical Rev Food Sci Nutr 18 (1983) 123–48

Fenwick, G. R., Price, K. R., Tsukamoto, C., Okubo, K.: Saponins. In: D'Mello, F. J. P., Duffus, M. C., Duffus, J. H. (eds.), Toxic substances in crop plants.
The Royal Society of Chemistry, Cambridge 1991, S. 285–327

Fernandes, C. F., Chandan, R. C., Shahani, K. M.: Fermented dairy products and health.
In: Wood, B. J. B. (ed.), The lactic acid bacteria in health and disease.
Elsevier, London 1992, p. 297–339

Fernandes, C. F., Shahani, K. M.: Anticarcinogenic and immunological properties of dietary lactobacilli.
J Food Protect 53 (1990) 704–10

Fernandes, C. F., Shahani, K. M., Amer, M. A.: Therapeutic role of dietary lactobacilli and lactobacillic fermented dairy products.
FEMS Microbiol Rev 46 (1987) 343–56

Fiala, E. S., Reddy, B. S., Weisburger, J. H.: Naturally occurring anticarcinogenic substances in foodstuffs.
Annu Rev Nutr 5 (1985) 295–321

Finlay, G. J.: Genetics, molecular biology and colorectal cancer.
Mutat Res 290 (1993) 3–12

Finlay, G. J., Smith, G. P., Fray, L. M., Baguley, B. C.: Effect of flavone acetic acid on lewis lung carcinoma: evidence for an indirect effect.
J Natl Cancer Inst 80 (1988) 241–5

Floyd, N. L., Ory, R., Mod, R. R.: Binding of bile acids and trace minerals by solube hemicelluloses of rice.
Food Technol 41 (1987) 86–90, 99

Fong, A. T., Swanson, H. I., Dashwood, R. H., Williams, D. E., Hendricks, J. D., Bailey, G. S.: Mechanisms of anti-carcinogenesis by indole-3-carbinol. Studies of enzyme induction, electrophile-scavenging, and inhibition of aflatoxin B_1 activation.
Biochem Pharmacol 39 (1990) 19–26

Fotsis, T., Pepper, M., Adlercreutz, H., Fleischmann, G., Hase, T., Montesano, R., Schweigerer, L.: Genistein, a dietary-derived inhibitor of in vitro angiogenesis.
Proc Natl Acad Sci USA 90 (1993) 2690–4

Frankel, E. N., Kanner, J., German, J. B., Parks, E., Kinsella, J. E.: Inhibition of oxidation of human low-density lipoprotein by phenolic substances in red wine.
Lancet 341 (1993) 454–7

Frenkel, K., Chrzan, K., Ryan, C. A., Wiesner, R., Troll, W.: Chymotrypsin-specific protease inhibitors decrease H_2O_2 formation by activated human polymorphonuclear leukocytes.
Carcinogenesis 8 (1987) 1207–12

Friedman, M.: Dietary impact of food processing.
Annu Rev Nutr 12 (1992) 119–37

Friedrich, W.:
Handbuch der Vitamine.
Urban & Schwarzenberg, München 1987

Frohlich, E. D.: Mechanisms contributing to high blood pressure.
Ann Internal Med 98 (1983) 709–14

Fujiki, H., Horiuchi, T., Yamashita, K., Hakii, H., Suganuma, M., Nishino, H., Iwashima, A., Hirata, Y., Sugimura, T.: Inhibition of tumor promotion by flavonoids. In: Cooly, V., Middleton E, Jr., Harborne, J. B. (eds.), Plant flavonoids in biology and medicine: biochemical, pharmacological, and structure activity relationships.
Liss, New York 1986, p. 429–40

Fukuhara, Y., Yoshida, D., Goto, F.: Reduction of mutagenic products in the presence of polyphenols during pyrolysis of protein.
Agric Biol Chem 45 (1981) 1061–6

Funayama, S., Hikino, H.: Hypotensive principle of Laminaria and allied seaweeds.
J Med Plant Res 41 (1981) 29–33

Galloway, D. J., Owen, R. W., Jarrett, F., Boyle, P., Hill, M. J., George, W. D.: Experimental colorectal cancer: the relationship of diet and faecal bile acid concentration to tumour induction.
Br J Surg 73 (1986) 233–7

Gambhir, S. S., Pandey, B. L., Shanti Devi, K., Banerjee, R. S., Dasgupta, G.: Autocoid-immunopharmacology of flavonoids. In: Ong, A. S. H., Packer, L. (eds.), Lipid-Soluble Antioxidants: Biochemistry and Clinical Applications. Birkhäuser, Basel 1992, p. 307–19

Gao, C., Tajima, K., Kuroishi, T., Hirose, K., Inoue, M.: Protective effects of raw vegetables and fruit against lung cancer among smokers and ex-smokers: A case-control study in the Tokai area of Japan.
Jpn J Cancer Res 84 (1993) 594–600

Garland, C., Shekelle, R. B., Barrett-Connor, E., Criqui, M. H., Rossof, A. H., Paul, O.: Dietary vitamin D and calcium and risk of colorectal cancer: a 19-year prospective study in men.
Lancet (1985) 307–9

Gaßmann, B.: Knoblauch – Lebensmittel und Modedroge?
Teil I: Charakteristik von Knoblauch und Knoblauchpräparaten, Chemie und Transformation schwefelhaltiger Inhaltsstoffe.
Ernähr Umsch 39 (1992a) 415–8

Gaßmann, B.: Knoblauch – Lebensmittel und Modedroge?
Teil II: Physiologische Wirksamkeit und das Problem der Standardisierung.
Ernähr Umsch 39 (1992b) 444–9

Gerhardsson de Verdier, M., Hagman, U., Peters, R. K., Steineck, G., Overvik, E.: Meat, cooking methods and colorectal cancer: a case-referent study in Stockholm.
Int J Cancer 49 (1991) 520–5

Gerson, T., Shorland, F. B., Adams, Y.: The effect of corn oil on the amounts of cholesterol and the excretion of sterol in the rat.
Biochem J 81 (1961) 584–91

Gerster, H.: Anticarcinogenic effect of common carotenoids.
Int J Vit Nutr Res 63 (1993) 93–121

Gertz, C., Herrmann, K.: Antioxidantien in Lebensmitteln.
Ernähr Umsch 30 (1983) 337–9

Gilliland, S. E.: Health and nutritional benefits from lactic acid bacteria.
FEMS Microbiol Rev 87 (1990) 175–88

Glander, K. E.: The impact of plant secondary compounds on primate feeding behavior.
Yearbook of Physical Anthropology 25 (1982) 1–18

Gold, L. S., Slone, T. H., Stern, B. R., Manley, N. B., Ames, B. N.: Rodent carcinogens: setting priorities.
Science 258 (1992) 261–5

Goldin, B. R., Adlercreutz, H., Gorbach, S. L., Warram, J. H., Dwyer, J. T., Swenson, L., Woods, M. N.: Estrogen excretion patterns and plasma levels in vegetarian and omnivorous women.
New Engl J Med 307 (1982) 1542–7

Goldin, B. R., Adlercreutz, H., Gorbach, S. L., Woods, M. N., Dwyer, J. T., Conlon, T., Bohn, E., Gershoff, S. N.: The relationship between estrogen levels on diets of caucasian American and oriental immigrant women.
Am J Clin Nutr 44 (1986) 945–53

Goldin, B. R., Gorbach, S. L.: The effect of milk and lactobacillus feeding on human intestinal bacterial enzyme activity.
Am J Clin Nutr 39 (1984) 756–61

Goldin, B. R., Swenson, L., Dwyer, J., Sexton, M., Gorbach, S. L.: Effect of diet and Lactobacillus acidophilus supplements on human fecal bacterial enzymes.
J Natl Cancer Inst 64 (1980) 255–61

Gould, M. N., Wacker, W. D., Maltzman, T. H.: Chemoprevention and chemotherapy of mammary tumors by monoterpenoids. In: Pariza, M. W., Aeschbacher, H. U., Felton, J. S., Sato, S. (eds.), Mutagens and Carcinogens in the Diet.
Wiley-Liss, New York 1990, p. 255–68

Gould, M. N., Moore, C. J., Zhang, R., Wang, B., Kennan, W. S., Haag, J. D.: Limonene chemoprevention of mammary carcinoma induction following direct in situ transfer of v-Ha-ras.
Cancer Res 54 (1994) 3540–3

Graf, E.: Antioxidant potential of ferulic acid.
Free Radical Biol Med 13 (1992) 435–48

Graf, E., Eaton, J. W.: Suppression of colonic cancer by dietary phytic acid.
Nutr Cancer 19 (1993) 11–9

Graham, P.: Primary lung cancer.
Med J Aust 153 (1990) 303–4

Graham, S., Dayal, H., Swanson, M., Mittelman, A., Wilkinson, G.: Diet in the epidemiology of cancer of the colon and rectum.
J Natl Cancer Inst 61 (1978) 709–14

Greenspan, H. C., Aruoma, O. I.: Oxidative stress and apoptosis in HIV infection: a role for plant-derived metabolites with synergistic antioxidant activity.
Immunol Today 15 (1994) 209–13

Greenwald, P., Lanza, E., Eddy, G. A.: Dietary fiber in the reduction of colon cancer risk.
J Am Diet Assoc 87 (1987) 1178–88

Greminger, P., Vetter, W., Siegenthaler, W.: Blutdruck.
In: Siegenthaler, W. (Hrsg.): Klinische Pathophysiologie.
6. Aufl., Thieme, Stuttgart 1987, S. 676–713

Grisebach, H., Ebel, J.: Phytoalexine, chemische Abwehrstoffe höherer Pflanzen.
Angew Chemie 90 (1978) 668–81

Groeneveld, M., Leitzmann, C.: Zum Vorkommen antikanzerogener Substanzen in Lebensmitteln speziell in milchsauren Produkten.
Akt Ernährungsmed 12 (1987) 202–4

Groopman, J. D., DeMatos, P., Egner, P. A., Love-Hunt, A., Kensler, T. W.: Molecular dosimetry of urinary aflatoxin-N^7-guanine and serum aflatoxin-albumin adducts predicts chemoprotection by 1,2-dithiole-3-thione in rats.
Carcinogenesis 13 (1992) 101–6

Gugler, R., Leschik, M., Dengler, H. J.: Disposition of quercetin in man after single oral and intravenous doses.
Eur J Clin Pharmacol 9 (1975) 229–34

Haber, G. B., Heaton, K. W., Murphy, D., Burroughs, L. F.: Depletion and disruption of dietary fiber: effects on satiety, plasma-glucose, and insulin.
Lancet II (1977) 679

Hadden, J. W.: The immunopharmacology of immunotherapy.
In: Chedid, L., Miescher, P. A., Mueller-Eberhard. H. L. (Hrsg.), Immunostimulation.
Springer, Berlin 1980, p. 35–48

Haenszel, W., Kurihara, M., Segi, M., Lee, R. K. C.: Stomach cancer among Japanese in Hawaii.
J Natl Cancer Inst 49 (1972) 969–88

Hales, C. N., Randle, P. J.: Effects of low-carbohydrate diet and diabetes mellitus on plasma concentrations of glucose, nonesterified fatty acid and insulin, during oral glucose tolerance tests.
Lancet I (1963) 790

Hall, R. L.: Toxicological burdens and the shifting burden of toxicology.
Food Technol 46 (1992) 109–12

Hammes, W. P., Weiss, N., Holzapfel, W.: The genera Lactobacillus and Carnobacterium.
In: Balows, A., Trüper, H. G., Dworkin, M., Harder, W., Schleifer, K. H. (eds.):
The Prokaryotes. Vol. II.
Springer, Berlin 1992, p. 1535–94

Harborne, J. B.: Plant phenolics. In: Bell, E. A., Charlwood, B. V. (eds.),
Secondary plant products.
Springer, Berlin 1980, p. 329–402

Harris, P. J., Ferguson, L. R.: Dietary fibre: its composition and role in protection against colorectal cancer.
Mutat Res 290 (1993) 97–110

Harris, S. S.: Health chaims for foods in the international market.
Food Technol 46 (1992) 92

Hartwell, J. L.: Types of anticancer agents isolated from plants.
Cancer Treatment Rev 60 (1976) 1031–67

Hartwigsen, E., Wisker, E., Feldheim, W.: Einfluß der Aufnahme an Phytinsäure und Ballaststoffen mit der Kost auf die Bilanz von Eisen und Zink bei jungen Frauen.
Akt Ernährungsmed 13 (1988) 57–61

Havsteen, B.: Flavonoids, a class of natural products of high pharmacological potency.
Biochem Pharmacol 32 (1983) 1141–8

Hayatsu, H., Arimoto, S., Negishi, T.: Dietary inhibitors of mutagenesis and carcinogenesis.
Mutat Res 202 (1988) 429–46

Hayes, M. A., Rushmore, T. H., Goldberg, M. T.: Inhibition of hepatocarcinogenic responses to 1,2-dimethylhydrazine by diallyl sulfide, a component of garlic oil.
Carcinogenesis 8 (1987) 1155–7

Heliövaara, M., Karvonen, M. J., Punsar, S., Rantanen, Y., Haapakoski, J.: Serum thiocyanate concentration and cigarette smoking in relation to overall mortality and to deaths from coronary heart disease and lung cancer.
J Chronic Dis 34 (1981) 305–11

Helzlsouer, K. J., Comstock, G. W., Morris, J. S.: Selenium, lycopene, α-tocopherol, β-carotene, retinol, and subsequent bladder cancer.
Cancer Res 49 (1989) 6144–8

Hengtrakul, P., Mathias, M., Lorenz, K.: Effects of cereal alkylresorcinols on human platelet thromboxane production.
J Nutr Biochem 2 (1991) 20

Henry, J. P., Stephens, P. M.: Caffeine as an intensifier of stress-induced hormonal and pathophysiologic changes in mice.
Pharmacol Biochem Behav 13 (1980) 719–27

Herrmann, K.: Pflanzenphenole als Inhaltsstoffe von Lebensmitteln.
Ernähr Umsch 27 (1980) 75–80

Herrmann, K.: Übersicht über nichtessentielle Inhaltsstoffe der Gemüsearten.
Z Lebensm Unters Forsch 165 (1977) 151–64

Herrmann, K.: Flavonols and flavones in food plants: a review.
J Food Technol 11 (1976) 433–48

Herrmann, K.: Über das Vorkommen und die Bedeutung von Flavonen, Flavonolen und Flavanonen in Lebensmitteln.
Z Lebensm Unters Forsch 144 (1970) 191–202

Hertog, M. G. L., Feskens, E. J. M., Hollman, P. C. H., Katan, M. B., Kromhout, D.: Dietary antioxidant flavonoids and risk of coronary heart disease: the Zutphen elderly study.
Lancet 342 (1993b) 1007–11

Hertog, M. G. L., Hollman, P. C. H., Katan, M. B., Kromhout, D.: Intake of potentially anticarcinogenic flavonoids and their determinants in adults in the Netherlands.
Nutr Cancer 20 (1993a) 21–9

Hertog, M. G. L., Hollman, P. C. H., Venema, D. P.: Optimization of a quantitative HPLC determination of potentially anticarcinogenic flavonoids in vegetables and fruits.
J Agric Food Chem 40 (1992) 1591–6

Higginson, J., Sheridan, M. J.: Nutrition and human cancer.
In: Alfin-Slater, R. B., Kritchevsky, D. (eds.), Cancer and Nutrition.
Plenum Press, New York 1991, p. 1–49

Hill, D. L., Grubbs, C. J.: Retinoids as chemopreventive and anticancer agents in animals (review).
Anticancer Res 2 (1982) 111–24

Hilton, E., Isenberg, H. D., Alperstein, P., France, K., Borenstein, M. T.: Ingestion of yogurt containing Lactobacillus acidophilus as prophylaxis for candidal vaginitis.
Ann Internal Med 116 (1992) 353–7

Hirai, K., Ohno, Y., Nakano, T., Izutani, K.: Effect of dietary fats and phytosterol on serum fatty acid composition and lipoprotein cholesterol in rats.
J Nutr Sci Vitaminol 30 (1984) 101–12

Hirai, K., Shimazu, C., Takezoe, R., Ozek, Y.: Cholesterol, phytosterol and polyunsaturated fatty acid levels in 1982 and 1957 Japanese diets.
J Nutr Sci Vitaminol 32 (1986) 363–72

Hiramatsu, Y., Takada, H., Yamamura, M., Hioki, K., Saito, K., Yamamoto, M.: Effect of dietary cholesterol on azoxymethane-induced colon carcinogenesis in rats.
Carcinogenesis 4 (1983) 553–8

Hirayama, T.: A large scale cohort study of dietary habits and cancer mortality.
Gan No Rinsho 32 (1986) 610–22

Hocman, G.: Prevention of cancer: vegetables and plants.
Comp Biochem Physiol 93b (1989) 201–12

Hollman, P. C. H., Venema, D. P.: The content of the potentially anticarcinogenic ellagic acid in plant foods.
International Conference on „Food and Cancer Prevention", September 13–16, 1992, Norwich, UK

Hollman, P. C. H., Venema, D. P.: The content of the potentially anticarcinogenic ellagic acid in plant foods. In: Waldron, K. W., Johnson, I. T., Fenwick, G. R. (eds.), Food and cancer prevention: chemical and biological aspects.
Royal Society of Chemistry, Cambridge 1993, p. 203–8

Holm, H., Reseland, J. E., Thorsen, L. I., Flatmark, A., Hanssen, L. E.: Raw soybeans stimulate human pancreatic proteinase secretion.
J Nutr 122 (1992) 1407–16

Hong, W. K., Endicott, J., Itri, L. M.: 13-cis retinoic acid in the treatment of oral leukoplakia.
New Engl J Med 315 (1986) 1501–5

Horie, T., Murayama, T., Mishima, T., Itoh, F., Minamide, Y., Fuwa, T., Awazu, S.: Protection of liver microsomal membranes from lipid peroxidation by garlic extract.
Planta Med 55 (1989) 506–8

Howe, G. M.: International variations in cancer incidence and mortality
In: Howe, G. M. (ed.), Global Geocancerology.
Churchill Livingstone, London 1986, p. 3–42

Howe, G. R., Benito, E., Castelleto, R., Cornée, J., Estève, J., Gallagher, R. P., Iscovich, J. M., Deng-ao, J., Kaaks, R., Kune, G. A., Kune, S., L'Abbé, K. A., Lee, H. P., Lee, M., Miller, A. B., Peters, R. K., Potter, J. D., Riboli, E., Slattery, M. L., Trichopoulos, D., Tuyns, A., Tzonou, A., Whittemore, A. S., Wu-Williams, A. H., Shu, Z.: Dietary intake of fiber and decreased risk of cancers of the colon and rectum: evidence from the combined analysis of 13 case-control studies.
J Natl Cancer Inst 84 (1992) 1887–95

Howe, G. R., Hirohata, T., Hislop, T. G., Iscovich, J. M., Yuan, J.-M., Katsouyanni, K., Lubin, F., Marubini, E., Modan, B., Rohan, T., Toniolo, P., Shunzhang, Y.: Dietary factors and risk of breast cancer: combined analysis of 12 case-control studies.
J Natl Cancer Inst 82 (1990) 561–9

Huang, H. P., Cheng, C. F., Lin, W. Q.: Antitumor activity of total saponins from Dolichos Galactus Klein.
Acta Pharmacol Sinica 3 (1982) 386

Huang, M. T., Ferraro, T.: Phenolic compounds in food and cancer prevention.
In: Huang, M. T., Ho, C. T., Lee, C. Y. (eds.), Phenolic compounds in food and their effects on health. Vol. II, ACS Symposium Series 507.
American Chemical Society, Washington, 1992, p. 8–34

Huang, M. T., Smart, R. C., Wong, C.-Q., Conney, A. H.: Inhibitory effect of curcumin, chlorogenic acid, caffeic acid, and ferulic acid on tumor promotion in mouse skin by 12-0-tetradecanoylphorbol-13-acetate.
Cancer Res 48 (1988) 5941–6

Hughes, J. S.: Potential contribution of dry bean dietary fiber to health.
Food Technol 45 (1991) 122–6

Huhges, R. D., Wilson, H. K.: Flavonoids: some physiological and nutritional considerations.
Prog Med Chem 14 (1977) 285–301

Hursting, S. D., Thornquist, M., Henderson, M. M.: Types of dietary fat and the incidence of cancer at five sites.
Prev Med 19 (1990) 242–53

Ioannides, C., Ayrton, A. D., Lewis, D. F. V., Walker, R.: Modulation of cytochromes P450 and chemical toxicity by food constituents. In:
Parke, D. V., Ioannides, C., Walker, R. (eds.), Food, nutrition and chemical toxicity.
Smith-Gordon, London 1993, p. 301–310

Ip, C., Lisk, D. J., Stoewsand, G. S.: Mammary cancer prevention by regular garlic and selenium-enriched garlic.
Nutr Cancer 17 (1992) 279–86

Ishizaki, H., Brady, J. F., Ning, S. M., Yang, C. S.: Effect of phenethyl isothiocyanate on microsomal N-nitrosodimethylamine metabolism and other monooxygenase activities.
Xenobiotica 20 (1990) 255–64

Iwahashi, H., Ishii, T., Sugata, R., Kido, R.: The effects of caffeic acid and its related catechols on hydroxyl radical formation by 3-hydroxyanthranilic acid, ferric chloride, and hydrogen peroxide.
Arch Biochem Biophys 276 (1990) 242–7

Jakobey, H., Habegger, R., Fritz, D.: Gemüse als Arzneipflanze. Sekundäre Pflanzenstoffe in Gemüse mit Bedeutung für die menschliche Gesundheit. 1. Mitteilung: Gemüse aus der Familie der Liliaceae.
Ernähr Umsch 35 (1988a) 212–5

Jakobey, H., Habegger, R., Fritz, D.: Gemüse als Arzneipflanze. Sekundäre Pflanzenstoffe in Gemüse mit Bedeutung für die menschliche Gesundheit. 2. Mitteilung: Gemüse aus der Familie der Brassicaceae und der Familie der Apiaceae.
Ernähr Umsch 35 (1988b) 275–9

Jakobey, H., Habegger, R., Fritz, D.: Gemüse als Arzneipflanze. Sekundäre Pflanzenstoffe in Gemüse mit Bedeutung für die menschliche Gesundheit. 3. Mitteilung: Gemüse aus den Familien der Asteraceae und der Curcurbitaceae.
Ernähr Umsch 35 (1988c) 320–2

Janezic, S. A., Rao, A. V.: Dose-dependent effects of dietary phytosterol on epithelial cell proliferation of the murine colon.
Food Chem Toxic 30 (1992) 611–6

Janoff, A., Carp, H., Lee, D. K., Drew, R. T.: Cigarette smoke inhalation decreases alpha 1-antitrypsin activity in rat lung.
Science 206 (1979) 1313–14

Jariwalla, R. J.: Anticancer effects of phytate.
Am J Clin Nutr 55 (1992) 609

Jellinck, P. H., Michnovicz, J. J., Bradlow, H. L.: Influence of indole-3-carbinol on the hepatic microsomal formation of catechol estrogens.
Steroids 56 (1991) 446–50

Jenkins, D. J. A., Leeds, A. R., Gassull, M. A., Cochet, B., Alberti K. G. M. M.: Decrease in postprandial insulin and glucose concentration by guar and pectin.
Ann Internal Med 86 (1977) 20–3

Jenkins, D. J. A., Reynolds, D., Slavin, B., Leeds, A. R., Jenkins, A. L., Jepson, E. M.: Dietary fiber and blood lipids: treatment of hypercholesterolemia with guar crispbread.
Am J Clin Nutr 33 (1980) 575–81

Jenkins, D. J. A., Wolever, T. M. S., Leeds, A. R., Gassull, M. A., Hausman, P., Dilawari, J., Goff, D. V., Metz, G. L., Alberti K. G. M. M.: Dietary fibre, fibre analogues and glucose tolerance: importance of viscosity.
Brit Med J 1 (1978) 1392–4

Jensen, O. M., MacLennan, R., Wahrendorf, J.: Diet, bowel function, fecal characteristics and large bowel cancer in Denmark and Finland.
Nutr Cancer 4 (1982) 5–19

Johansson, G. K., Holmén, A., Persson, L., Högstedt, B., Wassén, C., Ottova, L., Gustafsson, J. A.: The effect of a shift from a mixed diet to a lacto-vegetarian diet on human urinary and fecal mutagenic activity.
Carcinogenesis 13 (1992) 153–7

Johns, T.: A chemical-ecological model of root and tuber domestication in the Andes. In: Harris, D. R., Hillman, G. C. (eds.), Foraging and farming – the evolution of plants exploitation.
Unwin Hyman, London 1989, p. 504–19

Johns, T.: With bitter herbs they shall eat it.
University of Arizona Press, Tucson 1990

Jones, E., Hughes, R. E.: Quercetin, flavonoids and the life-span of mice.
Exp Gerontol 17 (1982) 213–7

Jyonouchi, H., Zhang, L., Tomita, Y.: Studies of immunomodulating actions of carotenoids. II. Astaxanthin enhances in vitro antibody production to T-dependent antigens without facilitating polyclonal B-cell activation.
Nutr Cancer 19 (1993) 269–80

Kamasuka, T., Sugayama, J., Takai, S., Yamamoto, T., Momoki, K., Sakai, S.: An antitumor polysaccharide from gramineae.
Chem Abstr 71 (1969) 105204 p

Kandil, O. M., Abdullah, T. H., Elkadi, A.: Garlic and the immune system in humans: it's effect on natural killer cells.
Fed Proc 46 (1987) 441

Kanner, J., Frankel, E., Granit, R., German, B., Kinsella, J. E.: Natural antioxidants in grapes and wines.
J Agric Food Chem 42 (1994) 64–9

Kasper, H.: Ernährungsmedizin und Diätetik. 7. Aufl..
Urban & Schwarzenberg, München 1991

Kato, R.: Metabolic activation of mutagenic heterocyclic amines from protein pyrolysates.
Crit Rev Toxicol 16 (1986) 307–348

Kayamori, F., Igarashi, K.: Effects of dietary nasunin on the serum cholesterol level in rats.
Biosci Biotechnol Biochem 58 (1994) 570–1

Kennedy, A. R.: The conditions for the modification of radiation transformation in vitro by a tumor promoter and protease inhibitors.
Carcinogenesis 6 (1985) 1441–5

Kennedy, A. R., Little, J. B.: Protease inhibitors suppress radiation-induced malignant transformation in vitro.
Nature 276 (1978) 825–6

Kennedy, A. R., Little, J. B.: Effects of protease inhibitors on radiation transformation in vitro.
Cancer Res 41 (1981) 2103–8

Kennedy, A. R., Szuhaj, B. F., Newberne, P. M., Billings, P. C.: Preparation and production of a cancer chemopreventive agent, Bowman-Birk inhibitor concentrate.
Nutr Cancer 19 (1993) 281–302

Kensil, C. R., Patel, U., Lennick, M., Marciani, D.: Separation and characterization of saponins with adjuvant activity from Quillaja saponaria molina cortex.
J Immunol 146 (1991) 431–7

Kensler, T. W., Groopman, J. D., Eaton, D. L., Curphey, T. J., Roebuck, B. D.: Potent inhibition of aflatoxin-induced hepatic tumorigenesis by the monofunctional enzyme inducer 1,2-dithiole-3-thione.
Carcinogenesis 13 (1992) 95–100

Khachik, F., Beecher, G. R., Goli, M. B., Lusby, W. R.: Separation and quantitation of carotinoids in foods.
Methods Enzymol 213 (1992) 347–59

Khachik, F., Goli, M. B., Beecher, G. R., Holden, J., Lusby, W. R., Tenorio, M. D., Barrera, M. R.: Effect of food preparation on qualitative and quantitative distribution of major carotenoid constituents of tomatoes and several green vegetables.
J Agric Food Chem 40 (1992) 390–8

Kiehm, T. G., Anderson, J. W., Ward, K.: Beneficial effects of a high carbohydrate, high fiber diet on hyperglycemic diabetic men.
Am J Clin Nutr 29 (1976) 895–9

Kinsella, J. E., Frankel, E., German, B., Kanner, J.: Possible mechanisms for the protective role of antioxidants in wine and plant foods.
Food Technol 47 (1993) 85–9

Klurfeld, D. M.: Dietary fiber-mediated mechanisms carcinogenesis.
Cancer Res (Suppl) 52 (1992) 2055–59

Klurfeld, D. M.: Human Nutrition: A Comprehensive Treatise. Vol. 8.:
Nutrition and Immunology.
Plenum Press, New York, 1993

Klurfeld, D. M., Weber, M. M., Kritchevsky, D.: Inhibition of chemically induced mammary and colon tumor promotion by caloric restriction in rats fed increased dietary fat.
Cancer Res 47 (1987) 2759–62

Kluthe, R., Kist, L.: Hypertonie und Ernährung. In: Wolfram, G., Schlierf, G. (Hrsg.), Ernährung und Gesundheit.
Wissenschaftliche Verlagsgesellschaft, Stuttgart 1988, S. 79–91

Koch, H. P., Hahn, G.: Knoblauch.
Urban & Schwarzenberg, München 1988

Koerber, K. v., Hammann, B., Willms, G.: GU Ernährungsratgeber für Diabetiker: Vollwert-Ernährung.
Gräfe und Unzer, München 1991

Koerber K. v., Männle, T., Leitzmann, C., Eisinger, M., Watzl, B.: Vollwert-Ernährung. Konzeption einer zeitgemäßen Ernährungsweise.
8. Aufl., Haug, Heidelberg 1994

Kojima, T., Tanaka, T., Mori, H.: Chemoprevention of spontaneous endometrial cancer in female Donryu rats by dietary indole-3-carbinol.
Cancer Res 54 (1994) 1446–9

Kolonel, L. N., Yoshizawa, C. N., Hankin, J. H.: Diet and prostatic cancer: a case-control study in Hawaii.
Am J Epidemiol 127 (1988) 999–1012

Konlande, J. E., Fisher, H.: Evidence for a nonabsorptive antihypercholesterolemic action of phytosterols in the chicken.
J Nutr 98 (1969) 435

Konowalchuk, J., Speirs, J. I.: Antiviral activity of fruit extracts.
J Food Sci 41 (1976) 1013–7

Koo, L. C.: Dietary habits and lung cancer risk among Chinese females in Hong Kong who never smoked.
Nutr Cancer 11 (1988) 155–72

Kornhauser, A., Wamer, W., Giles, A.: Protective effects of beta-carotene against psoralen phototoxicity: relevance to protection against carcinogenesis. In: Shankel, D. M., Haltman, P. E., Kada, T., Hollaender, A. (eds.), Antimutagenesis and anticarcinogenesis mechanisms.
Plenum Press, New York 1986, p. 465–81

Krinsky, N. I.: Effects of carotenoids in cellular and animal systems.
Am J Clin Nutr 53 (1991) 238S–46S

Krinsky, N. I.: Mechanism of action of biological antioxidants.
Proc Soc Exp Biol Med 200 (1992) 248–54

Krinsky, N. I.: Actions of carotenoids in biological systems.
Annu Rev Nutr 13 (1993) 561–87

Kritchevsky, D.: Dietary fiber.
Annu Rev Nutr 8 (1988) 301–28

Kritchevsky, D., Klurfeld, D. M.: Dietary fiber and cancer.
In: Alfin-Slater, R. B., Kritchevsky, D. (eds.), Cancer and Nutrition.
Plenum Press, New York 1991, p. 211–20

Kromhout, D., Bueno de Mesquita, H. B., Hertog, M. G. L.: Contribution of epidemiology in elucidating the role of foods in cancer prevention. In: Waldron, K. W., Johnson, I. T., Fenwick, G. R. (eds.), Food and cancer prevention: chemical and biological aspects.
Royal Society of Chemistry, Cambridge 1993, p. 24–36

Kroyer, G.: Über die antioxidative Aktivität von Zitrusfruchtschalen.
Z Ernährungswiss 25 (1986) 63–9

Kübler, W.: Schützen Vitamine vor Krebs und Zelltod?
evi dialog 10 (1989) 1–3

Kühnau, J.: Unterschiede in der ernährungsphysiologischen Bedeutung pflanzlicher und tierischer Lebensmittel für den Menschen.
Ernähr Umsch 23 (1976a) 43–8

Kühnau, J.: The flavonoids. A class of semi-essential food components:
Their role in human nutrition.
World Rev Nutr Diet 24 (1976b) 117–91

Kune, G. A., Kune, S.: The nutritional causes of colorectal cancer: an introduction to the Melbourne study.
Nutr Cancer 9 (1987) 1–4

La Vecchia, C., Decarli, A., Franceschi, S., Gentile, A., Negri, E., Parazzini, F.: Dietary factors and the risk of breast cancer.
Nutr Cancer 10 (1987) 205–14

Lairon, D., Lafont, H., Vigne, J. L., Nalbone, G., Leonardi, J., Hauton, J. C.: Effects of dietary fibers and cholestyramine on the activity of pancreatic lipase in vitro.
Am J Clin Nutr 42 (1985) 629–38

Lajolo, F. M., Filho, F. F., Menezes, E. W.: Amylase inhibitors in phaseolus vulgaris beans.
Food Technol 45 (1991) 119–21

Lampe, J. W., Martini, M. C., Kurzer, M. S., Adlercreutz, H., Slavin, J. L.: Urinary lignan and isoflavonoid excretion in premenopausal women consuming flaxseed powder.
Am J Clin Nutr 60 (1994) 122–8

Lang, I., Deak, G. Y., Nekam, K., Muzes, G. Y., Gonzalez-Cabello, R., Gergely, P., Feher, J.: Hepatoprotective and immunomodulatory effects of antioxidant therapy.
Acta Med Hung 45 (1988) 287–295

Lange, R., Baumgrass, R., Diedrich, M., Henschel, K.-P., Kujawa, M.: Glucosinolate in der Ernährung – Pro und Contra einer Naturstoffklasse. Teil I: Ausgangssituation, Problemstellung, Analytik, Verzehr.
Ernähr Umsch 39 (1992a) 252–7

Lange, R., Baumgrass, R., Diedrich, M., Henschel, K.-P., Kujawa, M.: Glucosinolate in der Ernährung – Pro und Contra einer Naturstoffklasse. Teil II: Abbau und Stoffwechsel.
Ernähr Umsch 39 (1992b) 292–6

Lapré, J. A., Van der Meer, R.: Dietary modulation of colon cancer risk: the roles of fat, fiber and calcium.
Trends Food Sci Technol 3 (1992) 320–4

Laraki, L., Pelletier, X., Mourot, J., Debry, G.: Effects of dietary phytosterols on liver lipids and lipid metabolism enzymes.
Ann Nutr Metab 37 (1993) 129–33

Lau, B. H. S.: Anticoagulant and lipid regulating effects of garlic (Allium sativum). In: Spiller, G. A., Scala, J. (eds.), New protective roles of selected nutrients in human nutrition.
Liss, New York 1989, p. 295–325

Lau, B. H. S.: Detoxifying, radioprotective and phagocyte-enhancing effects of garlic.
Int Clin Nutr Rev 9 (1989) 27

Lau, B. H. S., Adetumbi, M. A., Sanchez, A.: Allium sativum (garlic) and atherosclerosis: a review.
Nutr Research 3 (1983) 119–28

Lau, B. H. S., Tadi, P. P., Tosk, J. M.: Allium sativum (garlic) and cancer prevention.
Nutr Research 10 (1990) 937–48

Lau, B. H. S., Woolley, J. L., Marsh, C. L., Barker, G. R., Koobs, D. H., Torrey, R. R.: Superiority of intralesional immunotherapy with Corynebacterium parvum and Allium sativum in control of murine transitional cell carcinoma.
J Urol 136 (1986) 701–5

Le Marchand, L., Hankin, J. H., Kolonel, L. N., Beecher, G. R., Wilkens, L. R., Zhao, L. P.: Intake of specific carotenoids and lung cancer risk.
Cancer Epidemiol Biomarkers Prev 2 (1993) 183–7

Le Marchand, L., Hankin, J. H., Kolonel, N., Wilkens, L. R.: Vegetable and fruit consumption in relation to prostate cancer risk in Hawaii: a reevaluation of the effect of dietary beta-carotene.
Am J Epidemiol 133 (1991) 215–9

Le Marchand, L., Yoshizawa, C. N., Kolonel, L. N., Hankin, J. H., Goodman, M. T.: Vegetable consumption and lung cancer risk: a population-based case-control study in Hawaii.
J Natl Cancer Inst 81 (1989) 1158–65

Lê, M. G., Moulton, L. H., Hill, C., Kramar, A.: Consumption of dairy produce and alcohol in a case-control study of breast cancer.
J Natl Cancer Inst 77 (1986) 633–6

Leitzmann, C.: Ballaststoffe: Funktionen, Zufuhrempfehlungen und ihre Umsetzung in Lebensmittel.
In: Schriftenreihe des FB 19, Ernährungs- und Haushaltswissenschaften der Justus-Liebig-Universität, Gießen (Heft 1) 1990, S. 27–44

Leopold, C. A., Ardrey, R.: Toxic substances in plants and the food habits of early man.
Science 176 (1972) 512–4

Lidbeck, A., Nord C. E., Gustafsson, J.-A., Rafter, J.: Lactobacilli, anticarcinogenic activities and human intestinal microflora.
Eur J Cancer Prev 1 (1992a) 341–53

Lidbeck, A., Övervik, E., Rafter, J., Nord, C. E., Gustafsson, J.-A.: Effect of Lactobacillus acidophilus supplements on mutagen excretion in faeces and urine in humans.
Microbial Ecol Health Dis 5 (1992b) 59–67

Liener, I. E.: Toxic constituents of plant foodstuffs. 2nd ed.
Academic Press, New York 1980

Liener, I. E.: Trypsin inhibitors: concern for human nutrition or not?
J Nutr 116 (1986) 920–3

Liener, I. E., Kakade, M. L.: Protease inhibitors. In: Liener, I. E. (ed.), Toxic constituents of plant foodstuffs. 2nd ed.
Academic Press,, New York 1980, p. 7–71

Lin, R. I.: Ernährungsphysiologische und pharmakologische Eigenschaften von Knoblauchextrakten – Nutrition physiological and pharmacological qualities of garlic extracts.
Medizinische Welt 42, Suppl A (47) 1991

Lindner, E.: Toxikologie der Nahrungsmittel.
3. Aufl., Thieme, Stuttgart 1986

Ling, W. H., Hänninen, O.: Shifting from a conventional diet to an uncooked vegan diet reversibly alters fecal hydrolytic activities in humans.
J Nutr 122 (1992) 924–30

Ling, W. H., Korpela, R., Mykkänen, H., Salminen, S., Hänninen, O.: Lactobacillus strain GG supplementation decreases colonic hydrolytic and reductive enzyme activities in healthy female adults.
J Nutr 124 (1994) 18–23

Lippman, M. E., Bates, S., Huff, K. K., Davidson, N., Dickson, R. B.: Estrogens regulate production of specific growth factors in hormone-dependent human breast cancer.
J Lab Clin Med 109 (1987) 230–5

Löffler, G., Petrides, P. E.: Physiologische Chemie. 4. Aufl.
Springer, Berlin 1988

Longcope, C.: Relationships of estrogen to breast cancer, of diet to breast cancer, and of diet to estradiol metabolism.
J Natl Cancer Inst 82 (1990) 896–7

Longnecker, M. P., Berlin, J. A., Orza, M. J., Chalmers, T. C.: A meta-analysis of alcohol consumption in relation to risk of breast cancer.
JAMA 260 (1988) 652–6

Machlin, L. J., Bendich, A.: Free radical tissue damage: protective role of antioxidant nutriens.
FASEB J 1 (1987) 441–5

Maharaj, I., Froh, K. J., Campbell, J. B.: Immune responses of mice to inactivated rabies vaccine administered orally: potentiation by Quillaja saponin.
Can J Microbiol 32 (1986) 414–20

Maier, H., Dietz, A., Zielinski, D., Jünemann, K.-H., Heller, W.-D.: Risikofaktoren bei Plattenepithelkarzinomen der Mundhöhle, des Oropharynx, des Hypopharynx und des Larynx.
Dtsch Med Wschr 115 (1990) 843–50

Makheja, A. N., Bailey, J. M.: Identification of the antiplatelet substance in chinese black trees fungus.
New Engl J Med 304 (1980) 175

Malik, Z. A., Siddiqui, S.: Hypotensive effect of freeze-dried garlic (Allium sativum) sap in dog.
J Pakistan Med Assoc 31 (1981) 12–3

Malinow, M. R., Connor, W. E., McLaughlin, P., Stafford, C., Lin, D. S., Livingston, A. L., Kohler, G. O., McNulty, W. P.: Cholesterol and bile acid balance in Macaca fascicularis. Effects of alfalfa saponins.
J Clin Invest 67 (1981) 156–62

Malinow, M. R., McLaughlin, P., Papworth, L., Stafford, C., Kohler, G. O., Livingston, L. A., Cheeke, P. R.: Effect of alfalfa saponins on intestinal cholesterol absorption in rats.
Am J Clin Nutr 30 (1977) 2061

Malinow, M. R., McLaughlin, P., Stafford, C., Livingston, A. L., Kohler, G. O.: Alfalfa saponins and alfalfa seeds. Dietary effects in cholesterol-fed rabbits.
Atherosclerosis 37 (1980) 433–8

Malinow, M. R., McLaughlin, P., Strafford, C.: Prevention of hypercholesterolemia in monkeys (Macaca fascicularis) by digitonin.
Am J Clin Nutr 31 (1978) 814–8

Mallet, A. K., Rowland, I. R.: Factors affecting the gut microflora.
In: Rowland, I. R. (ed.), Role of the gut flora in toxicity and cancer.
Academic Press, San Diego 1988, p. 347–82

Mandal, S., Ahuja, A., Shivapurkar, N. M., Cheng, S. J., Groopman, J. D., Stoner, G. D.: Inhibition of aflatoxin B_1 mutagenesis in Salmonella typhimurium and DNA damage in cultured rat and human tracheobronchial tissues by ellagic acid.
Carcinogenesis 8 (1987) 1651–6

Mandal, S., Shivapurkar, N. M., Galati, A. J., Stoner, G. D.: Inhibition of N-nitrosobenzyl-methylamine metabolism and DNA binding in cultured rat esophagus by ellagic acid.
Carcinogenesis 9 (1988) 1313–6

Mandal, S., Stoner, G. D.: Inhibition of N-nitrosobenzylmethylamin-induced esophageal tumorigenesis in rats by ellagic acid.
Carcinogenesis 11 (1990) 55–61

Mangels, A. R., Holden, J. M., Beecher, G. R., Forman, M. R., Lanza, E.: Carotenoid content of fruits and vegetables: an evaluation of analytic data.
J Am Diet Assoc 93 (1993) 284–96

Mann G, V., Spoerry, A.: Studies of a surfactant and cholesterolemia in the Massai.
Am J Clin Nutr 27 (1974) 464–9

Markaverich, B. M., Roberts, R. R., Alejandro, M. A., Johnson, G. A., Middleditch, B. S., Clark, J. H.: Bioflavonoid interaction with rat uterine type II binding sites and cell growth inhibition.
J Steroid Biochem 30 (1988) 71–8

Marks, H. S., Anderson, J. A., Stoewsand, G. S.: Effect of S-methyl cysteine sulphoxide and its metabolite methyl methane thiosulphinate, both occurring naturally in brassica vegetables, on mouse genotoxicity.
Food Chem Toxic 31 (1993) 491–5

Marsh, C. L., Torrey, R. R., Woolley, J. L., Barker, G. R., Lau, B. H. S.: Superiority of intravesical immunotherapy with Corynebacterium parvum and Allium sativum in control of murine bladder cancer.
J Urol 137 (1987) 359–62

Marteau, P., Pochart, P., Bouhnik, Y., Rambaud, J. C.: The fate and effects of transiting, non-pathogenic microorganisms in the human intestine.
World Rev Nutr Diet 74 (1993) 1–21

Marteau, P., Rambau, J. C.: Potential of using lactic acid bacteria for therapy and immunomodulation in man.
FEMS Microbiol Rev 12 (1993) 207–20

Marx, J.: Animal carcinogen testing challenged.
Science 250 (1990) 743–5

Mattson, F. H., Grundy, S. M., Crouse, J. R.: Optimizing the effect of plant sterols on cholesterol absorption in man.
Am J Clin Nutr 35 (1982) 697

Mayne, S. T., Janerich, D. T., Greenwald, P., Chorost, S., Tucci, C., Zaman, M. B., Melamed, M. R., Kiely, M., McKneally, M. F.: Dietary β-carotene and lung cancer risk in U.S. nonsmokers.
J Natl Cancer Inst 86 (1994) 33–8

McDanell, R., McLean, A. E. M.: The effect of feeding brassica vegetables and intact glucosinolates on mixed-function-oxidase activity in the livers and intestines of rats.
Food Chem Toxic 27 (1989) 289–93

Melby, C. L., Toohey, M. L., Cebrick, J.: Blood pressure and blood lipids among vegetarian, semivegetarian, and nonvegetarian African Americans.
Am J Clin Nutr 59 (1994) 103–9

Menezes, E. W., Lajolo, F. M.: Inhibition of starch digestion by a black bean α-amylase inhibitor, in normal and diabetic rats.
Nutr Rep Int 36 (6) (1987) 1185–95

Menkes, C. J., Comstock, G. W., Vuilleumier, J. P., Helsing, K. J., Rider, A. A., Brookmeyer, R.: Serum β-carotene; vitamine A and E; selenium; and the risk of lung cancer.
New Engl J Med 315 (1986) 1250–4

Mertz, W.: Foods and nutrients.
J Am Diet Assoc 84 (1984) 769

Mertz, W.: Essential trace metals: new definitions based on new paradigms.
Nutr Rev 51 (1993) 287–95

Messadi, D. V., Billings, P., Shklar, G., Kennedy, A. R.: Inhibition of oral carcinogenesis by a protease inhibitor.
J Natl Cancer Inst 76 (1986) 447–52

Messina, M.: Phytate's potential role in reducing colon-cancer risk.
Am J Clin Nutr 54 (1991) 762–3

Messina, M., Barnes, S.: The role of soy products in reducing risk of cancer.
J Natl Cancer Inst 83 (1991) 541–6

Messina, M., Messina, V.: Increasing use of soyfoods and their potential role in cancer prevention.
J Am Diet Assoc 91 (1991) 836–40

Mettlin, C., Graham, S.: Dietary risk factors in human bladder cancer.
Am J Epidemiol 110 (1979) 255–63

Mettlin, C., Selenskas, S., Natarajan, N., Huben, R.: Beta-carotene and animal fats and their relationship to prostate cancer risk – a case-control study.
Cancer 64 (1989) 605–12

Michnovicz, J. J., Bradlow, H. L.: Induction of estradiol metabolism by dietary indole-3-carbinol in humans.
J Natl Cancer Inst 82 (1990) 947–9

Michnovicz, J. J., Bradlow, H. L.: Altered estrogen metabolism and excretion in humans following consumption of indole-3-carbinol.
Nutr Cancer 16 (1991) 59–66

Michnovicz, J. J., Hershcopf, R. J., Naganuma, H., Bradlow, H. L., Fishman, J.: Increased 2-hydroxylation of estradiol as a possible mechanism for the anti-estrogenic effect of cigarette smoking.
New Engl J Med 315 (1986) 1305–9

Micozzi, M. S., Beecher, G. R., Taylor, P. R., Khachik, F.: Carotenoid analyses of selected raw and cooked foods associated with a lower risk for cancer.
J Natl Cancer Inst 82 (1990) 282–5

Micozzi, M. S., Brown, E. D., Edwards, B. K., Bieri, J. G., Taylor, P. R., Khachik, F., Beecher, G. R., Smith, J.: Plasma carotenoid response to chronic intake of selected foods and β-carotene supplements in men.
Am J Clin Nutr 55 (1992) 1120–5

Middleton, E.: Some biological properties of plant flavonoids.
Ann Allergy 61 (1988) 53

Middleton, E., Kandaswami, C.: Plant flavonoid modulation of immune and inflammatory cell functions. In: Klurfeld, D. M. (ed.), Human Nutrition – A Comprehensive Treatise (Vol. 8) Nutrition and Immunology.
Plenum Press, New York 1993, p. 239–66

Middleton, E., Kandaswami, C.: Effects of flavonoids on immune and inflammatory cell functions.
Biochem Pharmacol 43 (1992) 1167–79

Mills, P. K., Beeson, W. L., Abbey, D. E., Fraser, G. E., Phillips, R. L.: Dietary habits and past medical history as related to fatal pancreas cancer risk among adventists.
Cancer 61 (1988) 2578–85

Milner, J. A.: Mechanisms for nutritional inhibition of carcinogenesis.
In: Moon, T. E., Micozzi, M. S. (eds.), Nutrition and cancer prevention:
Investigating the roles of micronutrients.
Marcel Dekker, New York 1989, p. 13–32

Mölgaard, J., van Schenck, H., Olsson, A. G.: Alfalfa seeds lower low density lipoprotein cholesterol and apolipoprotein B concentrations in patients with type II hyperproteinemia.
Atherosclerosis 65 (1987) 173–9

Mookerjee, B. K., Lee, T. P., Logue, G. P., Lippes, H. A., Middleton, E.: The effects of flavonoids on human lymphocyte proliferative responses. In: Cooly, V., Middleton E. Jr., Harborne, J. B. (eds.), Plant flavonoids in biology and medicine: biochemical, pharmacological, and structure-activity relationships.
Liss, New York 1986, p. 511–20

Moon, R. C., McCormick, D. L., Mehta, R. G.: Inhibition of carcinogenesis by retinoids.
Cancer Res (Suppl) 43 (1983) 2469S–75S

Morgan, M. R. A., Fenwick, G. R.: Natural foodborne toxicants.
Lancet 336 (1990) 1492–5

Moriguchi, S., Kishimo, Y.: In vitro activation of tumoricidal properties of human monocytes by beta-carotene encapsulated in liposomes.
Nutr Research 10 (1990) 837–46

Morse, M. A., Eklind, K. I., Amin, S. G., Chung, F.-L.: Effect of frequency of isothiocyanate administration on inhibition of 4-(methylnitrosamino)-1-(3-pyridyl)-1-butanone-induced pulmonary adenoma formation in A/J mice.
Cancer Lett 62 (1992b) 77–81

Morse, M. A., LaGreca, S. D., Amin, S. G., Chung, F.-L.: Effects of indole-3-carbinol on lung tumorigenesis and DNA methylation induced by 4-(methylnitrosamino)-1-(3-pyridyl)-

1-butanone (NNK) and on the metabolism and disposition of NNK in A/J mice.
Cancer Res 50 (1990) 2613–7

Morse, M. A., Reinhardt, J. C., Amin, S. G., Hecht, S. S., Stoner, G. D., Chung, F. L.: Effect of dietary aromatic isothiocyanates fed subsequent to the administration of 4-(methylnitrosamino)-1-(3-pyridyl)-1-butanone on lung tumorigenicity in mice.
Cancer Lett 49 (1992a) 225–30

Morse, M. A., Wang, C. X., Amin, S. G., Hecht, S. S., Chung, F. L.: Effects of dietary sinigrin or indole-3-carbinol on O6-methylguanine-DNA-transmethylase activity and 4-(methylguanine)-1-(3-pyridyl)-1-butanone induced DNA methylation and tumorigenicity in F344 rats.
Carcinogenesis 9 (1988) 1891–5

Mothes, K.: Historical introduction.
In: Bell, E. A., Charlwood, B. V. (eds.), Secondary plant products. Vol, 8.
Springer, Berlin 1980, p. 1–10

Mueller, E. A., Anderer, F. A.: Synergistic action of a plant rhamnogalacturonan enhancing antitumor cytotoxicity of human natural killer and lymphokine-acitvated killer cells: chemical specificity of target cell recognition.
Cancer Res 50 (1990) 3646–51

Mukhtar, H., Das, M., Bickers, D. R.: Inhibition of 3-methylcholanthrene-induced skin tumorigenicity in BALB/c mice by chronic oral feeding of trace amounts of ellagic acid in drinking water.
Cancer Res 46 (1986) 2262–5

Mukhtar, H., Del Tito, B. J., Marcelo, C. L., Das, M., Bickers, D. R.: Ellagic acid: a potent naturally occurring inhibitor of benzo[a]pyrene metabolism and its subsequent glucuronidation, sulfation and covalent binding to DNA in cultured BALB/C mouse keratinocytes.
Carcinogenesis 5 (1984) 1565–71

Müller, C., Friedel, A., Michel, P., Oh, Y. J., Hwang, I. J., Leitzmann, C.: Der Einfluß von Sauerkraut und Kimchi auf bakterielle Enzymaktivitäten und den pH-Wert im Stuhl des Menschen.
Akt Ern Med 18 (1993) 351–6

Müller-Dietz, H.: Phytonzide und Phytonzidtherapie.
Dtsch Med Wschr 81 (1956) 900–1

Murphy, S. E., Heiblum, R., King, P. G., Bowman, D., Davis, W. J., Stoner, G. D.: Effect of phenethyl isothiocyanate on the metabolism of tobacco-specific nitrosamines by cultured rat oral tissue.
Carcinogenesis 12 (1991) 957–61

Nahrstedt, A.: Nutzung pflanzlicher Sekundärstoffe durch Tier und Mensch.
Dtsch Apoth Zeit 130 (1990) 2155–61

Nair, P. P., Turjman, N., Goodman, G. T., Guidry, C., Calkins, B. M.: Diet, nutrition intake, and metabolism in populations at high and low risk for colon cancer – metabolism of neutral sterols.
Am J Clin Nutr 40 (1984b) 931–6

Nair, P. P., Turjman, N., Kessie, G., Calkins, B., Goodman, G. T., Davidovitz, H., Nimmagadda, G.: Diet, nutrition intake, and metabolism in populations at high and low risk for colon cancer – dietary cholesterol, β-sitosterol, and stigmasterol.
Am J Clin Nutr 40 (1984a) 927–30

Nakahara, W., Tokuzen, R., Fukuoka, F., Whistler, R. L.: Inhibition of mouse sarcoma 180 by a wheat hemicellulose B preparation.
Nature 216 (1967) 374–375

Nakashima, S., Koike, T., Nozawa, Y.: Genistein, a protein tyrosine kinase inhibitor, inhibits thromboxane A_2-mediated human platelet responses.
Mol Pharmacol 39 (1991) 4475–80

National Research Council: Diet and health: Implications for reducing chronic disease risk.
Report of the Committee on Diet and Health, Food and Nutrition Board.
National Academy Press, Washington 1989

Negri, E., Vecchia, C. L., Franceschi, S., D'Avanco, B., Parazzini, F.: Vegetables and fruit consumption and cancer risk.
Int J Cancer 48 (1991) 350–4

Newmark, H. L.: A hypothesis for dietary components as blocking agents of chemical carcinogenesis: plants phenolics and pyrrole pigments.
Nutr Cancer 6 (1984) 58–70

Newmark, H. L.: Plant phenolic compounds as inhibitors of mutagenesis and carcinogenesis.
In: Huang, M. T., Ho, C. T., Lee, C. Y. (eds.), Phenolic compounds in food and their effects on health II, ACS Symposium Series 507.
American Chemical Society, Washington 1992, p. 48–52

Nielsen, F. H.: Other trace elements.
In: Brown, M. L. (ed.), Present knowledge in nutrition. 6th ed.
Nutr Foundation, Washington 1990, p. 294–307

Nijhoff, W. A., Peters, W. H. M.: Effects of dietary anticarcinogens on rat hepatic and intestinal glutathione S-transferases.
In: Waldron, K. W., Johnson, I. T., Fenwick, G. R. (eds.), Food and cancer prevention: chemical and biological aspects.
Royal Society of Chemistry, Cambridge 1993, p. 139–40

Nixon, J. E., Hendricks, J. D., Pawlowski, N. E., Pereira, C. B., Sinnhuber, R. O., Bailey, G. S.: Inhibition of aflatoxin B1 carcinogenesis in

rainbow trout by flavone and indole compounds.
Carcinogenesis 5 (1984) 615–9

Nomura, A. M. Y., Enomoto, T., Shibata, K., Kanzaki, T., Tanak, H., Hata, S., Kimura, S., Kusafa, T., Sobue, K., Miyamato, S., Nikano, H., Gotoh, H.: Antiteratogenic effects of tumor inhibitors caffeine, antipain and retinoic acid in mice.
Cancer Res 43 (1983) 5156–62

Nomura, A. M. Y., Stemmermann, G. N., Heilbrun, L. K., Salkeld, R. M., Vuilleumier, J. P.: Serum vitamin levels and the risk of cancer of specific sites in men of Japanese ancestry in Hawaii.
Cancer Res 45 (1985) 2369–72

O'Brien, J.: Health claims and prospects for designer foods.
Trends Food Sci Technol 3 (1992) 127

O'Dea, K., Nestel, P. J., Antonoff, L.: Physical factors influencing postprandial glucose and insulin responses to starch.
Am J Clin Nutr 33 (1980) 760

O'Sullivan, M. G., Thornton, G., O'Sullivan, G. C., Collins, J. K.: Probiotic bacteria: myth or reality?
Trends Food Sci Technol 3 (1992) 309–14

Oakenfull, D., Potter, J. D.: Determination of the saponin content of foods.
In: Spiller, G. A. (ed.), Handbook of dietary fiber in human nutrition
CRC Press, Boca Raton 1986, p. 459–60

Ofek, I., Goldhar, J., Zafriri, D., Lis, H., Adar, R., Sharon, N.: Anti-Escherichia adhesin activity of cranberry and blueberry juices.
New Engl J Med 324 (1991) 1599

Ogawa, S., Hirayama, T., Fujioka, Y., Ozasa, S., Tokuda, M., Hirai, K., Fukui, S.: Mutagenicity modulating effect of quercetin on aromatic amines and acetamides.
Mutat Res 192 (1987) 37–46

Ohno, Y., Yoshida, O., Oishi, K., Okada, K., Yamabe, H., Schroeder, F. H.: Dietary beta-carotene and cancer of the prostate: a case-control study in Kyoto, Japan.
Cancer Res 48 (1988) 1331–6

Olea, F., Parras, P.: Determination of serum levels of dietary thiocyanate.
J Anal Toxicol 16 (1992) 258–60

Onyeneho, S. N., Hettiarachchy, N. S.: Antioxidant activity of durum wheat bran.
J Agric Food Chem 40 (1992) 1496–500

Oredipe, O. A., Barth, R. F., Dwivedi, C., Webb, T. E.: Dietary glucarate-mediated inhibition of initiation of diethylnitrosamine-induced hepatocarcinogenesis.
Toxicology 74 (1992) 209–22

Orzechowski, R.: A review of cardiovascular anatomy and physiology.
Am J Pharm Sci Support Public Health 144 (1972) 54–64

Paganini-Hill, A., Chao, A., Ross, R. K., Henderson, B. E.: Vitamin, A, β-Carotene, and the risk of cancer: a prospective study.
J Natl Cancer Inst 79 (1987) 443–8

Pariza, M. W., Boutwell, R. K.: Historical perspective: calories and energy expenditure in carcinogenesis.
Am J Clin Nutr 45 (Suppl 1) (1987) 151–6

Parke, D. V.: The importance of diet and nutrition in the detoxication of chemicals.
In: Parke, D. V., Ioannides, C., Walker, R. (eds.), Food, nutrition and chemical toxicity.
Smith-Gordon, London 1993, p. 1–15

Parker, R. A., Pearce, P. C., Clark, R. W., Gordon, D. A., Wright, J. J. K.: Tocotrienols regulate cholesterol production in mammalian cells by post-transcriptional of 3-hydroxy-3-methylglutaryl-Coenzyme A reductase.
J Biol Chem 268 (1993) 11230–8

Parker, R. S.: Carotenoids in human blood and tissues.
J Nutr 119 (1989) 101–4

Pelt, J. M.: Pflanzenmedizin: Heilkraft aus der Natur.
Econ, Düsseldorf 1983

Perchellet, J. P., Perchellet, E. M., Abney, N. L., Zirnstein, J. A., Belman, S.: Effects of garlic and onion oils on glutathione peroxidase activity, the ratio of reduced/oxidized glutathione and ornithine decarboxylase induction in isolated mouse epidermal cells treated with tumor promoters.
Cancer Biochem Biophys 8 (1986) 299–312

Perdigon, G., Alvarez, S., Nader de Macias, M. E., Margni, R. A., Oliver, G., Pesce de Ruiz Holgado, A. A.: Lactobacilli administered orally induce release of enzymes from peritoneal macrophages in mice.
Milchwissenschaft 41 (1986) 344–8

Perla, M., Miranda, R. D., Horwitz, D. L.: High fiber diets in the treatment of diabetes mellitus.
Ann Internal Med 82 (1978) 482–6

Phan, C. T.: Phenolics and polyketides in carrots.
In: Sharma, R. P., Salmkhe, D. K. (eds.), Mycotoxins and Phytoalexins.
CRC Press, Boca Raton 1991, p. 559–67

Phillips, R. L.: Role of life-style and dietary habits in risk of cancer among Seventh-Day Adventists
Cancer Res 35 (1975) 3513–22

Phillips, R. L., Garfinkel, L., Kuzma, J. W., Beeson, W. L., Lotz, T., Brin, B.: Mortality among California Seventh-Day Adventists for selected cancer sites.
J Natl Cancer Inst 65 (1980) 1097–107

Phipps, W. R., Martini, M. C., Lampe, J. W., Slavin, J. L., Kurzer, M. S.: Effect of flax seed ingestion on the menstrual cycle.
J Clin Endocrinol Metabol 77 (1993) 1215–9

Pierpoint, W. S.: Flavonoids in the human diet. In: Cooly, V., Middleton E. Jr., Harborne, J. B. (eds.), Plant flavonoids in biology and medicine: Biochemical, pharmacological, and structure activity relationships.
Liss, New York 1986, p. 125–40

Pitot, H. C.: The molecular biology of carcinogenesis.
Cancer (Suppl) 72 (1993) 962S–70S

Pool-Zobel B, L., Bertram, B., Knoll, M., Lambertz, K., Neudecker, C., Schillinger, U., Schmezer, P., Holzapfel, W. H.: Antigenotoxic properties of lactic acid bacteria in vivo in the gastrointestinal tract of rats.
Nutr Cancer 20 (1993) 271–81

Potter, J. D., Graves, K. L.: Diet and cancer: evidence and mechanisms – an adaptation argument.
In: Rowland, I. R. (ed.), Nutrition, toxicity, and cancer
CRC Press, Boca Raton 1991, p. 379–412

Poulter, N. R., Khaw, K. T., Mugambi, M., Peart, W. S.: Migration-induced changes in blood pressure: a controlled longitudinal study.
Clin Exp Pharmacol Physiol 12 (1985) 211–6

Prabhala, R., Garewal, H. S., Meyskens, F. L., Watson, R. R.: Immunomodulation in humans caused by beta-carotene and vitamin, A.
Nutr Research 10 (1990) 1473–86

Price, K. R., Fenwick, G. R.: Naturally occurring oestrogens in foods – a review.
Food Add Contam 2 (1985) 73–106

Prochaska, H. J.: Purification and crystallization of rat liver NAD(P)H: (quinone-acceptor) oxidoreduktase by cibacron blue affinity chromatography: identification of a new and potent inhibitor.
Arch Biochem Biophys 267 (1988) 529–38

Puleo, M. A.: Physiological effects of cabbage with reference to its potential as a dietary cancer-inhibitor and its use in ancient medicine.
J Ethnopharmacol 9 (1983) 261–72

Puls, W., Keup, U.: Influence of an α-amylase inhibitor (BAY d 7791) on blood glucose, serum insulin and NEFA in starch loading tests in rats, dogs and man.
Diabetologia 9 (1973) 97–101

Qureshi, A. A., Burger, W. C., Peterson, D. M., Elson, C.: Suppression of cholesterogenesis by plant constituents: review of wisconsin contributions to NC-167.
Lipids 20 (1985) 817–24

Qureshi, A. A., Qureshi, N., Hasler-Rapacz, J. O., Weber, F. E., Chaudhary, V., Crenshaw, T. D., Gapor, A., Ong, A. S. H., Chong, Y. H., Peterson, D., Rapacz, J.: Dietary tocotrienols reduce concentrations of plasma cholesterol, apolipoprotein B, thromboxane B_2, and platelet factor 4 in pigs with inherited hyperlipidemias.
Am J Clin Nutr 53 (1991b) 1042S–46S

Qureshi, A. A., Qureshi, N., Wright, J. J. K., Shen, Z., Kramer, G., Gapor, A., Chong, Y. H., DeWitt, G., Ong, A. S. M., Peterson, D. M., Bradlow, B. A.: Lowering of serum cholesterol in hypercholesterolemic humans by tocotrienols (palmvitee).
Am J Clin Nutr 53 (1991a) 1021S

Rackis, J. J., Wolf, W. J., Baker, E. C.: Protease inhibitors in plant foods: content and inactivation.
In: Friedman, M. (ed.), Nutritional and toxicological significance of enzyme inhibitors in food.
Plenum Press, New York 1986, p. 299–347

Raicht, R. F., Cohen, B. I., Fazzini, E. P., Sarwal, A. N., Takahashi, M.: Protective effect of plant sterols against chemically induced colon tumors in rats.
Cancer Res 40 (1980) 403–5

Rambaud, J. C., Bouhnik, Y., Marteau, P., Pochart, P.: Manipulation of the human gut microflora.
Proc Nutr Soc 52 (1993) 357–66

Rao, A. V., Kendall, C. W.: Dietary saponins and serum lipids.
Food Chem Toxic 24 (1986) 441

Rasic, J. L., Bogdanovic, G., Kerenji, A.: Gemüsesäfte. Antikanzerogene Eigenschaften von milchsauer vergorenem Rote-Bete-Saft.
Flüssiges Obst 1 (1984) 25–8

Rea, R., Thompson, L. U., Jenkins, D. J. A.: Lectin in foods and their relation to starch digestability.
Nutr Research 5 (1985) 919–29

Reddy, A. C. P., Lokesh, B. R.: Studies on spice principles as antioxidants in the inhibition of lipid peroxidation of rat liver microsomes.
Mol Cell Biochem 111 (1992) 117–24

Reddy, B., Engel, A., Katsifis, S., Simi, B., Bartram, H.-P., Perrino, P., Mahan, C.: Biochemical epidemiology of colon cancer: effect of types of dietary fiber on fecal mutagens, acid, and neutral sterols in healthy subjects.
Cancer Res 49 (1989) 4629–35

Reddy, B. S.: Dietary fat and its relationship to large bowel cancer.
Cancer Res 41 (1981) 3700–5

Reddy, B. S.: Diet and colon cancer: evidence from human and animal model studies. In: Reddy, B. S., Cohen, L. A. (eds.), Diet, nutrition and cancer: a critical evaluation. Vol. I.
CRC Press, Boca Raton 1986, p. 47–65

Reddy, B. S., Burill, C., Rigotty, J.: Effect of diets high in omega-3 and omega-6 fatty acids on initiation and postinitiation stages of colon carcinogenesis.
Cancer Res 51 (1991) 487–91

Reddy, B. S., Cohen, L. A., McCoy, G. D., Hill, P., Weisburger, J. H., Wynder, E. L.: Nutrition and its relationship to cancer.
Adv Cancer Res 32 (1980) 237–345

Reddy, B. S., Maeura, Y.: Tumor promotion by dietary fat in azoxymethane-induced colon carcinogenesis in female F344 rats: influence of amount and source of dietary fat.
J Natl Cancer Inst 72 (1984) 745–50

Reddy, G. V., Friend, B. A., Shahani, K. M., Farmer, R. E.: Antitumor activity of yogurt components.
J Food Protect 46 (1983) 8–11

Reddy, G. V., Shahani, K. M., Banerjee, M. R.: Inhibitory effect of yogurt on Ehrlich ascites tumor-cell proliferation.
J Natl Cancer Inst 50 (1973) 815–7

Reiser, S.: Metabolic effects of dietary pectins related to human health.
Food Technol 41 (1987) 91–99

Riegger, C.: Aktuelle Aspekte der Antioxidantien-Forschung: Beta-Carotin – Der Wirkstoff für eine Krebsprophylaxe der Zukunft.
evi dialog 10 (1989) 4–5

Riggan, W. B., van Bruggen, J., Acquavella, J.: U.S. cancer mortality rates and trends 1950–1979.
U.S. Govt. Print Off, Washington 1983

Ripsin, C. M., Keenan, J. M.: The effects of dietary oat products on blood cholesterol.
Trends Food Sci Technol 3 (1992) 137–41

Robak, J., Duniec, Z., Rzadkowska Bodalska, H., Olechnowicz Stepien, W., Cisowski, W.: The effect of some flavonoids on non-enzymatic lipid oxidation and enzymatic oxidation of arachidonic acid.
Pol J Pharmacol Pharm 38 (1986) 483–91

Robak, J., Gryglewski, R. J.: Flavonoids are scavengers of superoxide anions.
Biochem Pharmacol 37 (1988) 837–41

Robbins, R. C.: On bioflavonoids: new findings about a remarkable plant defense against disease and its dietary transfer to man.
Executive Health 16 (1980)

Robblee, N. M., McLellan, E. A., Bird, R. P.: Measurement of the proliferative status of colonic epithelium as a risk marker for colon carcinogenesis: effect of bile acid and dietary fiber.
Nutr Cancer 12 (1989) 301–10

Robblee, N. M., McLellan, E. A., Bird, R. P.: Antioxidants and cancer. Part VI. Selenium and age adjusted human cancer mortality.
Arch Environ Health 31 (1989) 231–5

Rosa, E. A. S., Heaney, R. K.: The effect of cooking and processing on the glucosinolate content: studies on four varieties of portuguese cabbage and hybrid white cabbage.
J Sci Food Agric 62 (1993) 259–65

Rose, D. P.: Dietary fiber, phytoestrogens, and breast cancer.
Nutrition 8 (1992) 47–51

Rose, D. P., Boyar, A. P., Wynder, E. L.: International comparisons of mortality rates for cancers of the breast, ovary, prostate and colon, and per capita food consumption.
Cancer 58 (1986) 2363–9

Ross, D., Moldeus, P., Sies, H., Smith, M. T.: Mechanism and relevance of glutathione mutagenicity.
Mutat Res 175 (1986) 127–31

Ross, R. K., Shimizu, H., Paganini-Hill, A., Honda, G., Henderson, B. E.: Case-control studies of prostate cancer in blacks and whites in southern California.
J Natl Cancer Inst 78 (1987) 869–74

Rossing, M. A., Vaughan, T. L., McKnight, B.: Diet and pharyngeal cancer.
Int J Cancer 44 (1989) 593–7

Roth, G., Leitzmann, C.: Fibre and the large gut.
In: Leeds, A. R. (ed.), Dietary fibre perspectives, reviews and bibliographies.
Libbey, London 1985, p. 3–22

Rousseau, E. J., Davison, A. J., Dunn, B.: Protection by β-Carotene and related compounds against oxygen-mediated cytotoxicity and genotoxicity: implications for carcinogenesis and anticarcinogenesis.
Free Radical Biol Med 13 (1992) 407–33

Rubner, M.: Unsere Nahrungsmittel und die Ernährungskunde.
Moritz, Stuttgart 1904

Rumney, C. J., Rowland, I. R., Coutts, T. M., Randerath, K., Reddy, R., Shah, A. B., Ellul, A., Neill, I. K. O.: Effects of risk-associated human dietary macrocomponents on processes related to carcinogenesis in human-flora-associated (HFA) rats.
Carcinogenesis 14 (1993) 79–84

Sainani, G. S., Desai, D. B., Natu, M. N., Katrodia, K. M., Valame, V. P., Sainani, P. G.: Onion, garlic, and experimental atherosclerosis.
Jpn Heart J 20 (1979) 351–7

Salimath, B. P., Sundaresh, C. S., Srinivas, L.: Dietary components inhibit lipid peroxidation in erythrocyte membrane.
Nutr Research 6 (1986) 1171–8

Salvioli, G., Mambvini, A., Lugli, R.: Effects of dietary fibers on cholesterol absorption and pancreatic enzyme (lipase).
Symp Giovanni Lorenzini Found 17 (1983) 275

Sanders, T. A. B., Roshanai, F.: Platelet phospholipid fatty acid composition and function in vegans compared with age- and sex-matched omnivore controls.
Eur J Clin Nutr 46 (1992) 823–31

Sangtvi, A., Diven, W. F., Selman, H., Warty, V., Rizk, M., Kritchevsky, D., Setchell, K.: Inhibition of rat liver cholesterol 7-alpha hydroxylase and acyl-CoA: cholesterol acyl transferase activities by enterodiol and enterolactone. In: Kritchevsky, D., Paolette, R., Holmes, W. L. (eds.), Drugs affecting lipid metabolism.
Plenum Press, New York 1984, p. 311–22

Santamaria, L., Bianchi, A., Andreoni, L., Santagati, G., Arnaboldi A.: 8-Methoxypsoralen photocarcinogenesis and its prevention by dietary carotenoids. Preliminary results.
Med Biol Environ 12 (1984) 533–7

Sati, O. P., Pant, G., Nohara, T., Sato, A.: Cytotoxic saponin form Asparagus and Agave.
Pharmazie 40 (1985) 586

Sayer, J. M., Yagi, H., Wood, A. W., Conney, A. H., Jerina, D. M.: Extremely facile reaction between the ultimate carcinogen benzo[a]pyrene-7, 8-diol-9, 10-epoxide and ellagic acid.
J Am Chem Soc 104 (1982) 5562–4

Scheppach, W.: Ernährung und Tumorerkrankungen – Ergebnisse klinisch-experimenteller Studien.
Akt Ernährungsmed 15 (1990) 139–43

Scheppach, W., Kasper, H.: Die Bedeutung von Ernährungsfaktoren für die Entstehung gastrointestinaler Tumoren.
Dtsch Med Wschr 113 (1988) 306–10

Schneeman, B. O., Gallaher, D. D.: Dietary Fiber. In: Brown, M. L. (ed.), Present knowledge in nutrition. 6th ed. Nutrition Foundation, Washington 1990, p. 80–7

Schneemann, B. O.: Dietary fiber: physical and chemical properties, methods of analysis, and physiological effects.
Food Technol 40 (1986) 104–10

Schneider, J., Bradlow, H. L., Strain, G., Levin, J., Anderson, K., Fishman, J.: Effects of obesity on estradiol metabolism: decreased formation of nonuterotropic metabolites.
J Clin Endocrinol Metab 56 (1983) 973–8

Schneider, J., Kinne, D., Fracchia, A., Pierce, V., Anderson, K. E., Bradlow, H. L., Fishman, J.: Abnormal oxidative metabolism of estradiol in women with breast cancer.
Proc Natl Acad Sci USA 79 (1982) 3047–51

Schneider, M. W.: Einfluß von Pflanzenfasern auf die lipolytische und proteolytische exokrine Pankreasfunktion.
Dtsch Med Wschr 109 (1984) 250–3

Schönhöfer-Rempt, R.: Gießener Vegetarierstudie: Ernährungsgewohnheiten, Gesundheitsverhalten sowie Einstellung und Wissen zu ernährungsbezogenen Themen.
Wissenschaftlicher Fachverlag, Gießen 1988

Schrezenmeir, J., Kasper, H.:
Ballaststoffe in der diätetischen Behandlung des Diabetes.
Münch Med Wschr 125 (1983) 403–6

Schultz, T. D., Howie, B. J.: In vitro binding of steroid hormones by natural and purified fibers.
Nutr Cancer 8 (1986) 141

Schwartz, J., Suda, D., Light, G.: Beta carotene is associated with the regression of hamster buccal pouch carcinoma and the induction of tumor necrosis factor in macrophages.
Biochem Biophys Res Comm 136 (1986) 1130–5

Seelert, K.: Präventive Bedeutung von β-Carotin bei Herz-Kreislauf-Erkrankungen und Krebs.
Erfahrungsheilkunde 41 (1992) 621–7

Seitz, H. K., Simanowski, U. A.: Alcohol and carcinogenesis.
Annu Rev Nutr 8 (1988) 99–119

Seitz, H. K., Simanowski, U. A., Garzon, F. T., Rideout, J. M., Peters, T. J., Koch, A., Berger, M. R., Einecke, H., Maiwald, M.: Possible role of acetaldehyde in ethanol-related rectal cocarcinogenesis in the rat.
Gastroenterol 98 (1990) 406–13

Selway, J. W. T.: Antiviral activity of flavones and flavans.
In: Cooly, V., Middleton E. Jr., Harborne, J. B. (eds.), Plant flavonoids in biology and medicine: Biochemical, pharmacological, and structure activity relationships.
Liss, New York 1986, p. 521–36

Senter, S. D., Horvat, R. J., Forbus, W. R.: Comparative GLC-MS analysis of phenolic acids of selected tree nuts.
J Food Sci 48 (1983) 798–9 a, 824

Setchell, K. D. R., Adlercreutz, H.: Mammalian lignans and phyto-oestrogens. Recent studies on their formation, metabolism and biological role in health and disease. In: Rowland, I. R. (ed.), Role of the gut flora in toxicity and cancer.
Academic Press, London 1988, p. 315–45

Sever, P. S., Gordon, D., Peart, W. S., Beighton, P.: Blood pressure and its correlates in urben and tribal Africa.
Lancet 2 (1980) 60–64

Shahani, K. M., Ayebo, A. D.: Role of dietary lactobacilli in gastrointestinal microecology.
Am J Clin Nutr 33 (1980) 2448–57

Shahidi, F., Wanasundara, P. K.: Phenolic antioxidants.
Crit Rev Food Sci Nutr 32 (1992) 67–103

Shamberger, R. J.: Genetic toxicology of ascorbic acid.
Mutat Res 133 (1984) 135–59

Shamsuddin, A. M., Elsayed, A. M., Ullah, A.: Suppression of large intestinal cancer in F-344 rats by inositol hexaphosphate.
Carcinogenesis 9 (1988) 577–80

Shamsuddin, A. M., Ullah, A.: Inositol hexaphosphate inhibits large intestinal cancer in F-344 rats 5 months following induction by azoxymethane.
Carcinogenesis 10 (1989) 625–6

Shamsuddin, A. M., Ullah, A., Charkavarthy, A. K.: Inositol and inositol hexaphosphate suppress cell proliferation and tumor formation in CD-1 mice.
Carcinogenesis 10 (1989) 1461–3

Shaw, P. E.: Review of quantitative analyses of citrus essential oils.
J Agric Food Chem 27 (1979) 246–57

Shekelle, R. B.: The effect of dietary cholesterol and fat on the risk of lung cancer in Hawaii.
Am J Epidemiol 131 (1990) 575–7

Sichert-Hellert, W.: Einfluß der Verarbeitung von Getreidevollkornprodukten auf Blutglucose- und Insulin-Reaktion beim Menschen.
Wissenschaftl Fachverlag, Gießen 1992

Sichert-Oevermann, W., Koerber, Kv., Bretthauer, B., Leitzmann, C., Laube, H.: Blutglukose- und Insulinverlauf bei Gesunden und Diabetikern nach Gabe roher Vollkornzubereitungen, insbesondere Frischkornmüsli.
Dtsch Med Wschr 112 (1987) 1977–83

Sidhu, G. S., Oakenfull, D. G.: A mechanism of the hypocholesterolemic activity of saponins.
Brit J Nutr 55 (1986) 643

Sienko, M. J., Plane, R. A.: Chemical principles and properties. 2nd ed.
McGraw-Hill, Tokyo 1974, p. 710–4

Sies, H., Stahl, W., Sundquist, A. R.: Antioxidant functions of vitamins – vitamin E and, C., beta-carotene, and other carotenoids.
Ann NY Acad Sci 669 (1992) 7–21

Siess, M.-H., Le Bon A, M., Suschetet, M.: Dietary modification of drug-metabolizing enzyme activities: dose-response effect of flavonoids.
J Toxicol Environ Health 35 (1992) 141–52

Simone C de, Baldinelli, L., Di Fabio, S., Tzantzoglou, S., Jirillo, E., Salvadori, B. B., Vesely, R.: Lactobacilli feeding increases NK cells and gamma -IFN levels in humans. In: Moyal, M. (ed.), Dietetics in the 90s. Role of the dietition/nutritionist.
Libbey London 1988, p. 177–80

Simone C de, Salvadori, B. B., Negri, R., Ferrazzi, M., Baldinelli, L., Vesely, R.: The adjuvant effect of yogurt on production of gamma-interferon by Con A-stimulated human peripheral blood lymphocytes.
Nutr Rep Int 33 (1986) 419–33

Singh, R. B., Rastogi, S. S., Niaz, M. A., Ghosh, S., Singh, R., Gupta, S.: Effect of fat-modified and fruit and vegetable-enriched diets on blood-lipids in the indian diet heart study.
Am J Cardiology 70 (1992) 869–74

Sipes, I. G., Gandolfi, A. J.: Biotransformation of toxicants.
In: Amdur, M. O., Doull, J., Klaassen, C. D. (eds.), Toxicology – the basic science of poisons
Mc Graw-Hill, New York 1993, p. 88–126

Slominski, B. A., Campbell, L. D.: Formation of indole glucosinolate breakdown products in autolyzed, steamed, and cooked brassica vegetables
J Agric Food Chem 37 (1989) 1297–302

Smart, R. C., Huang, M.-T., Chang, R. L., Sayer, J. M., Jerina, D. M., Conney, A. H.: Disposition of the naturally occurring antimutagenic plant phenol, ellagic acid, and its synthetic derivatives, 3-O-decylellagic acid and 3,3'-di-O-methylellagic acid in mice.
Carcinogenesis 7 (1986) 1663–7

Smith, A. H., Waller, K. D.: Serum beta-carotene in persons with cancer and their immediate families.
Am J Epidemiol 133 (1991) 661–71

Sobota, A. E.: Inhibition of bacterial adherence by cranberry juice: potential use for the treatment of urinary tract infections.
J Urol 131 (1984) 1013–6

Solis Pereya, Lemonnier D Induction of human cytokines by bacteria used in dairy foods.
Nutr Research 13 (1993) 1127–40

Solzin, U. J.: The analysis of essential oils and extracts (oleoresins) from seasonings – a critical review.
Crit Rev Food Sci Nutr 9 (1977) 345–73

Soma, E., Kobayashi, K., Karakawa, T., Kato, S., Ucida, K.: Polysaccharide RBS substance, process for the production thereof and antitumor agent containing, it.
European Patent (1981) 25123

Sones, K., Heaney, R. K., Fenwick, G. R.: An estimate of the mean daily intake of glucosinolates from cruciferous vegetables in the, UK.
J Sci Food Agric 35 (1984) 712–20

Sorenson, A. W., Slattery, M. L., Ford, M. H.: Calcium and colon cancer: a review.
Nutr Cancer 11 (1988) 135–45

Souci, S. W.: Der kleine „Souci-Fachmann-Kraut"
Lebensmitteltabelle für die Praxis. hrsg. von: Deutsche Forschungsanstalt für Lebensmittelchemie, 2. Aufl.
Wiss. Verlagsgesellschaft, Stuttgart 1991

Souci, S. W., Fachmann, W., Kraut, H.: Die Zusammensetzung der Lebensmittel
– Nährwert-Tabellen 1989/90. 4. Aufl.
Wiss. Verlagsgesellschaft, Stuttgart 1989

Sparnins, V. L., Barany, G., Wattenberg, L. W.: Effects of organosulfur compounds from garlic and onions on benzo[a]pyrene-induced neoplasia and glutathione S-transferase activity in the mouse.
Carcinogenesis 9 (1988) 131–4

Sparnins, V. L., Mott, A. W., Barany, G., Wattenberg, L. W.: Effects of allyl methyl trisulfide on glutathione S-transferase activity and BP-induced neoplasia in the mouse.
Nutr Cancer 8 (1986) 211–5

Sparnins, V. L., Venegas, P. L., Wattenberg, L. W.: Glutathione S-transferase activity: enhancement by compounds inhibiting chemical carcinogenesis and by dietary constituents.
J Natl Cancer Inst 68 (1982) 493–6

Spiller, G. A.: Beyond dietary fiber.
Am J Clin Nutr 54 (1991) 615–7

Spinks, E. A., Fenwick, G. R.: The determination of glycyrrhizin in selected UK liquorice products.
Food Add Contam 7 (1990) 769–78

Sporn, M. B.: Retinoids and suppression of carcinogenesis.
Hosp Pract 18 (1983) 83–96

Srivastava, K. C.: Effects of aqueous extracts of onion, garlic and ginger on platelet aggregation and metabolism of arachidonic acid in the blood vascular system. In vitro study.
Prostagl. Leukotr. Med. 13 (1984) 227–35

St Clair, W. H., Billings, P. C., Carew, J. A., Keller-McGandy, C., Newberne, P., Kennedy, A. R.: Suppression of dimethylhydrazine-induced carcinogenesis in mice by dietary addition of the Bowman-Birk protease inhibitor.
Cancer Res 50 (1990) 580–6

St Clair, W. H., St Clair, D. K.: Effect of the Bowman-Birk protease inhibitor on the expression of oncogenes in the irradiated rat colon.
Cancer Res 51 (1991) 4539–43

Stähelin, H. B., Gey, K. F., Eichholzer, M., Lüdin, E.: β-Carotene and cancer prevention: the Basel study.
Am J Clin Nutr 53 (1991) 265S-9S

Stahl, A. B.: Hominid dietary selection before fire.
Curr Anthropol 25 (1984) 151–68

Statistisches Bundesamt (Hrsg.) Datenreport 1992 – Zahlen und Fakten über die Bundesrepublik Deutschland.
Schriftenreihe, Arbeitshilfen für politische Bildung, Band 309.
Bundeszentrale für politische Bildung, Bonn 1992

Statistisches Bundesamt (Hrsg.) Statistisches Jahrbuch 1993 für die BRD.
Statistisches Bundesamt, Wiesbaden 1993

Stavric, B., Matula, T. I.: Flavonoids in foods: their significance for nutrition and health.
In: Ong, A. S. H., Packer, L. (eds.), Lipid-Soluble Antioxidants: Biochemistry and Clinical Applications.
Birkhäuser, Basel 1992, p. 274–94

Steinberg, D.: Antioxidants in the prevention of human atherosclerosis. Summary Workshop: September 5–6, 1991, Bethesda, MA.
Circulation 85 (1992) 2337–44

Steinberg, D., Parthasarathy, S., Carew, T. E.: In vivo inhibition of foam cell development by probucol in Watanabe rabbits.
Am J Cardiol 62 (1988) 6-12

Steinmetz, K. A., Potter, J. D.: Vegetables, fruit and cancer. I. Epidemiology.
Cancer Causes Control 2 (1991a) 325–57

Steinmetz, K. A., Potter, J. D.: Vegetables, fruit and cancer. II. Mechanisms.
Cancer Causes Control 2 (1991b) 427–42

Stich, H. F., Ohshima, H., Pignatelli, B., Michelon, J., Bartsch, H.: Inhibitory effect of betel nut extracts on endogenous nitrosation in humans.
J Natl Cancer Inst 70 (1983) 1047–50

Stich, H. F., Rosin, M. P.: Naturally occurring phenolics as antimutagenic and anticarcinogenic agents.
Adv Exp Med Biol 177 (1984) 1–29

Stocker, R., Bowry, V. W., Frei, B.: Ubiquinol-10 protects human low density lipoprotein more efficiently against lipid peroxidation than does α-tocopherol.
Proc Natl Acad Sci USA 88 (1991) 1646–50

Stoewsand, G. S., Anderson, J. L., Munson, L.: Protective effect of dietary brussels sprouts against mammary carcinogenesis in Sprague-Dawley rats.
Cancer Lett 39 (1988) 199–207

Stoewsand, G. S., Babish, J. B., Wimberly, H. C.: Inhibition of hepatic toxicities from polybrominated biphenyls and aflatoxin B in rats fed cauliflower.
J Environ Pathol Toxicol 2 (1978) 399–406

Stoll, A., Seibeck, E.: Chemical investigations on allium, the specific principle of garlic.
Adv Enzymol 11 (1951) 377

Story, J. A., LePage, S. L., Petro, M. S., West, L. G., Cassidy, M. M., Lightfoot, F. G., Vahouny, G. V.: Interactions of alfalfa plant and sprout saponins with cholesterol in vitro and in cholesterol-fed rats.
Am J Clin Nutr 39 (1984) 917–29

Stryker, W. S., Kaplan, L. A., Stein, E. A., Stampfer, M. J., Sober, A., Willett, W. C.: The relation of diet, cigarette smoking, and alcohol

consumption to plasma beta-carotene and alpha-tocopherol levels.
Am J Epidemiol 127 (1988) 283–96

Sugayama, J., Kamasuka, T., Takada, S., Takano, T., Saito, G., Sakai, S.: On anticancer effect of extracts prepared from gramineae.
J Antibiotics 19 B (1966) 143–7

Sugimura, T., Sato, S.: Mutagens-carcinogens in foods.
Cancer Res 43 (1983) 2451S

Sumiyoshi, H., Wargovich, M. J.: Chemoprevention of 1,2-dimethylhydrazine-induced colon cancer in mice by naturally occurring organosulfur compounds.
Cancer Res 50 (1990) 5084–7

Tam, S. C., Yip, K. P., Fung, K. P., Chang, S. T.: Hypotensive and renal effects of an extract of the edible mushroom Pleurotus sajor-caju.
Life Sci 38 (1986) 1155–61

Tan, D. T., Khor, H. T., Low, W. H., Ali, A., Gapor, A.: Effect of a palm-oil-vitamin E concentrate on the serum and lipoprotein lipids in humans.
Am J Clin Nutr 53 (4 Suppl) (1991) 1027S–30S

Tang, B. Y., Adams, N. R.: Effect of equol on estrogen receptors and on synthesis of DNA and protein in the immature rat uterus.
J Endocrinol 85 (1980) 291–6

Täufel, A., Böhm, H.: Protein-Inhibitoren hydrolytischer Enzyme in Nahrungspflanzen. Teil II: Pflanzen- und ernährungsphysiologische Bedeutung.
Ernähr Umschau 40 (1993) 376–9

Teel, R. W., Babcock, M. S., Dixit, R., Stoner, G. D.: Ellagic acid toxicity and interaction with benzo[a]pyrene and benzo[a]pyrene 7,8-dihydrodiol in human bronchial epithelial cells.
Cell Biol Toxicol 2 (1986) 53–62

Temple, N. J., Basu, T. K.: Does beta-carotene prevent cancer? A critical appraisal.
Nutr Research 8 (1988) 685–701

Temple, N. J., Burkitt, D. P.: The war on cancer – failure of therapy and research: discussion paper [see comments].
The Royal Society of Medicine 84 (1991) 95–8

Teuscher, E.: Sekundärstoffe – Favoriten bei der Suche nach neuen Arzneistoffen?
Dtsch Apoth Zeit 130 (1990) 1627–33

The Alpha-Tocopherol, Beta-Carotene Cancer Prevention Study Group:
The effect of vitamin E and beta-carotene on the incidence of lung cancer and other cancers in male smokers.
New Engl J Med 330 (1994) 1029–35

Thompson, L. U.: Antinutrients and blood glucose.
Food Technol 42 (1988) 123–32

Thompson, L. U.: Potential health benefits and problems associated with antinutrients in foods.
Food Res Internat 26 (1993) 131–49

Thompson, L. U., Button, C. L., Jenkins, D. J. A.: Phytic acid and calcium affect the in vitro rate of navy bean starch digestion and blood glucose response in humans.
Am J Clin Nutr 46 (1987) 467–73

Thompson, L. U., Price, G., Mang, G.: Effect of phytic acid and tannins on the rate of protein and starch digestion.
Cereal Food World 31 (1986) 596–601

Thompson, L. U., Robb, P., Serraino, M., Cheung, F.: Mammalian lignan production from various foods.
Nutr Cancer 16 (1991) 43–52

Thompson, L. U., Zhang, L.: Phytic acid and minerals: effect on early markers of risk for mammary and colon carcinogenesis.
Carcinogenesis 12 (1991) 2041–5

Thorling, E. B.: Dietary non-nutritive cancer protective factors.
Europ J Cancer Prevent 2 (1993) 95–103

Thorne, M. J., Thompson, L. U., Jenkins, D. J. A.: Factors affecting starch digestibility and the glycemic response with special reference to legumes.
Am J Clin Nutr 38 (1983) 481–8

Tiwari, R. K., Guo, L., Bradlow, H. L., Telang, N. T., Osborne, M. P.: Selective responsiveness of human breast cancer cells to indole-3-carbinole, a chemopreventive agent.
J Natl Cancer Inst 86 (1994) 126–31

Toma, R. B., Curtis, D. J.: Dietary fiber: its role for diabetics.
Food Technol 40 (1986) 118–23

Trapp, C. L., Chang, C. C., Halpern, G. M., Keen, C. L., Gershwin, M. E.: The influence of chronic yogurt consumption on population of young and elderly adults.
Int J Immunotherapy 9 (1993) 53–64

Traube, M., Bock, J. L., Boyer, J. L.: D-lactic acidosis after jejunoileal bypass: identification of organic anions by nuclear magnetic resonance spectroscopy.
Ann Internal Med 98 (1983) 171–3

Trichopoulos, D., Ouranos, G., Day, N. E., Tzonou, A., Manousos, O., Papadimitriou, C., Trichopoulos, A.: Diet and cancer of the stomach: a case-control study in Greece.
Int J Cancer 36 (1985) 291–7

Tricker, A. R., Pfundstein, B., Theobald, E., Preussmann, R., Spiegelhalder, B.: Mean daily intake of volatile N-nitrosamines from foods and beverages in West Germany in 1989–1990.
Food Chem Toxic 29 (1991) 729–32

Trock, B., Lanza, E., Greenwald, P.: Dietary fiber, vegetables, and colon cancer: critical review and meta-analyses of the epidemiologic evidence.
J Natl Cancer Inst 82 (1990) 650–61

Troll, W., Wiesner, R., Frenkel, K.: Anticarcinogenic action of protease inhibitors.
Adv Cancer Res 49 (1987) 265–83

Tschesche, R., Wulff, G.: Chemie und Biologie der Saponine.
In: Herz, W., Griesenbach, H., Kirby, G. W. (Hrsg.), Fortschritte der Chemie organischer Naturstoffe.
Springer, Wien 1975, S. 564–76

Tschesche, R., Wulff, G.: Über die antimikrobielle Wirksamkeit von Saponinen.
Z Naturforschg 20b (1965) 543–6

Tuyns, A. J., Esteve, J., Raymond, L., Berrino, F., Benhamou, E., Blanchet, F., Boffetta, P., Crosignani, P., del Moral, A., Lehmann, W.: Cancer of the larynx/hypopharynx, tobacco and alcohol: IARC international case-control study in Turin and Varese (Italy), Zaragoza and Navarra (Spain), Geneva (Switzerland) and Calvados (France).
Int J Cancer 41 (1988) 483–91

Ullah, A., Shamsuddin, A. M.: Dose-dependent inhibition of large intestinal cancer by inositol hexaphosphate in F-344 rats.
Carcinogenesis 11 (1990) 2219–22

Van Duuren, B. L., Melchionne, S., Seidman, I.: Phorbol myristate acetate and catechol as skin cocarcinogens in SENCAR mice.
Environ Health Perspect 68 (1986) 33–8

van't Veer, P., Dekker, J. M., Lamers, J. W. J., Kok, F. J., Schouten, E. G., Brants, H. A. M., Sturmans, F., Hermns, R. J. J.: Consumption of fermented milk products and breast cancer: a case-control study in the Netherlands.
Cancer Res 49 (1989) 4020–3

Vang, O., Jensen, M. B., Antrup, H.: Induction of cytochrome P450IA1 in rat colon and liver by indole-3-carbinol and 5,6-benzoflavone.
Carcinogenesis 11 (1990) 1259–63

Vargas, P. A., Alberts, D. S.: Primary prevention of colorectal cancer through dietary modification.
Cancer 70 (1992) 1229S-35S

Virtanen, A. I.: Antimikrobiell wirksame Substanzen in Kulturpflanzen.
Angew Chemie 70 (1958) 544–52

Virtanen, A. I.: Organische Schwefelverbindungen in Gemüse- und Futterpflanzen.
Angew Chemie 74 (1962) 374–82

Visudhiphan, S., Poolsuppasit, S., Piboonnukarintr, O., Tumliang, S.: The relationship between high fibrinolytic activity and daily capsicum ingestion in Thais.
Am J Clin Nutr 35 (1982) 1452–8

Vrese M, de.: Zur ernährungsphysiologischen Beurteilung von D(-)-Laktat.
AID-Verbraucherdienst 29 (1984) 130–2

Wagner, H., Breu, W.: Antiinflammatorische Wirkung von Knoblauchextrakten.
Dtsch Apoth Zeit 129 (Suppl 15) (1989) 21–3

Wagner, H., Proksch, A.: Immunostimulants of fungi and higher plants.
In: Farnsworth, N., Wagner, H., Hikino, H. (eds.), Progress in economic and medical plant research. Vol. 1.
Academic Press, London 1985, p. 113–93

Wahrendorf, J., Boeing, H., Heinemann, L., Kulesza, W., Rywik, S. L., Schroll, M., Sznajd, J., Thiel, C.: Results from a comparative dietary assessment in Europe:
II. Feasibility of pooling individual based dietary data between countries.
Eur J Clin Nutr 43 (1989) 379–90

Waldron, K. W., Selvendran, R. R.: Bioactive cell wall and related components from herbal products and edible plant organs as protective factors. In: Waldron, K. W., Johnson, I. T., Fenwick, G. R. (eds.), Food and cancer prevention: chemical and biological aspects
The Royal Society of Chemistry, Cambridge 1993, p. 307–26

Wang, L., Newman, R. K., Newman, C. W., Jackson, L. L., Hofer, P. J.: Tocotrienol and fatty acid composition of barley oil and their effects on lipid metabolism.
Plant Foods Hum Nutr 43 (1993) 9–17

Wargovich, M. J.: Diallyl sulfide, a flavor component of garlic (Allium sativum), inhibits dimethylhydrazine-induced colon cancer.
Carcinogenesis 8 (1987) 487–9

Wargovich, M. J.: New dietary anticarcinogens and prevention of gastrointestinal cancer.
Dis Colon Rectum 31 (1988) 2–75

Waters, A. P., Knowler, J. T.: Effect of a lignan (HPMF) on RNA synthesis in the rat uterus.
J Reprod Fertil 66 (1982) 379–81

Watson, R. R., Prabhala, R., Plezia, P. M., Alberts, D.: Effects of beta-carotene on lymphocyte subpopulations in elderly humans. Evidence for a dose response relationship.
Am J Clin Nutr 53 (1991) 90–4

Wattenberg, L. W.: Inhibition of carcinogenic and toxic effects of polycyclic hydrocarbons by phenolic antioxidants and ethoxyquin.
J Natl Cancer Inst 48 (1972) 1425–30

Wattenberg, L. W.: Inhibition of carcinogenic effects of polycyclic hydrocarbons by benzyl isothiocyanate and related compounds.
J Natl Cancer Inst 58 (1977) 395–8

Wattenberg, L. W.: Inhibition of chemical carcinogenesis.
J Natl Cancer Inst 60 (1978) 11–8

Wattenberg, L. W.: Inhibitors of chemical carcinogenesis.
J Environ Pathol Toxicol 3 (1980) 35–52

Wattenberg, L. W.: Inhibition of carcinogen-induced neoplasia by sodium cyanate, tert-butylisocyanate and benzyl isothiocyanate administered subsequent to carcinogen exposure.
Cancer Res 41 (1981) 2991–4

Wattenberg, L. W.: Inhibition of neoplasia by minor dietary constituents.
Cancer Res 43 (1983) 2448S-53S

Wattenberg, L. W.: Chemoprevention of cancer.
Cancer Res 45 (1985) 1–8

Wattenberg, L. W.: Inhibition of carcinogenesis by minor nutrient constituents of the diet.
Proc Nutr Soc 49 (1990) 173–83

Wattenberg, L. W.: Inhibition of azoxymethane-induced neoplasia of the large bowel by 3-hydroxy-3,7,11-trimethyl-1,6,10-dodecatriene.
Carcinogenesis 12 (1991) 151–2

Wattenberg, L. W.: Inhibition of carcinogenesis by nonnutrient constituents of the diet.
In: Waldron, K. W., Johnson, I. T., Fenwick, G. R. (eds.) Food and cancer prevention: chemical and biological aspects.
Royal Society of Chemistry, Cambridge 1993, p. 12–23

Wattenberg, L. W., Bueding, E.: Inhibitory effects of 5-(2-pyrazinly)-4-methyl-1,2-dithiol-3-thione (Oltipraz) on carcinogenesis induced by benzo(a)pyrene, diethylnitrosamine and uracil mustard.
Carcinogenesis 7 (1986) 1379–81

Wattenberg, L. W., Coccia, J. B., Lam, L. K. T.: Inhibitory effects of phenolic compounds on benzo(a)pyrene-induced neoplasia.
Cancer Res 40 (1980) 2820–3

Wattenberg, L. W., Hanley, A. B., Barany, G., Sparnins, V. L., Lam, L. K. T., Fenwick, G. R.: Inhibition of carcinogenesis by some minor dietary constituents. In: Hayashi, Y. (ed.), Diet, nutrition, and cancer
Japan Sci Soc Press, Tokyo 1986, p. 193–203

Wattenberg, L. W., Loub, W. D., Lam, L. K., Speier, J. L.: Dietary constituents altering the responses to chemical carcinogens.
Fed Proc 35 (1976) 1327–31

Wattenberg, L. W., Schafer, H., Waters, L., Davis, D. W.: Inhibition of mammary tumor formation by broccoli and cabbage.
Proc Amer Ass Cancer Res 30 (1989a) 181

Wattenberg, L. W., Sparnins, V. L., Barany, G.: Inhibition of N-nitrosodiethylamine carcinogenesis in mice by naturally occurring organosulfur compounds and monoterpenes.
Cancer Res 49 (1989b) 2689–92

Watzl, B., Böhm, U., Feyll, K., Rühl, H., Leitzmann, C.: Impact of wheat on the non-specific immune response of man. I. Wheat bran extract.
Nutr Research 10 (1990a) 129–36

Watzl, B., Feyll, K., Rühl, H., Leitzmann, C.: Impact of wheat on the non-specific immune response of man. II. Whole wheat.
Nutr Research 10 (1990b) 137–43

Watzl, B., Hänsch, G. M., Pool-Zobel, B. L.: Ernährung und Immunsystem.
Ernähr Umsch 41 (1994) 368–77

Weed, H., McGandy, R. B., Kennedy, A. R.: Protection against dimethylhydrazine induced adenomatous tumors of the mouse colon by the dietary addition of an extract of soybeans containing the Bowman-Birk protease inhibitor
Carcinogenesis 6 (1985) 1239–41

Wei, H., Wei, L., Frenkel, K., Bowen, R., Barnes, S.: Inhibition of tumor promoter-induced hydrogen peroxide formation in vitro and in vivo by genistein.
Nutr Cancer 20 (1993) 1–12

Weihrauch, J. L., Gardner, J. M.: Sterol content of foods of plant origin.
J Am Diet Assoc 73 (1978) 39–47

Weisburger, J. H.: Carcinogens in our food and cancer prevention.
Adv Exp Med Biol 289 (1991) 137–51

Weisburger, J. H., Reddy, B. S., Barnes, W. S., Wynder, E. L.: Bile acids, but not neutral sterols, are tumor promoters in the colon in man and in rodents.
Environ Health Perspect 50 (1983) 101–7

Weiß, R. F.: Neues vom Knoblauch.
Ärztezeitschr f Naturheilverf 27 (1986) 206–10

Welsch, C. W.: Interrelationship between dietary fat and endocrine processes in mammary gland tumorigenesis.
In: Rogers, A., Birt, D., Mettlin, E., Ip, C. (eds.), Dietary fat and cancer.
Liss, New York 1986, p. 623–54

Welsch, C. W., Zile, M. H., McCullum, M. F.: Micronutrients, nonnutritive dietary factors, and cancer. In: Reddy, B. S., Cohen, L. A. (eds.), Diet, Nutrition and Cancer. A critical evaluation. Vol. II.
CRC Press, Boca Raton 1986, p. 1–21

Whistler, R. L., Bushway, A. A., Singh, P. M., Nakahara, W., Tokuzen, R.: Noncytotoxic, antitumor polysaccharides.
Adv Carbohydr Chem Biochem 32 (1976) 235–75

Whittaker, R. M., Feeny, P. P.: Allelochemics: Chemical interactions between species.
Science 171 (1971) 757–70

Whittemore, A. S., Henderson, B. E.: Dietary fat and breast cancer: where are we?
J Natl Cancer Inst 85 (1993) 762–3

Whitten, C. G., Schultz, T. D.: Binding of steroid hormones in vitro by water-insoluble dietary fiber.
FASEB J 1 (1988) A862

WHO (World Health Organization) Toxicological evaluation of some food additives including anticaking agents, antimicrobials, antioxidants, emulsifiers and thickening agents.
WHO Food Additives Series 5, Geneva 1974

Willett, W. C., Stampfer, M. J., Colditz, G. A., Rosner, B. A., Hennekens, C. H., Speizer, F. E.: Moderate alcohol consumption and the risk of breast cancer.
New Engl J Med 316 (1987) 1174–80

Willett, W. C., Stampfer, M. J., Colditz, G. A., Rosner, B. A., Speizer, F. E.: Relation of meat, fat, and fiber intake to the risk of colon cancer in a prospective study among women.
New Engl J Med 323 (1990) 1664–72

Williams, G. M.: Food: its role in the etiology of cancer.
In: Waldron, K. W., Johnson, I. T., Fenwick, G. R. (eds.): Food and cancer prevention: Chemical and biological aspects.
The Royal Society of Chemistry, Cambridge 1993, p. 3–11

Williams, R. T.: Toxicologic implications of biotransformation by intestinal microflora.
Toxicol Appl Pharmacol 23 (1972) 769–81

Wiltrout, R. H., Hornung, R. L.: Natural products as antitumor agents: direct versus indirect mechanisms of activity of flavonoids.
J Natl Cancer Inst 80 (1988) 220–2

Winter, A. G.: Infektion und Ernährung im Lichte der Antibiotikaforschung.
Hippokrates 28 (1957) 695–703

Winter, A. G.: Zur Bedeutung pharmakologischer Gesichtspunkte in der menschlichen Ernährung.
Ernähr Umsch 6 (1959) 135–8

Witschi, H., Kennedy, A. R.: Modulation of lung tumor development in mice with the soybean-derived Bowman-Birk protease inhibitor.
Carcinogenesis 10 (1989) 2275–7

Witz, G., Goldstein, B. D., Amoruso, M., Stone, D. S., Troll, W.: Retinoid inhibition of superoxide anion radical production by human polymorphonuclear leukocytes stimulated with tumor promoters.
Biochem Biophys Res Commun 97 (1980) 883–8

Wolever, T. M., Jenkins, D. J., Leeds, A. R., Gassull, M. A., Dilawari, J. B., Goff, D. V., Metz, G. L., Alberti, G. M.: Dietary fibre and glucose tolerance importance of viscosity.
Proc Nutr Soc 37 (1978) 47A

Wolf, G.: Retinoids and carotenoids as inhibitors of carcinogenesis and inducers of cell-cell communication.
Nutr Rev 50 (1992) 270–4

Wood, A. W., Huang, M.-T., Chang, R. L., Newmark, H. L., Lehr, R. E., Yagi, H., Sayer, J. M., Jerina, D. M., Conney, A. H.: Inhibition of mutagenicity of bay-region diol epoxides of polycyclic aromatic hydrocarbons by naturally occurring plant phenols: exceptional activity of ellagic acid.
Proc Natl Acad Sci USA 79 (1982) 5513–7

Wortelboer, H. M., De Kruif, C. A., van Iersel, A. A., Falke, H. E., Noordhoek, J., Blauboer, B. J.: Acid reaction products of indole-3-carbinol and their effects on cytochrome P450 and phase II enzymes in rat and monkey hepatocytes.
Biochem Pharmacol 43 (1992) 1439–47

Wozniewski, T., Kraus, J., Rosskopf, F., Böddeker, P., Franz, G.: Pflanzliche Immunstimulation – Utopie oder Wirklichkeit?
natura-med 7 (1992) 105–14

Würgler, F. E., Fahrig, R., Madle, S.: Nicht-genotoxische Kanzerogene.
1994 (in Druck)

Wynder, E. L., Fujita, Y., Harris, R. E., Hirayama, T., Hiyama, T.: Comparative epidemiology of cancer between the United States and Japan.
Cancer 67 (1991) 746–763

Yamasaki, H.: Gap junctional intercellular communication and carcinogenesis.
Carcinogenesis 11 (1990) 1051–8

Yavelow, J., Caggana, M., Beck, K. A.: Proteases occurring in the cell membrane: a possible cell receptor for the Bowman-Birk type of protease inhibitors.
Cancer Res 47 (1987) 1598–601

Yavelow, J., Collins, M., Birk, Y., Troll, W., Kennedy, A. R.: Nanomolar concentrations of Bowman-Birk soybean protease inhibitor suppress x-ray-induced transformation in vitro.
Proc Natl Acad Sci USA 82 (1985) 5395–9

Yavelow, J., Finlay, T. H., Kennedy, A. R., Troll, W.: Bowman-Birk soybean protease inhibitor as an anticarcinogen.
Cancer Res (Suppl) 43 (1983) 2454S–59S

Yindi, Z.: Effects of astragulus saponin-1 on cAMP and cGMP levels in plasma and DNA synthesis in regenerating liver.
Yao Hsueh Hsueh Pao 19 (1984) 619

You, W.-C., Blot, W. J., Chang, Y.-S., Ershow, A., Yang, Z. T., An, Q., Henderson, B. E., Fraumeni, J. F., Wang, T.-G.: Allium vegetables and reduced risk of stomach cancer.
J Natl Cancer Inst 81 (1989) 162–4

Yukuchi, H., Goto, T., Okonogi, S.: The nutritional and physiological value of fermented milks and lactic milk drinks. In: Nakazawa,

Y., Hosono, A. (eds.), Functions of fermented milks: challenges for the health sciences.
Elsevier, London 1992, p. 217–45

Zhang, L.-X., Cooney, R. V., Bertram, J. S.: Carotenoids enhance gap junctional communication and inhibit lipid peroxidation in C3H/10T1/2 cells: relationship to their cancer chemopreventive action.
Carcinogenesis 12 (1991) 2109–14

Zhang, Y., Kensler, T. W., Cho, C. G., Posner, G. H., Talalay, P.: Anticarcinogenic activities of sulforaphane and structurally related synthetic norbornyl isothiocyanates.
Proc Natl Acad Sci USA 91 (1994) 3147–50

Zhang, Y., Talalay, P., Cho, C.-G., Posner, G. H.: A major inducer of anticarcinogenic protective enzymes from broccoli: isolation and elucidation of structure.
Proc Natl Acad Sci USA 89 (1992) 2399–403

Zheng, G. Q., Kenney, P. M., Zhang, J., Lam, L. K. T.: Chemoprevention of benzo[a]pyrene-induced forestomach cancer in mice by natural phthalides from celery seed oil.
Nutr Cancer 19 (1993) 77–86

Ziegler, R. G., Mason, T. J., Stemhagen, A., Hoover, R., Schoenberg, J. B., Gridley, G., Virgo, P. W., Fraumeni, J. F., Jr.: Carotenoid intake, vegetables, and risk of lung cancer among white men in New Jersey.
Am J Epidemiol 123 (1986) 1080–93

7 Sachwortverzeichnis

Hippokrates

Das Grunddiät-System

Leitfaden der Ernährungstherapie mit vollwertiger Nahrung

Von **H. Anemueller,** Bernau

4., neubearbeitete und erweiterte Auflage
1993, 228 Seiten, 35 Abbildungen, 55 Tabellen, 15,5 × 23 cm, gebunden DM/SFr. 68,– / ÖS 531,–
ISBN 3-7773-1065-4

Das Grunddiät-System ermöglicht eine kausale und zugleich konsequente Ernährungstherapie für ernährungsabhängige Risikobefunde und Krankheiten. Basis ist die Grunddiät mit vollwertiger Nahrung. Diverse Abwandlungen sind als gut nachvollziehbares System zu erfassen und bei den entsprechenden Indikationen praktisch anzuwenden.
Intensiv-Ernährungstherapie, Fastenformen, Vollrohkost und Sonderdiäten runden diese Pflichtlektüre innerhalb der ärztlichen Weiterbildung „Naturheilverfahren" ab.

Preisänderungen vorbehalten

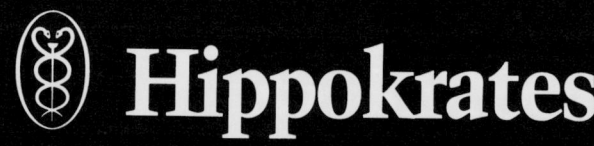

Lebensmittelkunde und Lebensmittelqualität in der Ernährungsberatung

Von **H. Anemueller,** Bernau

1993, 356 Seiten mit 35 Abbildungen und 112 Tabellen,
15,5 × 23 cm, 718 g, gebunden DM/SFr. 108,– / ÖS 843,–
ISBN 3-7773-1054-9

Lehrbücher, die Lebensmittel aus der Sicht von Lebensmittelchemikern und Lebensmitteltechnologen darstellen und für diese Fachleute geschrieben sind, gibt es genug. Kaum ist jedoch ein solches vorhanden, das über Lebensmittel praxisbezogene Informationen an die Zielgruppe Ärzte, Ökotrophologen, Diätassistentinnen und Ernährungsberater liefert. Diese Lücke schließt unser Leitfaden. Um Verordnungen zur Ernährung zu geben, brauchen Ärzte und Ernährungsberater gute Kenntnisse über Lebensmittel. Vollwertige Ernährung kommt nur zustande, wenn einzelne in der Nahrung befindliche Lebensmittel hohe ernährungsphysiologische Qualität besitzen. Patienten verlangen konkrete Antworten, wenn sie über Lebensmittel Auskünfte haben wollen, eine vollwertige Ernährung anstreben und ernährungstherapeutische Maßnahmen durchführen müssen. Vor allem dieser Zielsetzung möchten der Herausgeber und die Autoren dienen. Obwohl ernährungsmedizinische Aspekte bei der Lebensmittelauswahl zunächst entscheidend sind, werden in dem Leitfaden auch Gegebenheiten angesprochen, die aus sozialer und ökologischer Sicht eine zunehmend große Rolle spielen.

Preisänderungen vorbehalten